汤方话人间

Tangfang Hua Renjian

朱丽冰 ◎ 著

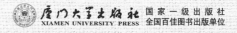

厦门大学出版社
XIAMEN UNIVERSITY PRESS

国家一级出版社
全国百佳图书出版单位

图书在版编目(CIP)数据

汤方话人间/朱丽冰著.—厦门:厦门大学出版社,2019.9(2019.11 重印)
ISBN 978-7-5615-7560-4

Ⅰ.①汤…　Ⅱ.①朱…　Ⅲ.①医学—文集　Ⅳ.①R—53

中国版本图书馆 CIP 数据核字(2019)第 187436 号

出 版 人	郑文礼
责任编辑	眭 蔚　黄雅君

出版发行 厦门大学出版社

社　　址	厦门市软件园二期望海路 39 号
邮政编码	361008
总　　机	0592-2181111　0592-2181406(传真)
营销中心	0592-2184458　0592-2181365
网　　址	http://www.xmupress.com
邮　　箱	xmup@xmupress.com
印　　刷	厦门集大印刷厂

开本	720 mm×1 000 mm　1/16
印张	18.75
字数	278 千字
版次	2019 年 9 月第 1 版
印次	2019 年 11 月第 2 次印刷
定价	62.00 元

本书如有印装质量问题请直接寄承印厂调换

厦门大学出版社
微信二维码

厦门大学出版社
微博二维码

内容简介

在《汤方话人间》中,"80后"的"老中医"朱丽冰回归了一个医生的本真立场,写下了习艺、从医12年间,凝结在医路岁月里的点点滴滴。

青年时期在医院偶遇重度抑郁症的奇特经历,帮助产后妇女摆脱定时呕吐的魔咒,48小时纯中药交锋川崎病的历险故事……作为中医科医生,她在帮助天南地北的病人战胜疾病的同时,也不得不面对回天乏术的悲切与哀痛。她以"医者仁心"见证着临床中一幕幕震撼人心的人间悲喜剧,也在穿梭于门诊与课堂的间隙中,生发出医学与人文关怀的思考,她想为病人打造一个有温度的诊室,希望病人可以把所有的伤痛留在诊室里,把健康带回家。

序

今天是五四青年节,而且时值五四运动 100 周年,是一个特殊的日子。自然让我想起身边的年轻人,尤其是我年轻的学生们,他们中间有的是年轻的老师,有的是年轻的医生,当然也有年轻的学生。人们常说青年是未来的希望,我却说青年在当下就是一支风华正茂的生力军。

我的学生丽冰,虽然离开我身边不到两年,却成长颇多,在临床上兢兢业业,勤勤恳恳,遇到棘手的问题,常从千里之外的厦门来电向我请教,这种对病人负责的精神,作为老师十分欣慰。丽冰跟在我身边读博 3 年,在教学相长的过程中结下了深厚的师生情谊,现在,她是我的朋友、同行、家人,仍常常与我分享在她生活中发生的故事。

丽冰到厦门大学任教没有多久,有个学生请她给家人看病,这病人夜夜做噩梦、盗汗,汗出量很大,每隔一小时就要用干毛巾来擦拭,而干毛巾擦完就变成了能拧出水来的湿毛巾。丽冰给这位学生的家人开了 5 帖中药,病人吃完药后,夜间就不再流汗了,也很少做噩梦了,而这个药方来自我的自拟方"安魂汤"。丽冰很高兴地给我发来信息,分享了这个病案,后来丽冰的学生也学会了应用这个处方,给病人治病,也取得了同样的疗效。我想这就是师徒之间的一种代代传承。

丽冰第一年参加工作,就被外派去泰国、马来西亚参与海外中医教学,期间我们也常信息往来,她跟我分享了很多在东南亚国家的所见所闻,陆陆续续写下了不少发生在她身边与病人的故事。感动于她尽心尽力为病人遮风挡雨,搭建一处温暖的避风港,在这个避风港里,有风度十足的医生、有高超的技术,有温暖的医患情。《汤方话人间》这本书传递给我们的是有温度才有温暖,而这个温度来自医生的心灵,来自大医精诚,"夫医者,非仁爱之士,不可托也","杏林春暖"

的故事,一直在被演绎传承。

丽冰毕业之际,我给她写了几句赠言:"读书以得真谛,临证以获真知,走业医为民之路。"我坚信青年一定会超越我们,丽冰也一定会超越老师,"桐花万里丹山路,雏凤清于老凤声",那可不是吗?

王琦

2019 年 5 月 4 日

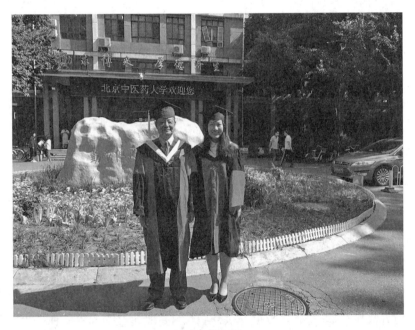

王琦老师和我

前　言

以前,我只是在自己的微信朋友圈发一些随笔,短短百来个字,写下门诊中的点滴,却不曾想写者无意,阅者有心,喜欢看我随笔的朋友越来越多。有一天,当我在朋友圈写下为妈妈看病的小故事后,当时正在《中国中医药报》工作的师妹发来信息说:"师姐,把这篇故事整理成文章,投到我们报社来吧,你的文字很质朴……"就这样,在师妹的鼓动下,我动笔写下第一篇文章《我为妈妈看病》,颇受大家认可。很多患者读了我的文章后,纷纷慕文来找我看病。

在短暂的一年中,我3次被外派到东南亚国家参与中医教学工作,虽是初次站上三尺讲台,却颇受学生欢迎。我将门诊中遇到的病例一个个搬到课堂上来,即便是文化背景不同的泰国学生、马来西亚学生,也十分受到触动,这些生动的故事极大地激发了他们学习中医的兴趣。回国后,我将自己在泰国、马来西亚教学与行医所见的点点滴滴记录下来,投了几篇文章到《中国中医药报》,受到了读者极大的肯定。我的师妹是个有心人,她一边鼓励我继续笔耕,并告诉我:"师姐,你出书吧,把你想说的写到你的书里去。"一边带着我的几篇已经发表的文章去咨询一位在出版社工作的朋友,了解有关出书的一些信息……对此我十分感恩,这本书能够出版完全是出于我师妹的鼓舞与激励。我虽然喜欢写点简短的随笔,却从没动过出书的念头。

我还要感恩一路教会我"十八般武艺"的恩师们,是他们赋予我医术,让我能够在临床上披荆斩棘,同病魔斗智斗勇。当然,最要感谢的是教会我怎样看病、怎样当个医生的患者们。我学医整整十年,从医也已十二年。在大学一年级的时候,我的民间中医老师就已经把我推向临床去摸爬滚打,开始接诊形形色色的患者。我越来越发现,一个合格的医生应该要走入病人的心里,苦病人之所苦,痛病人之所痛,焦虑病人之所焦虑,理解他们的诉求,解决他们的困惑与无助。实际上,在人与疾病的斗争中,我们与病人是站在同一条战线上的,我们可能面临着同样的痛苦折磨、危险威胁……我们必须彼此信任、亲密合作、并肩作战。

现今,我们处在一个科技高速发展的时代,各种人工智能技术渗入医学,推动了临床诊断和治疗的飞速进步。但是,在现实的临床上,技术与人道主义却渐行渐远,我们似乎在把当代的医生培养成只会操纵这些机器的匠人和理智的纯科学家。

我十分欣赏郎景和先生,他在一个医生系列书籍中的言语让我感到十分亲切、十分熟悉。虽然他是西医大夫,我是中医大夫,但我觉得我们在做一样的事,一样地爱我们的病人,如同爱自己的手足一般。郎景和先生说:"医学是随着人类痛苦的最初表达和减轻这份痛苦的最初愿望而诞生的。医学是人类善良思想和互助行为的表达。医学史不应仅仅是技术发展史,更是艺术和精神追求史。"

我十分认同郎大夫的观点,我情有独钟于为我的病人打造一个有温度的诊室,在这个诊室里,患者可以毫无约束地倾诉自己的病痛,将他们的伤痛留下,而把健康带回家。我喜欢讲故事,讲有思想的故事,可以说,这本书中的故事,都是百分之百的事实,这是我作为一个医者的科学精神使然。但患者们的名字都用了化名,这是对他们的尊重。患者与我一样,都是一介凡人,有优点,也有缺点,假使故事里的某事与自己对上号,也请不必在意。医生的成长得益于患者,医者的点滴成就都源于患者,所以,应该感恩患者、敬畏患者对医学所做的贡献。

朱丽冰

2019 年 4 月 15 日

目　录

第三部分　科学而人文的中医学

第一部分
平凡而难忘的经历

我的中医初体验

刚上大学那会儿,有一天我的皮肤突然间起了很多的"水疱",奇痒无比。那时的自己也只不过刚在中医药大学里待了一个多月,对自己突如其来的皮肤问题毫无头绪,惊慌失措。于是我赶紧请教了宿舍的其他同学,她们当中有些也不知道是什么问题,有些却非常肯定地告诉我,这一定是水痘。水痘听起来有点吓人,那是不是意味着我要被隔离起来?刚刚走过18岁的自己,陷入了恐惧之中。于是我又问了隔壁宿舍一个曾经得过水痘的女孩子,她也十分肯定地告诉我,我皮肤上的水疱跟她当初得的水痘是一模一样的。

在双重肯定之下,我第二天一大早就去了我们中医药大学的国医堂,找了一个很有名望的老教授看病。当初她对我的皮肤问题给予了什么样的诊断,现在我已经记不清了,但一定不是水痘。我记得她给我开的处方中有很多清热解毒的药,这位老教授告诉我,吃上一个星期应该就会改善很多了。于是,我拿着这7天的清热解毒中药回学校了。这7帖中药贵得几乎把我当时一个月的生活费全部搭进去了,那个月我基本上餐餐都只能吃一道青菜,二两米饭。我满怀希望,想着吃完这些中药,一个星期后我就能全好了,于是我很积极地熬中药,每天都按时喝。可是我原来的水疱不但没有消掉,还新长出来很多的水疱,而且痒得我夜里都睡不着觉。当时我也不明白为什么吃了这么多天的药了,我的皮肤还会这样,但是直觉告诉我这个中药方对我可能效果并不大。

于是在吃完第5帖中药后,我向我的发小借了500元,又去国医堂找了另一个非常有名气的皮肤科专家看病。他认为我体内有热毒才长了这么多的水疱,应该是热毒引起的疱疹。可是我这个月基本上天天吃素,而且我还吃了5天清热解毒的中药,哪有这么多热毒? 因此,我当时心里半信半疑,但还是硬着头皮抓了药回去。这位专家的处方中也有金银花,我感觉只要包含金银花的处方都挺贵的。我又开始认认真真熬药了,因为一直吃这些清热解毒的中药,我的肠胃很不舒服,每天都在拉肚子,但是唯独皮肤没有丝毫动静。

后来我的一个舍友说,会不会是我床上有虫子之类的。她说她以前在北方读高中的时候,寄宿的学校条件很不好,因此当时床上时不时有一些小虫子,有些同学皮肤被咬得到处是包。我对舍友的话将信将疑,也担心舍友是为了安慰我才说了这一番话。可能是看出了我的顾虑,我这傻乎乎但是又非常善良的舍友决定要跟我换床睡一个晚上试试。那一晚我在她的床上睡了踏踏实实的一觉,可是她第二天起来却一脸神秘地走过来,对我说:"你看我的手。"我看到她手上也起了好几个风团,她昨晚皮肤痒得整晚睡不着觉。看到这一幕后,我立刻爬到床上,把被单床单通通拆下来,在床脚的蚊帐褶皱里找到了两只黑黑的小飞虫,我赶紧用纸张把它们给包起来捏死。当我把床上所有用品拿下来洗洗晒晒后,没多久我皮肤上的"水疱"就不药而愈了。

我很纳闷,为什么这两个资深的教授没有一个人想到,我这可能是被虫子咬后引起的皮炎呢? 反而是一个刚上大学一年级的学生想到我这可能是被虫子咬了。这就是我对中医的第一印象,在这件"热毒疱疹"事件后,我对中医完全失去了信心。当时的我觉得或许中医就是可有可无的,胡蒙乱猜下被医生治好了,那是医生医术高明;但是如果没治好,只要说是因为中医起效慢,需要慢慢调理,那么这个医生好像也没错。那一个学期的我对所有的中医课程都提不起精神来,我觉得我在浪费时间学习一门玄学,将来毕业后是不是可以拿个转盘去给人算命,或者帮人看风水?

12年后回首当初这段经历,我仍心有余悸,虽然后来遇到了好师傅,使我对中医改变了观念,12年漫漫求学路,我也坚持下来了,而且逐渐爱上了中医。但是这12年与中医打交道的经历却令我十分痛心,中医就像一个垃圾桶,很多混不下去的人都往中医里钻,扯个大旗,做点广告,就变成了中医半仙。市面上的美容院、养生会所、足浴馆、月子会所、产后调理店、各种保健品都跟中医挂上钩,可是又有几个是正儿八经科班出身的呢？如果政策制定者不做出相应的管控，我相信中医很快会在市场化的大风浪中变得面目全非，到时再想为中医呐喊就为时已晚了。

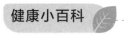 健康小百科

虫咬性皮炎

虫咬性皮炎是指由节肢动物(蚤、螨、蚊虫、臭虫、蜂等)叮咬皮肤引起的一组急性皮炎。致病昆虫的种类随地区而异，个体素质对昆虫叮咬的反应也不同，对于易感个体可引起严重甚至危及生命的反应。

1.虫咬性皮炎的临床表现[1]

临床上虫咬性皮炎多见于4月份至8月份。皮损多见于接触或暴露部位，表现为水肿性红斑、斑丘疹、丘疹、风团，皮损中央有针头大小的叮咬痕迹，如出血性瘀点或水疱。婴幼儿可发生血管性水肿，伴有奇痒或剧烈灼痛。这种症状往往在数小时内缓解，而敏感个体会出现持续几天的、更为剧烈的局部反应，如瘀斑、水疱、坏死、溃疡等。偶有全身性症状，包括低热、头痛、全身性荨麻疹、发红和血管性水肿。更严重者可出现呼吸困难、心悸、肌肉痉挛及过敏性休克，是导致虫咬性皮炎死亡的重要原因，常见于蜂蜇伤。而蚊子、臭虫、跳蚤等叮咬则很少会引起严重反应。

小贴士：当皮肤突然出现部位固定的水肿性红斑、斑丘疹、丘疹、风团，而且皮损中央有针头大小的叮咬痕迹时，应该考虑是否为虫子叮咬后引起的皮炎，并注意清洁衣被。如果症状在数小时内自行缓解可不做任何处理；如果持续几天，可用炉甘石洗剂或皮炎平软膏涂擦。倘若局部反应更为剧烈，建议去医院做进一步治疗。对于蜂蜇伤、蝎蜇伤、蜈蚣蜇伤等，不建议自行处理，应该尽早去医院做进一步处理。

2.注意事项

(1)在夏秋季节尽量不要到山林地区游玩。

（2）到山林地区时，要穿长袖衣裤，或在暴露部位外涂防虫油。

（3）注意个人及环境卫生，勤换衣被。

（4）一有前驱症状或出现风团样损害就应及时用药，可减轻发作。

参考文献

［1］郑志忠.皮肤病学［M］.北京：人民卫生出版社,2008.

与抑郁症的第一次"亲密接触"

我既是个大学老师，又是一名临床医生，不管是在校园里还是在门诊上，我都接触到了不少的抑郁症患者。可是刚学医那会儿，我对抑郁症的了解几乎是一片空白，既不知道有什么样的症状才叫抑郁症，也不知道抑郁症会给患者的生活带来什么样的影响。第一次近距离接触到抑郁症，还是因为有一次我的皮肤长了水疱，去学校国医堂就诊时偶然碰到的。

那天，我在国医堂抓好药正准备离开时，看到有一群人围在一起看热闹。多管闲事的我也凑过去瞧了瞧，发现是一位年迈的母亲正用力地拉着一个和我看起来差不多大的男孩子，当时这个男孩子正用头使劲地撞墙。围观的群众都在指指点点，大家都没有要去帮助和劝阻的意思，只是看热闹罢了。跟我同行的舍友拉着我，让我别看了，快走，可是当时我突然正义感爆棚，就想上去帮助这位老母亲。于是，我让舍友先走，并从包围的人群中挤进去，走到了这对母子旁边，帮助这位老母亲一起把她的儿子拉到一旁的椅子上坐下来。我正想好好教训下这个男孩子，怎么能这么想不开去撞墙呢？却看到这个男孩子嘴角一直流口水，眼神呆滞，对我说的话毫无反应。

我只能先问问他的妈妈，这个男孩子是怎么了？是因为什么来的医院？他的妈妈说今年大年初一，这个男孩子突然晕倒了，因为家就住在国医堂旁边，于是就把他送来国医堂治疗。医生给他开了几帖中药，吃完药后这个男孩子醒是醒过来了，但是人变得很呆滞，情绪低落，整日不言语，夜夜失眠，体重急速下降。于是他妈妈就又把他带到国医堂看看。因为前面我有被虫子咬了，却被误诊为热毒疱疹的经历，所以我不是太相信中医，因此我跟这位老母亲说，你去看西医可能更靠谱点。简单了解这个男生的情况后，我就想尝试着跟他进行沟通，可是他毫无反应，于是我就拿起纸笔给他写纸条，递给他看。没想到他竟然愿意用文字跟我沟通。我只是简单地写了一个问题，可是他回了一大段话，具体内容我记不太清，大概意思是：他很不开心，他的父母都不能理解他，他再也不想回到学校上课了，他好想死……诸如此类。

看到这样的回复，我的压力一下子就上来了，我想要不我撤吧，感觉这件事不是我能搞得定的。可是这个老母亲却在这时提出了，希望我能去她家里看看，跟她的老伴聊聊她儿子的情况。我当时很不愿意去，我就直接说了，天太晚了，我要赶紧坐公交车回学校，要不然待会儿我没有车回去了。可是这个老母亲在尝试着说服我，她希望我能帮到底。可是我真的很不愿意，大概僵持了半个小时，我最终还是妥协了，跟这对母子一起回他们的家里。

到了他们家里，他爸爸跟我说了很多这个男孩的事情。原来这个男孩的父亲是闽剧的导演，妈妈是闽剧的演员。大概是遗传了父母的好基因，这个男孩子不但长得很帅，而且还有一副好嗓子，高考时同时被福建、北京、新加坡的3所名校录取。再三权衡下他选择了北京音乐学院。但是，当他到了北京音乐学院后，却无法很好地适应学校生活。在大学的第一学期期末考试前，他打电话告诉家人，心里特别难受，不想考试了，想立刻回家。可是家里人并不理解他的苦衷，一直劝说他坚持考完试再来。他坚持考完试回家了，一见到妈妈就抱住他妈妈，哭得很伤心。没过几天，他就告诉妈妈他想去看心理医生，可是年迈的妈妈不知道他为什么要去看心理医生，她觉得自己的儿子看着很正常，而且快过年了，去看医生总归是不吉利的。于是他妈妈拒绝了他想去看心理医生的要求，就这样一直拖到过年。到了大年初一那天中午，他突然间晕倒了，他父母赶紧把他送到家附近的国医堂，这才有了我在国医堂碰到他的那一幕。

在他家里的时候，这个男孩子给我写了很多很多关于他的痛苦，有自己童年的痛苦回忆，也有成长中经历的诸多校园霸凌。这个男孩子说，他父母是二婚重组的家庭，所以妈妈生他的时候年龄已经很大了。在他读小学的时候，他经常被同学们嘲笑，说他爸爸是"老牛拉破车"。有一些同学还经常欺负他，有一次，有个同学把整包薯片倒在他的头上,他非常的痛苦,回家后告诉他的爸爸,可是他的爸爸不仅没有安慰他,还打他,觉得他怎么这么懦弱,一点男孩子的气概都没有。就这样,他屡次跟父母沟通,不仅没有效果,还让自己更受伤,久而久之,这些长期积压的问题爆发了。

天色真的已晚了,再不走,我就要错过回学校的末班车了。于是我告诉他们,我要回去了,但是我可以尝试着去联系看看我们大学一个负责处理学生心理问题的辅导员,如果他愿意帮忙,我可以第二天过来接他们到我的学校去找这位辅导员。搭乘公交车回校要花费将近两个小时的时间,在这两个小时里,我心里五味杂陈,我不知道这个男孩子到底是怎么了,也不知道自己这么做对不对。到了学校,我就赶紧联系辅导员,把我今天的经历告诉了他,辅导员特别热情,他说他愿意试试看。

于是第二天一大早,我就坐上6点的公交车去市区接他们了,到他们家时都已经快8点了。然后我把他们一家三口接到了我的学校来。一到学校,我就赶紧带着他们去见辅导员,我的辅导员见到他们之后,就让我带着他的父母回避一下,他想单独跟这个男孩子聊一下。于是,我就打算带着他的父母在学校里走一走,可是我们才离开不到10分钟,辅导员就给我打电话了,他让我带着他父母回到刚才碰面的地方。见到辅导员后,他把我拉到一边说,这个男孩子一见到他,就说要催眠,而且想在催眠中忘记所有不快乐的事情。辅导员看到他整个人的状态,感觉这个男孩子的问题已经很严重了。辅导员说他的水平可能帮不了这个男孩子,但是福建省有两个人可能可以,一个是中医心理方面很厉害的林榕发,另一个是西医心理方面很厉害的郑建明。

于是我就把辅导员告诉我的情况转告给这对老夫妇,让他们赶紧带着儿子去找这两位医生治疗。这对老夫妇面露难色,问我能不能帮忙查下这两个医生在哪里坐诊,他们年龄都大了,也不会上网,只知道医生的名字好比大海捞针。因为当时我确实对中医很不感兴趣,对中医的疗效也很失望,所以我选择了联系郑建明医生。我从网上搜索到郑建明医生是在福建医科大学附属第一医院出门诊,于是我就打了附一的总机电话,接线护士帮我转接到心理科的护士站。我告诉护士我打电话的原因,可是护士说她不可以把医生的电话告诉病人的。护士把电话挂了,可是我还是不死心,就一直打一直打,护士忍无可忍,她说:"你这样一直打进来,其他的人都打不进来了。"我一直恳求这个护士,把这个男孩的事情说了一遍又一遍,她终于心软了,她说可以把郑医生的电话号码给我,可是郑医生在国外出差还没回来,能不能联系上他,就看我自己的运气了。

印象中,那一天我从早上八点多就开始打医院的电话了,等护士愿意告诉我郑医生的电话时已经是下午四五点了。我拿到郑医生的电话后,就开始狂轰滥炸地拨电话,从五点多打到晚上快九点,终于接通了。郑医生接到我的电话时非常生气,他说:"你是哪位? 干吗一直打我电话,你知不知道现在是晚上九点,我刚从机场回来,这会儿还在冲凉,结果你不停地打来电话,叮叮叮……响个不停。"我也不管三七二十一了,赶紧开门见山把事情的来龙去脉跟郑医生交代清楚。听完我的来意后,郑医生说:"原来你还是助人为乐啊,像你说的这个情况,这个病人可能是重度抑郁症,那你把他带到我的门诊来吧,我的门诊时间是周一上午……"这是我第一次听说抑郁症这种疾病。因为郑医生的门诊时间跟我上课的时间冲突了,所以我没有办法陪同他们去找郑医生,但是我把郑医生的门诊时间和地点都发给了这对老夫妇,我想只要按照我写给他们的时间和地点去就诊,应该能找到郑医生。

周一一大早这对老夫妇就带着孩子去找郑医生了,当时是郑医生的博士生先进行问诊,这位博士把这个男孩子初步诊断为精神分裂症。后来郑医生看到这个病例后,觉得这个病例和我跟他说的那个男孩子情况很吻合,于是就去问这对老夫妇,是否有个女孩子在帮助你们,是她让你们到这里来找我的? 得到肯定答复后,郑医生重新把病情捋了捋,做出诊断——重度抑郁症。郑医生给这个男孩子开了一些抗抑郁药和安眠药,服用了两周,男孩子的情况就显著好转了,体重也没有再减轻了,睡眠也好多了,也开始对周围人的问话有一点回应了。

我以为这个故事到这里就结束了。可是后来事情变化得太突然了,这对老夫妇看到自己的孩子情况好转,觉得不需要再进行治疗了。他们都是虔诚的佛教徒,正好那段时间又碰上了佛诞节,他们就觉得自己的孩子病情也很稳定了,以后只要多烧香拜佛，佛祖自然会保佑他们的孩子。于是就自作主张，把药给停了，并把他们的孩子带到了莆田一个非常有名的寺庙去烧香拜佛，还给他喝了一碗用纸钱烧尽后的灰烬泡的水，觉得这足以保儿子的平安了。听到这里我很生气，无知不是错，但它却会伤人。自从停药后，男孩子的病情不但死灰复燃，还变本加厉，他出现了抑郁、躁狂双向快速切换，经常打自己的爸爸，还用言语攻击他爸爸。总而言之，后来病情发展得非常严重。

有一天，男孩的妈妈突然间给我打电话，问我能不能出来一下，我说我明天要考生理学，如果我现在出去，我可能明天生理学就考砸了。因为这段时间一直都在忙你儿子的事，所以我都没有时间复习，如果挂科了，情况很严重的。听到我不想出去，他的妈妈哭了，她说她的儿子走丢了，早上本来想带儿子去福州安泰楼那边的新华图书馆看书的，结果儿子走丢了，早上 10 点多到现在 5 点多了，还没有孩子的任何消息。这真的很为难我，我也有自己的事情，但是心里又过意不去，如果我拒绝了，待在学校里复习，我相信我也无法安下心来好好复习的。于是我答应他妈妈，我这就出去帮忙找她的孩子。

等我到市区时，天色已晚了，我们在男孩走丢的地方找了好几遍，可是没有任何的进展，几个小时过去了，无奈的我打电话去问我的辅导员，想听听看他的意见。辅导员说，你的能力很有限，要不你就报警吧！这是我人生中第一次报警，当我打通 110 的电话时，我很紧张，接电话的是个女警察，我把事情告诉她，她说她刚调到这个部门，对这里的路况不熟悉，路上一般都有巡警，可以去找巡警求助，她也会帮我进行记录。第一次报警好像不是太顺利，看来我们还是得靠自己，我们就沿着安泰楼附近又找了几个小时，已经凌晨三四点了，我们还在路上飘着，满脸疲惫的我体力有点不支了。男孩的妈妈看出我是真的很累了，说："要不我们往回走吧？"我们徒步在福州的街上走着，福州城那么大，现在我都不敢想象当初我是哪来的勇气，那么晚了还敢跟一个老太太在大街上找人。

当我们走到这对老夫妇家楼下的时候，男孩的爸爸打电话过来说他的儿子回到家了，听到这话我们所有人都松了一口气，男孩的妈妈喜极而泣，竟然第一时间交代我，不要告诉她的孩子我们去找他这件事情，就当什么都没有发生过。

男孩的妈妈很心疼地说,不知道他今天吃过饭了吗?有没有喝口水,在哪里解决大小便?真是可怜天下父母心。

经历这件事情之后,他的父母变得更加小心翼翼,几乎是 24 小时不敢离开孩子,甚至晚上一家三口都睡在一起。这件事情后好长一段时间,男孩的父母都没有联系过我,我还以为男孩子的病情好多了,可是事实是更糟糕了。有一天,男孩爸爸给我打电话说,他的儿子从飞速奔驰的公交车上面跳下去,他们两夫妇只能坐到下一站,再原路返回去找孩子,而孩子从公交车的车窗上跳下去的原因仅仅是因为他听到地下通道那有吉他声。这个男孩子对音乐很敏感,很热爱,虽然现在情绪控制不佳,但是每次听到音乐都能短暂缓解他的不良情绪,甚至还会跟着音乐小声哼唱。

我所知道的事情都已经足够让我震惊了,而不知道的故事呢?也许他父母真的意识到自己的孩子病情已经非常严重了,于是就又想到郑医生了。当再去找郑医生时,郑医生觉得这男孩已经转变成精神分裂症了,建议男孩的父母把他送到精神病院去治疗一段时间。这件事不管搁到哪对父母身上,我想都不会希望把自己的孩子送到精神病院吧,包括当时的我,都持反对意见,因为我觉得去了精神病院可能会加重这个男孩的病情。

送男孩去精神病院的事情拖了几天后,这对老夫妇可能真的无路可走了,因为他们的孩子已经到了会自残和伤害父亲的地步了。有一次,男孩把枕头拿起来,死死地蒙住自己的老父亲,如果不是老母亲在旁边苦苦哀求、挣扎,他的老父亲估计要死在亲生儿子的手里。无奈之下,这对老夫妇给男孩服用了大量的安眠药,趁他睡熟后,用绳子把男孩捆起来送到了精神病院去。这个男孩也挺幸运,帮他接诊的正好是精神病院的院长,是治疗精神病的权威专家。但是,这个男孩在精神病院住了两个多月的时间,在这期间注射和口服了大量精神病类的药,导致了肝功能受损,而且他的声带也受到了影响,嗓音发生了一些变化。

男孩从精神病院出院后,在家里调养了一个暑假,整个人的状态平稳了很多。我建议他继续回学校去上学,不要天天待在家里,因为我觉得他家里的氛围有一点沉闷,而且父母年龄太大了,对自己这个曾经生过大病的孩子充满愧疚,因此总是万般宠溺。去了学校跟同龄人在一起,对他来说可能会更好一点。于是,他回到了北京音乐学院,坚持着把大学读完。因为声带受损,无法继续从事声乐方面的工作了。现在,他在婚庆公司当主持人,也找到了人生伴侣,有了自己的儿子,我觉得这样的结局也是蛮好的。

在我读大学时,我的辅导员还开了一门校选课,主题是大学生的心理健康教育。当时辅导员还把我与这个家庭的故事搬到了课堂上,好多同学都对这个故事的发展充满了好奇。直到有一天,我也去旁听这门课的时候,辅导员对所有在场的同学说:"我们这个故事中的女孩子就在现场,大家想不想听她亲口跟我们分享后面发生的故事?"就这样,应老师的邀请,我上讲台上把后面的故事接着分享给大家,那天其实不是故事的终点,只是故事发展的其中一个片段罢了。虽然我把故事讲完就离开了教室,台下的很多学长学姐却记住了我。当我毕业实习时,这些曾经台下的学长学姐有很多已经成为医院的医生了,而我万万没有想到这些我并不熟悉的学长学姐们,在我后来的毕业实习阶段给予了我很多无声的帮助。

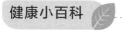

健康小百科

抑郁障碍

抑郁障碍是由各种原因引起的以抑郁为主要症状的一组心境或情感性障碍。情绪低落、兴趣和愉快感丧失、易疲劳通常是最典型的抑郁症状。在不同国家和地区、不同文化环境、不同社会阶层中,抑郁障碍都是一类常见的精神疾病。

1.抑郁障碍的临床表现[1]

(1)抑郁发作:典型表现为抑郁综合征。主要表现为情绪低落、思维迟缓、意志活动减退的"三低"症状,但这些抑郁发作时的典型症状不一定出现在所有的抑郁障碍患者中。目前认为,抑郁发作的表现可分为核心症状、心理症状群和躯体症状群,发作应至少持续 2 周,并且损害患者社会功能,或给本人造成痛苦或不良后果。

（2）恶劣心境：恶劣心境是一种以持久的心境低落状态为主的轻度抑郁，从不出现躁狂。躯体不适症状较常见。睡眠障碍以入睡困难、噩梦、睡眠较浅为特点；可有慢性疼痛症状，如头痛、背痛、四肢痛等；有自主神经功能失调症状，如胃部不适、便秘或腹泻等；但无明显早醒、昼夜节律改变及体重减轻等生物学方面的改变，且无明显的精神运动性抑制或精神病性症状。抑郁常持续2年以上，期间无长时间的完全缓解，如有缓解，一般不超过2个月。患者有求治要求，生活不受严重影响。它通常始于成年早期，持续数年，甚至可终身伴随。恶劣心境与生活事件和性格都有较大关系。

2.抑郁障碍诊断[1]

诊断主要根据病史、临床症状、病程及体格检查和实验室检查，首先应排除器质性精神障碍，或精神活性物质和非成瘾性物质所致的抑郁。临床工作中，常根据ICD-10分类系统的标准进行诊断。

ICD-10"抑郁发作"的诊断标准

一般标准	1.持续发作需至少2周	
	2.在患者既往生活中，不存在符合轻躁狂或标准的轻躁狂或躁狂发作	
	3.不是由精神活性物质或器质性精神障碍所致	
症状标准	A	B
	抑郁心境	注意力下降
	丧失兴趣和愉快感	自尊和自信心降低
	精力下降和活动减少	罪恶观念和无价值观念
		悲观想法
		自伤观念
		睡眠障碍
		食欲下降
程度划分	轻度：至少具备A和B中各两项	
	中度：至少具备A中的两项和B中的一项	
	重度：具备A中的所有三项和B中的至少四项	

ICD-10"复发性抑郁障碍"的诊断标准

一般标准	1.既往曾有至少一次抑郁发作,持续至少2周,与本次发作之间至少有2个月的时间无任何明显的情感障碍
	2.既往从来没有符合轻躁狂或躁狂发作标准的轻躁狂或躁狂发作
	3.不是由精神活性物质或器质性精神障碍所致
症状标准	同抑郁发作的相应部分
诊断标准	同抑郁发作的相应部分
分型	根据发作状态可分为
	复发性抑郁障碍,目前为轻度发作
	复发性抑郁障碍,目前为中度发作
	复发性抑郁障碍,目前为不伴精神病性症状的重度抑郁发作
	复发性抑郁障碍,目前为伴有精神病性症状的重度抑郁发作
	复发性抑郁障碍,目前为缓解状态

小贴士:抑郁症虽然是一种非常常见的心理疾病,但它早期不会有明显的症状,加上人们对抑郁症大多认识不够,就很容易出现像文章中的这对父母一样对儿子的心理疾病再三忽视,最后使得孩子抑郁症加重,甚至出现自杀的倾向。当你发现自己反应迟钝,并出现睡眠障碍、容易疲劳、情绪一直很低落超过2周以上时,就要高度警惕是否患上了抑郁症,一定要及时就医。

3.治疗

本病以药物治疗为主,结合心理治疗、物理治疗等进行综合治疗。有2次以上的复发,特别是近5年内有2次发作者应维持治疗。如果患者出现3次或3次以上的发作,其维持治疗时间应该在两年或两年以上,多次复发者主张长期维持治疗。

(1)西药[1]:抑郁障碍的全程治疗分为急性期治疗、巩固期治疗和维持期治疗。首次发作的抑郁障碍,50%~80%会有第2次发作,因此常需维持治疗以防止复发。①急性期治疗:控制症状,尽量达到临床痊愈[通常以汉密尔顿抑郁量表(Hamilton Depression Scale-17,HAMD-17)总分≤7,或蒙哥马利抑郁评定量表(the Montgomery Asberg Depression Rating Scale,MADRS)总分≤12作为评判标准]。治疗严重抑郁障碍时,一般药物治疗2~4周才开始起效。如果患者用药6~8周仍无效,应换用作用机制不同的另一类药物,可能有效,或者加一种作用机制不同的抗抑郁药物,但要注意不良反应。②巩固期治疗:目的是防止症状复发。巩固治疗应持续 4～6 个月,在此期间患者病情不稳定,复发风险较大。③维持期治疗:目的是防止症状复发。维持治疗结束后,病情稳定,可缓慢减药直至终止治疗,但应密切监测复发的早期征象,一旦发现有复发的早期征象,应迅速恢复原有治疗。目前一般推荐 5-羟色胺再摄取抑制剂(氟西汀、帕罗西汀等)、5-羟色胺及去甲肾上腺素再摄取抑制剂(文拉法辛、度洛西汀等)、去甲肾上腺素和特异性 5-HT 再摄取抑制剂(米氮平)作为一线药物选用。

(2)中药[2]:抑郁症可对应中医学的癫证,临床上常分为:①痰气郁结(逍遥散合涤痰汤);②气虚痰结(四君子汤合涤痰汤);③心脾两虚(养心汤合越鞠丸)。

朱医生说:抑郁症不管是用中药还是西药治疗,疗程都较久,而且抑郁症常反复发作,有些患者无法改变自己的生活环境,即便经药物干预后病情好转,也很容易因为生活中的一些事情刺激而再次发作。因此对于抑郁症的治疗,患者要做好长期调理的准备,很多时候前 2～3 周的治疗效果一点也不明显,但是要坚持下来,给自己的身体和心理一个调节适应的过程,相信病情会慢慢地好起来。临床上,针对抑郁症,我的常用方剂包括二仙汤、小柴胡汤、桂枝汤、柴胡龙骨牡蛎汤、肾气丸等。

4.注意事项

(1)保持乐观的情绪,舒缓压力,在生活中想办法给自己增加点兴趣、爱好。

(2)多运动:平时可以散散步、慢跑,有条件的话可以登山、游泳、打球、练太极等,总之别总在家里待着。

(3)起居劳作有度,注意休息,不要熬夜。

(4)对治疗要有信心,不要着急,只要坚持治疗是可以慢慢好起来的。

(5)多参加有意义的社会活动,多与人沟通。

参考文献

[1] 陈生弟,高成阁.神经与精神疾病[M].北京:人民卫生出版社,2015.

[2] 张伯礼,吴勉华.中医内科学[M].北京:中国中医药出版社,2017.

天降恩师

　　《我的中医初体验》这篇文章中提到了我刚上大学那会儿，因为一次被虫子叮咬而引发的两次"误诊"，让我对中医彻底失去了信心。所以后来很长一段时间里，我根本提不起学习的热情来，都要到期中考试了，但是我的整本书基本上是空白的。我上课时要么打瞌睡，要么玩手机，简直是一个典型的学渣。临近期中考了，我竟然都还没有复习过，本想通宵奋斗一晚，不曾想从舍友那要来的一杯咖啡，却让自己一觉睡到天亮，惊醒过后心有余悸，一身冷汗。我已经做好了"战死沙场"的准备，结果班长的一条短信挽救了悬崖边上的我，考试时间由早上调整到下午，于是我有了疯狂准备一个早上的机会。那一早上我的嘴巴就像机关枪一样，生怕张嘴换气的瞬间也会浪费我复习的时间。

　　从早上 7 点多一直背到下午 2 点多，还剩下一小部分内容实在是来不及看了，饿着肚子的我就匆匆踏入考场。我一拿到试卷就开始刷题，天知道，看到题目后我有多高兴，基本上我背到的东西都考到了，我没背到的东西考得也不多，真是天助我也。两个小时的考试，我坚持到最后一刻才交卷，毕竟我是临时抱佛脚的，对自己的记忆力也没有十足的把握，还是多检查一下，万一发现错了还能改一改。交完试卷后，我就准备出发去参加周五晚上的大学生舞会了。

　　大概过了十几天，我们的"中医基础理论"成绩出来了，因为实在贪玩，我没有去拿自己的成绩，而是拜托舍友帮我拿回来。结果回到宿舍，我看到舍友们脸拉得老长，其中还有一个舍友很不爽地把我的成绩条子甩在我桌子上，半开玩笑地说："你可以去跳楼了！"要知道这句话对我有多大的杀伤力，我整个心都提到嗓子眼了。我看到自己的成绩后，大失所望，因为虽然及格了，但是分数不高。

我就问舍友，我是不是垫底的，结果舍友回了句："你故意的吧！"我没明白自己说错了什么，但是当下就没有再问下去了。后来另一个比较亲密的舍友和我说，整个宿舍就我一个人及格了，她们虽然提前一个多月就开始复习，但是只考了十几分、二十几分、三十几分，全班一百多个同学 70 分以上的就我和另外一个女生。这次的经历给了我一个警告，那就是即便你再不喜欢这个专业，既然没有办法重新选择，那就咬咬牙，各门考试还是要考好，要不然很麻烦。于是第一学期的后半段，我就跟中医貌合神离，表面上把考试考好了，但是打心底还是厌恶这门玄学。

因为这次期中考试我们甲乙两个班的同学都考得非常糟糕，因此辅导员特地邀请了我们的专业课辅导老师来给我们做一次动员大会，希望能给我们找到学习中医的方法，帮助我们树立信心。这次大会上，辅导老师介绍了一位民间超级厉害的中医老师，很多大医院专家搞不定的病到他手里却常常能化腐朽为神奇。辅导老师分享了这位民间中医（方老师）治疗过的医案，简直是振奋人心。辅导老师的介绍拨动了我们班上好多同学的心弦，很多同学都想去见识一下这位高人，我也蠢蠢欲动。后来我就鼓起勇气去找专业辅导老师，跟他表明了我的来意，以及我身体不舒服，想找这个很厉害的医生看病。辅导老师倒是很爽快地拨通了方老师的电话，跟他描述了我的病情，这位传说中的高人便给我开了处方。因为吃完药还要复诊，辅导老师觉得每次当传话筒传来传去的很麻烦，就索性把方老师的电话给我，让我自己去跟他反馈吃药后的情况。

当时虽然很多同学很想去见识一下这个超厉害的医生，但最终只有我和另一个同学去找他。那位同学看完一次病后就没有再联系过方老师了，而我却一直跟着他整整学习了 11 年的时间。我的临床思维受他的影响很深，包括我的职业规划也是潜移默化地受到了他的影响。换句话说，如果我没有在大学一年级的时候遇到方老师，我相信很长一段时间内我都不会对中医改观，更不可能努力地学习中医，甚至大学一毕业我可能就转行了。因为方老师的出现，我的中医生涯彻底翻盘，我变得对中医非常狂热，每天都在努力地背各种中医经典、汤头歌诀，其中最让我爱不释手的莫过于方剂学的汤头歌诀，整整 10 年过去了，常用的百来首方剂我至今还背得滚瓜烂熟。正式成为一名大学老师后，领导让我选择自己喜欢的课程，我毫不犹像地选择了方剂学。

虽然我与方老师是因病结缘，而方老师在最初的几年时间里也并没有帮我彻底治好，只是阶段性改善，但是我却彻底地被他的学识所折服。这11年间，他隔空指点我治疗的病例让我见证了无数的奇迹，很多西医都束手无策的病案在他的手上看到希望。虽然方老师并没有治好我的病，但是我还是愿意像小白鼠一样，让他帮我治疗。我的妈妈对此感到非常生气，她说："难道全世界的医生就只有他能治吗？都治了这么多年了还没好，他到底会不会治？我看你要是早点找其他医生看，搞不好已经全好了。"我反驳妈妈说："我就是很多中医、西医都治了没有好，才转到他的手上去治疗的，这本身就是一个很难治好的病。"

我还是雷打不动地跟着老师调理身体，在那七八年的时间里，我是大病没有，小病不断，每次都是老师隔空教我怎么医治自己的。这些年里，老师针对我的老毛病尝试了无数种治疗方案，但都没有彻底治好我的病，都是停药一段时间就复发。一直到了第8年的时候，老师才想到了一个非常完美的解决方案，最终也是这个解决方案彻底治好了我的老毛病，而我足足吃了6个多月的中药，才把身体彻底调理好，连我的家人都佩服我的毅力。虽然我和老师之间是师生关系，但是从另一个角度讲我们也是医患关系，如果不是十足的信任，又怎么会跟了一个医生11年的时间。可是在临床上我们会发现，现在的病人普遍比较浮躁，即便很清楚自己得的是慢性病，需要治疗较长的时间，但是他们就是连几个月的时间都不愿意去等待，而是兜兜转转，像只无头苍蝇一样，听风就是雨，到处就医，最后病情也没有彻底治好，反倒要终身服药了。

"生活就像一盒巧克力，你永远不知道自己将要拿到什么。"从最初的反感中医，到将信将疑，到笃定中医，再到这11年里只用中药治病，我想这多半要归功于我这位从天而降的民间中医老师。方老师的出现，让我的中医世界满天繁星、精彩万分。接下来的中医之路，我想不管拿到什么样的巧克力，我都将好好品尝。

炙甘草汤留人治病

初次邂逅炙甘草汤是在我大二下学期的时候,那时候我只知道它是《伤寒论》里治疗"心动悸,脉结代"的方子,当时根本没有想到在未来的某一天它会给自己带来那么大的震撼。去年夏天,当我忙着准备期末考时,接到了一个朋友的电话。他说他嫂子的妈妈不幸被诊断为胃癌晚期,因癌细胞扩散太快,已蔓延至食管,失去了化疗和手术的意义了。于是医生对其做了胆汁引流和肠造瘘手术,靠注射流食来维持生命的动力。"让我试试吧!"故事就这样拉开了序幕……

陈氏妇人,年50,主述口吐涎沫不止,大便12日未行,日渐消瘦,已经无力下床走动。当时未见本人所以不知其舌脉,遂将此状况告知老师,老师说:"先问病人还想吃平时最爱吃的东西吗?以及诊病至今多久。"我遵老师之意问之。患者说想要吃荔枝肉,诊病至今已4月余。虽然只是两个小问题,但我想其意义甚大。《金匮要略》的《百合狐惑阴阳毒病证治第三》的第十三条:"若能食者,脓已成也,赤豆当归散主之。"道出了病人胃气尚存,胃气存则可受纳腐熟水谷,化生水谷精微供给生命之动力,不是尚有一分生机吗?二问诊病至今有多久,我想这是不难理解的,不论是《伤寒论》还是《金匮要略》,均可见类似于"五日可治,七日不可治"等字眼,可见老师是非常重视病程与转归的。我将具体情况如实告诉老师,他说:"炙甘草汤按经方剂量与之,并嘱其服红糖阿胶炖猪蹄肘子。吃六帖试试吧。"

何也?何也?我心里直犯嘀咕。我记得上高中那会儿,有一次去看望一个宫颈癌的患者,她当时正在做化疗,医生嘱咐其不能碰酒、辣椒这类刺激性的东西以及人参等大补之品。我当时就很好奇,问医生这是为什么呢?医生回答说:

"不要说是癌了，就是小肿瘤，如子宫肌瘤等，我们都不让病人吃人参、酒之类的，一则人参大补，二则酒具有刺激血管的作用，像瘤这类的坏东西都是顺着血管丰富的地方而长的，营养都被瘤子给吸收了，那岂不是愈长愈大。"所以在此情况下西医是坚决不让病人食用此类食品的，可是炙甘草汤中又有参又有酒的。虽然有很多的问号在脑海里飘荡，但是我还是照做了，患者的家属也给予我们绝对的信任，跟着我们的指示走。第二天老师道出了四字珠玑，此乃"留人治病"也，便不再多言，令我自己去思考。我回忆《神农本草经》中有言："欲疗病，先察其源，先候其病机，五脏未虚，六腑未竭，血脉未乱，精神未散，服药必活，若病已成，可得半愈，病势已过，命将难全。"有形之邪非一日速成，既然病势已过，何不顺势而为之呢？恐怕这时延长病人的生命，改善病人的生活质量才是王道吧！若一味攻邪，恐其残存的正气不保……处方如下：

麦冬 30 克、干姜 15 克、红参 10 克、生地 100 克、桂枝 20 克、炙甘草 30 克、麻仁 30 克、大枣 4 枚、阿胶 20 克、清酒 3 碗、水 2 碗，煮成 2 碗，分 3 次服。

药有个性之专长，方有合群之妙用。炙甘草汤又名复脉汤，虽叫作炙甘草汤，其实重用生地黄为君。《名医别录》谓地黄"补五脏内伤不足，通血脉，益气力"。配伍以炙甘草、人参、大枣，甘温以化阳，益心脾之气，使气血有生化之源。《神农本草经》曰："甘草，味甘，平。主五脏六腑寒热邪气，坚筋骨，长肌肉，倍力，金创，解毒，久服轻身延年。"这不是提示我们甘草有补气、抗炎、增体重的作用吗？有力气了，人胖了，心情好了，应该是战胜病魔的第一步吧！阿胶、麦冬、麻仁，可养阴血、充血脉，佐以桂枝、生姜，辛行温通、温心阳、通血脉，诸厚味之品得姜桂则滋而不腻，用法中加清酒煎服，以清酒辛热，可温通血脉，以行药力，振奋阳气。

我觉得这个方中加清酒煎服，很有闪光点。我记得我那患有糖尿病的舅舅，述说自己口渴，头皮屑多，甚痒，胃时有隐痛，细想着其乃胃阴亏虚所致胃痛，胃阴虚不能濡养舌面，故口干喜饮，不能濡养肌肤，故肌肤干燥皮屑多。初次给予白虎加人参汤，没有效果，后来我师父就建议用炙甘草汤。生病的人总是担心别人不能身临其境地体会自己的痛苦。我舅舅就跟我急了，我都戒酒这么久了，你还给我酒喝？还加那么多的炙甘草……其实不然，取清酒一碗、水三碗半煎之，实则在煎煮过程中，酒精已经挥发了。我们取的是清酒辛热，可温通血脉、行药力之功效，而炙甘草虽味甘但它并不等同于糖，只是因为它含有甜味素，这跟糖本来就是两码事。如果说白虎加人参汤是一杯水，那么炙甘草汤就是一条河了，舅舅的情况就像是皲裂的土地，不是一杯水能解决的，就像这次云南的旱情，如专家们所言，没有10场特大暴雨是无法解决旱情的，光靠外界援水实乃杯水车薪。而炙甘草汤阴阳气血俱补，温阳复脉，如同气球只有里面充满了空气，在外界流动气体的作用下才能飞向蓝天，脉道里有了充盈的血液，还要有生机勃勃的阳气作为强有力的后盾推行。这就是炙甘草汤的作用吧！厚积，蓄"势"以待发，调动人自身的资源去对抗病魔。

过了不到6天的时间，病人来喜报了，说她妈妈现在大便每天都能正常排出了，人也有了力气，可以在院子里走走，体重也没再下降了，口吐涎沫的次数和量都有了很大程度的缓解。总而言之，一切都有起色，很大程度上改善了病人的生活质量。患者及其家人已经没有办法表达心里的喜悦之情了。危难关头炙甘草汤起沉疴……效不更方，我就让其守方再进七剂，同时也鼓励病人尝试着少许饮食从口而入，一切都按着老师推测的方向发展着，半个月左右我就考虑是时候攻补兼施了，因为病人大便已经通畅了，而胃部时有隐痛，我们就在炙甘草原方的基础上，撤麻仁，加川朴15克、白芍30克，再配以自制的丸剂以攻邪，缓消在里之瘀，补阴血之不足。

中医治病的人，西医治人的病，我们为什么不一开始就攻邪呢？第一，病人正气已衰，邪气日渐强大，已经错过了驱邪的时间了。而攻邪药物多伤胃气，如胃气衰败则诸药皆不达，应停其药以减轻胃之负担，顾护后天之本，益气和胃生津，以复正气，则病消，若病未衰此时，胃气已盛，则随诊治之，这也是为什么服炙甘草汤期间我们让患者停止了一切药物的食用，就好好地养着，也就是留人治病的意思。如果说西医是一门技术，那么中医在我看来就应该是一门艺术，它还兼顾了很多的世俗人情，如炙甘草汤不单是治病人的病，还留病人的信念、安其家属的心……

朱医生说：清代徐灵胎在《医学源流论》中说："药有个性之专长,方有合群之妙用。"也就是应根据药物擅长的不同,进行恰当的搭配,组成疗效最大化的处方,这句话不管放在中医还是西医两种不同的治疗方式上,我想都一样适用。中医、西医各有所长,在面对癌症时,大家同样感到棘手,可是在癌症患者前期的"杀癌"行动中,显然西医便可独当一面,但是"杀癌"后必定引起癌细胞和人体细胞的两败俱伤,受伤后的癌细胞和人体细胞谁恢复得快,谁就掌握主动权,这直接决定了癌症患者的愈后。而在恢复人体机能这块,从我个人角度来说,中医更有优势,如文中提到的炙甘草汤就是癌症放化疗术后一个非常好的调理方。因此建议大家,既不要盲目夸大中医在抗癌方面的疗效,也不要一味否认中医的优势,西医"杀癌",中医善后,取长补短,也许这样的"中西医结合"才是对癌症病人最好的方法。

痛到天昏又地暗

医学上把人能感受到的疼痛分为 10 级,级别越高,感受到的疼痛感就越大,而女性的分娩疼痛妥妥地名列前茅,比战争中的断胳膊断腿还要痛。很多女性自从体验过这惨绝人寰的分娩痛后,就果断拒绝了二胎的呼唤。很多在产科一线工作的朋友说,有些体质虚弱的产妇,甚至在分娩时痛晕过去了,想想都可怕。可是,生活中竟然有些女性月月都要体验一次堪比分娩疼痛的痛经。

我最早接触到痛经的病人,是在大一下学期的时候,当时我已经零零散散地帮着同学们看些力所能及的小毛病了,治疗效果普遍还不错,于是我的信心就一点点增长起来。当时有个叫小曾(化名)的女孩来找我看痛经,她说她第一次来例假的时候就已经会痛经了。每次来例假的时候,小腹痛到面目狰狞,甚至还有几次痛晕过去,上吐又下泻,水米不进,必须躺床上静养,几个暖宝宝根本就安抚不了她正在咆哮的"子宫"。躺在床上时,小曾痛得都不敢换姿势,几天下来全身肌肉酸痛,好像刚刚大病一场。小曾的妈妈和姥姥看到小曾这样,竟然无动于衷,都说痛经是很正常的,她们以前也有过痛经的经历,后来她的姥姥生了她妈妈,她妈妈生了小曾后就都好了。

小曾看到母亲和姥姥的淡定表现后,也开始看淡了令自己痛到天昏地暗的痛经,暗暗立下志愿要早日生子,解救自己于苦海当中。小曾上了大学后,开始过集体宿舍的生活,刚开始宿舍的女生看到小曾月经那几天面目狰狞、脸色惨白地蜷缩在床上,上吐又下泻,简直被吓坏了,大家都没有见过这个阵势,也不知道小曾得了什么病。只有宿舍的舍长赶紧拿来小毛巾并卷起来,要往小曾的嘴里塞,嘴里念叨着说:"赶紧咬住毛巾,别咬舌头……"与此同时,舍长还向其他舍友解释说："小曾是癫痫发作了，下次你们要是看到小曾这样，赶紧拿毛巾塞到她嘴里……"小曾听到舍长的解释，气得直翻白眼，吓得舍长赶紧把毛巾塞进了小曾的嘴里。小曾忍不住要吐了，用尽全身最后一点力气把嘴里的毛巾掏出来，胃里的食物倾泻而出……小曾虚弱地说道："我是痛经……"宿舍几个小女孩见状又想笑又不敢笑，呆呆地站在那里看小曾的"痛经秀"，这时一个女生突然缓过神来，说："我有止痛片，你要试下吗？"

　　小曾吃了布洛芬后疼痛缓解了许多，但是头仍然昏昏沉沉的，还上吐下泻。自从有了这救命的布洛芬后，小曾的痛经大大缓解了，虽然还有一些其他的症状，但总归是少受了一份罪。在布洛芬的帮助下，小曾度过了 7 个不痛的经期，但是后来小曾发现一颗布洛芬不太管事了，就想着要不要吃两颗呢？但是又认为一直依赖布洛芬不太好。于是小曾就断了加量吃布洛芬的念头。一颗布洛芬已经搞不定她的顽疾了，小曾就索性一颗也不吃了。痛经卷土重来，小曾已麻木到无可奈何了。一次偶然的机会，我认识了小曾，当时我正处在初尝到中医甜头的阶段，特别喜欢瞎显摆。小曾听了我一大堆的"英雄事迹"后，萌生了找我看病的念头，于是就把这些年自己被痛经折磨的故事告诉了我。

　　在小曾之前，我还没治过痛经，但是我曾听老师说过"当归芍药散"治疗痛经效果不错，于是我就很大胆地接下了这个病例。我让小曾在月经快来前 5 天开始吃，一直吃到月经来。结果让我十分惊喜，小曾在月经的第一天就很高兴地给我发信息说，这次来月经明显舒服多了，头不痛了，也没有上吐下泻，就是肚子还有点痛，但是不影响日常活动。我一听，还真把自己当回事了，觉得自己可厉害了。但是当时自己其实根本就不知其所以然，但好在这些自己亲手治疗的有效案例，大大地助长了我学习中医的信心和兴趣，才能让我一直坚持着从中医本科一路读到中医博士。

　　第一个月的痛经明显改善后，小曾又连续两次在月经的前 5 天服用中药，只是到第 4 个月的时候，我就要去台湾交流了。知道我要去台湾交流的小曾很着急，她很害怕我不在她身边，要是第 4 个月有点痛经怎么办。她觉得自己还没有完全好。可是她的担心多余了，第 4 个月、第 5 个月……一直到我半年后从台湾回来时,她的痛经都没有发作过。从台湾回来后,小曾赶到我的学校,问我要不要接着吃中药巩固巩固,我说:"你这是'一朝被蛇咬,十年怕井绳'呀!都9个多月没有痛经了,你还怕什么呀?"

10多年后,我在厦门坐诊时,有一天,一个厦大医学院临床专业的实习生来医院复诊,因为她要找的医生出差了,所以她就退而求其次来找我看。当时她并不是来找我看痛经的,只是阴差阳错被我引出了她痛经的故事。她告诉我,她自己就是学西医的,西药也用过了,也吃了好几个老师开的中药,还做了针灸,但还是老样子,每次月经来的第一天就痛到上吐下泻,瘫在床上。于是我就顺水推舟地说:"我来给你治治怎么样?"学生说:"要吃很久吗?"我说:"不用,就先吃5天看看。"因为学生例假刚结束,所以我等了她快一个月的时间,才把她盼来了诊室。我猜到她会来,因为我相信自己能搞定她的痛经。她真的来了,说了两个字"效佳",于是又来调理了,后来连着调了几个周期,就从此告别痛经了。

小曾之后,还有很多女孩子们带着各种各样的痛经来找我,各个痛经故事的情节跌宕起伏、十分有趣,在治疗痛经的路上我也越战越勇。

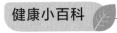

痛经

超过半数的妇女在月经期的第1～2天会有腹部疼痛,多数并不严重。但是,当这种疼痛比较严重,甚至影响了她们的正常工作或生活时,就称为痛经。一般将痛经分为两种类型,即原发性痛经和继发性痛经。原发性痛经更为常见,是指月经来潮时出现的子宫痉挛性疼痛,无任何病理学上的原因。本篇主要论述原发性痛经。

1.原发性痛经的临床表现与诊断[1]

典型症状是月经时出现下腹疼痛。疼痛可以是阵发性的、痉挛性的,有时被形容成类似"分娩阵痛"。疼痛出现在月经开始前数小时或阴道出血的同时,于月经来潮的24～36小时达到峰值,只持续2～3天。疼痛程度与月经血中前列腺素的释放浓度成正比。疼痛可以放射至大腿内侧,还可以出现以下伴随症状:下腹和腰骶部的坠胀感、腹泻、恶心、呕吐、头痛、眩晕等。某些严重的病例还可以表现为急性腹痛,甚至可与异位妊娠的腹痛相混淆。由于原发性痛经只发生在有排卵的月经周期,因此,患者一般在初潮后半年内出现症状,如果痛经出现的时间在初潮后1年以上,应当首先除外有继发性痛经的可能。有报道说,当少女长大后或是分娩后,疼痛将会减轻。但也有的病例原发性痛经持续终身。

如果同时具备以下3点,可以诊断为原发性痛经:①明确的痛经史;②典型的经期腹痛及伴随症状;③基本无阳性的体征和特异性实验室检查结果。

小贴士:当你频繁地在月经时出现下腹部疼痛,并且伴随腹泻、恶心、呕吐、头痛、眩晕等症状时,请勇敢地进行痛经的初步"自我诊断",并积极地寻求医生的帮助。不要像故事里的小曾姥姥和妈妈一样,抱着侥幸的心理,以为分娩后痛经就一去不复返了。而事实上,有很多女性的痛经并没有随着分娩而结束,反倒很多女性生孩子前并没有痛经,生完孩子后出现了痛经。再说了,万一你这辈子都没有结婚生子呢?因此,如果你发现自己有痛经的现象,千万不要藏着掖着,赶紧进行治疗。

2. 治疗

原发性痛经的治疗主要有3种方法:药物治疗、物理治疗和手术治疗。目前的治疗目标仍然是缓解症状。因此,使用具有止痛效果的药物是首先想到的治疗方法。

(1)西药[1]:①非甾体类抗炎药,包括COX非特异性药物,如布洛芬、奈普生,药物最好在疼痛发作之前使用,如月经开始时或月经前1～3天服用;COX-I特异性药物,如阿司匹林;COX-Ⅱ特异性抑制剂,如罗非考昔等。②甾体激素类药,如口服避孕药。

(2)中药[2]:痛经的周期性发作,主要与经期、经期前后冲任、胞宫气血周期性变化有关。临床常见气滞血瘀(常用方剂膈下逐瘀汤或八物汤)、寒凝胞中(阳虚内寒常用方剂温经汤或当归四逆汤,寒湿凝滞常用方剂少妇逐瘀汤或脱花煎)、湿热下注(常用方剂清热调血汤或芍药汤)、气血虚弱(常用方剂圣愈汤或十全大补汤)、肝肾虚损(常用方剂调肝汤或益肾调经汤)等类型。临床上,患者往往同时兼具几种不同的类型,因此需结合病人的具体情况进行对症下药。

朱医生说:中药治疗原发性痛经疗效比较理想,一般在月经来前5天开始中药干预直至月经结束。连续治疗3～6个月经周期,绝大多数患者的痛经症状会得到显著改善。临床上,针对原发性痛经,我的常用方剂包括桃红四物汤、葛根汤、芍药甘草汤、麻黄附子细辛汤、少腹逐瘀汤、小柴胡汤、当归芍药散等。

3.注意事项

(1)保持乐观的情绪,切勿在痛经前有畏惧感。

(2)经期忌生冷或刺激性食物,忌涉水、游泳。

(3)起居劳作有度,注意休息,不要熬夜。

(4)配合医嘱,坚持周期性治疗。

(5)药膳食疗:生姜红枣红糖茶(生姜10片、红枣10粒、红糖适量,煎汤即可)。

参考文献

[1] 王泽华.妇产科治疗学[M].北京:人民卫生出版社,2009.

[2] 刘敏如.中医妇科学[M].北京:人民卫生出版社,1988.

初识大体老师

在我的童年记忆里,台湾一直是个很神秘的地方,教科书上的阿里山、日月潭以及台湾诗人余光中的《乡愁》,都让儿时的我对台湾无比向往。长大后,随着母亲去台湾工作以及后来阿姨定居台湾,我对台湾的好奇愈发强烈。当时的我很渴望自己有朝一日可以飞到海峡的那一边去看一看。这个小学二年级就有的心愿,一直等到大学二年级才得以实现。当时学校首次推出了与台湾高校联合培养学生的项目,我有幸被选为第一批赴台学习的联培生,实现了我多年的心愿。

当我坐在飞机上俯瞰宝岛台湾时,我感觉它像极了童话中的城堡,好像在过圣诞节一样,灯光璀璨……真的很美——这是台湾给我的第一印象。初到台湾时,一切都蛮顺利的,我们的目的地是坐落于台湾东部的慈济大学。慈济大学是由佛教团体建立的大学,如想象中的一样,慈济大家庭的温馨给了我们家一样的感觉,是那般的亲切。慈济特有的蓝色旗袍海绝对是一场视觉盛宴。9月6日,我们初到台湾,7号就要开始选课。我们在志愿者学姐的带领下去解剖系见了王日然老师,当时王老师给我们推荐了几门课,并告知我们解剖是慈济的王牌课程,也是最难的一门课,哪怕台湾的医学生智商都很高,这门课的挂科率也依旧很高。

王老师试探性地问我们,你们谁要挑战下这门课,我当时毫不犹豫地举手了,在我的刺激下,同行的两位校友也纷纷表示要选解剖这门课。课选好后,学姐就带我们去图书馆借解剖图谱和教材了。拿到全英文的教材,我顿时懵了,这门课本来就难,还要全英文教学,我真是自己为难自己呀!而9月13号就要解

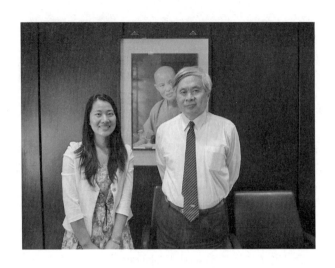

我与慈济大学校长合影留念

剖考试了，因为慈济大学的学生上学期已经上过一部分解剖学了，所以9月13号要对上学期学过的内容先进行考核。在一周的时间看完半本厚厚的全英文医学书籍对我而言几乎是不可能的，查教材的生词估计都需要半个月了。而且当时刚来台湾，特别想去夜市看看，在美食美景的诱惑下，我无心恋战……于是第一次考试彻底失败了。当时的解剖考试，我几乎都是用中文作答的，为数不多的几道题用英文作答还拼错了单词，显然我是要挂科了。

在台湾的初次受挫便让我迷失了，害怕了，不自信了。第一次摸底考试完，马上就迎来了"大体老师"（慈济大学将自愿捐赠遗体的人称为"大体老师"，又叫"无语良师"）的启用仪式。大体老师的家人一起来参加启用典礼，当我第一次近距离接触到10具左右的尸体时，我竟然一点恐惧感都没有。这要是在以前，我一定是很害怕的，但是当时的氛围，让我感受到的是亲人对大体老师的不舍，学生对大体老师的尊重，以及大体老师自愿捐赠尸体的伟大。为了参加这次启用仪式，我提前向学姐借了校服、皮鞋，还买了白袜子，老师要求我们，校服要用熨斗熨到没有一丝褶皱，皮鞋要擦得干干净净，头发要梳得整整齐齐，否则一律不准参加启用仪式。这是我在慈济大学第一次深刻体会到台湾老师做事的严谨，以及对亡者的尊重。启用大体老师后，我们每四五个同学组成一个小组，共用一具大体老师进行解剖学习。几乎每天都是上午上解剖理论课，下午上解剖实验课。刚开始我根本就听不懂老师用英文叽里呱啦地在说什么,所以一到手术室要在大体老师身上动刀子时,我就手足无措,一直站在旁边,帮别人递各种手术器械。

跟我一组的同学也习惯了我在旁边打下手,我也把自己定义为局外人,可是你越是局外人,就越跟不上学习的节奏,真的无法描述那种痛苦。台湾的医学生有着与生俱来的优越感,因为在台湾,医学生是 10 万人联考中选出来的前 1000 名。每个高校的招生广告都是以今年有多少个学生考进台大医学系或其他医学院校为招牌。患得患失的自己就这样度过了第一个月,第二次考试来临时正值中秋,我就跑到台北去,一则和阿姨团聚,二则逃避现实,出去透透气,没有好好准备的我第二次考试还是考砸了。

当时看着曾经雄心壮志的我,信誓旦旦举手说自己要挑战这门最难解剖课的王老师看不下去了,她开始约谈我。她说:"第一次见你,你不是很自信吗?怎么现在要退缩了?你的邮箱名字不是叫空杯子吗?我想你应该是希望自己这一学期学完满载而归吧,可是你再这样下去可真要成空杯子了,搞不好这杯子还会碎。我们是不是要想想办法把自信找回来呢?"听完王老师的话,我羞愧难当,这样的挫败感真是太难受了。于是接下来的日子,我在王老师的帮助下,开始慢慢地找回学习的感觉。每天晚上,我们这几个不及格的联培生都要去她的办公室,把明天上课要学的解剖部位,一个个默写下来,直到全部正确才能离开。

这样的努力真的很有效果,那一个月里,我每天的小考成绩已经都在 90 分左右了,但是第二个月的大考我还只是刚好及格,离班上同学的水平差了一大截。虽然大考没有考得很好,但是我已经找到学习的感觉了,于是乘胜追击,继续努力。在期中考的时候,我的组员们因为忙于应付其他考试,对新学的解剖知识比较生疏,而我当时选的课比较少,几乎所有的精力都放在解剖上,于是慢慢地我成了手术台上的主角。尝到"翻身农奴把歌唱"的甜头后,每次的解剖实验我都想掌握主导权,于是我就拼尽了全力去学习,后来我一个人独立完成了大体老师半边身体所有部位的解剖。自信就这样慢慢找回来了。当时的我连晚上睡觉时满脑子都是在寻找各部位动脉的分支、静脉的分支,做梦都在解剖大体老师,甚至有一次梦到自己把手术刀掉到了地上而大哭起来。

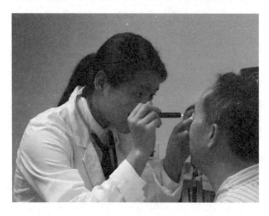

参与西医诊断学教学影片拍摄

全力以赴的第三个月,我所有的小考都是 100 分,而那次会阴部解剖的大考,我已经进入前三了……令我很是激动。与此同时,我有幸被选去当西医诊断学教学影片的主角,认识了慈济大学医学模拟中心的创办人谢敏珍老师。当我回到福建后,谢敏珍老师特地把这部在慈济大学拍摄的教学影片寄到我的母校给我当纪念。最后一个月的学习,我已经到了争分夺秒的节奏了,走路、吃饭、洗澡、睡觉我都在回忆各种神经、动静脉、肌肉组织等。我几乎从头到脚解剖了一遍大体老师,我们组的大体老师有垂体占位瘤,最后死于口腔癌。而当时在我们做解剖的时候,经常有病理老师在讲到相应疾病时就会带着学长学姐来到我们的解剖实验室寻找病理证据。病理老师说,只有死人不会骗人,因为证据就在他的身上。

这在台湾学习解剖的经历,对我将来学习中医触动非常之大。我开始将西医的"证据"元素融入自己的专业当中,我不再单纯地相信舌、脉,不再拘泥于辨证论治、阴阳五行,疗效好不好也不再单纯地依靠病人的"感觉好多了",而是具体量化成哪里好了,好了几分……并学会结合患者治疗前后的生化指标、实验室检查等进行综合评估。我也尝试着将西医的生理、病理、药理知识慢慢地与自己的专业进行结合,而不是像之前那样,一味地听从老师的观点,比如有些老师认为:学中医的西医学那么多干什么,西医和中医根本就不是一回事。我想,中医和西医从本质上来讲就是一回事,那就是为了解决疾病所带来的痛苦。

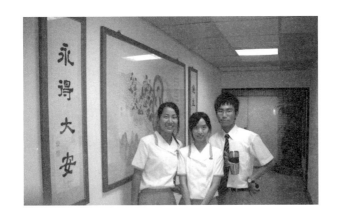

我与慈济大学的同学们

当我们做完最后一次解剖后,老师要求我们将大体老师的身体构造复原成启用前的状态,并将皮肤缝合好,为大体老师缠上纱布,而且纱布要绑得整整齐齐,纱布打结的位置要全部隐藏起来,要做到一眼看过去一个"结"都看不到。然后如往常的每次解剖实验课一样,将所有的手术器械洗干净,干净到你敢把曾用来解剖尸体的手术器具放到嘴里,然后将洗干净的器械摆放得整整齐齐,每次实验课都是如此。很遗憾,因为签证日期马上要到了,期末考完,我们几个联培生就得回福建了,无法参加大体老师的火化仪式。听台湾同学说,大体老师的火化仪式依旧非常的隆重,医学生们会在火化仪式的前一天,将学校去往火葬场的道路打扫得干干净净,并亲自抬着大体老师的灵柩去火葬场,整个场面十分感人。

初识大体老师的半年时间里,我的三观发生了巨大的变化,这也直接导致了后来在面对是要去北京中医药大学继续读硕士,还是去香港大学读硕士时,我最终选择了后者。台湾的交流经历为我打开了一扇窗,我想走出去,多去外面的世界看一看,学一学,读万卷书也要行万里路。

我为妈妈求医

　　16年前,大概我读初二的时候,有一天,我妈妈很沮丧地回来告诉我:"医生说我得了中度抑郁症。"当时我没有手机,也没有电脑,无法查阅任何有关抑郁症的信息,所以当时对这个疾病并没有什么概念。我只知道那时的妈妈每天都很悲伤,一点点小事就眼含泪水,每天都睡不着觉,常常五六天只能勉强睡二三十分钟,眼睛里都是血丝,经常喊眼睛痛、睁不开眼睛。她一直在吃百忧解和佐匹克隆,但是效果微乎其微。有一次,我陪妈妈去医院复诊,妈妈突然间问医生失眠会不会死,医生说这不好说。妈妈每天努力地工作赚钱来看病,只要听到哪里治疗失眠比较好她就去看,不管是中医大师,还是西医专家、江湖郎中、高校教授、医院主任,她通通看过。有人说水鸭母炖百合治疗失眠很好,我妈妈就每天一大早去菜市场买一只现杀的水鸭母回来煲汤。我记得长达半年的时间里,每天家里都有水鸭母这道菜,当然依旧没有效果。当时我很害怕看我妈的眼睛,因为她充满血丝的眼睛总是含着泪水,我觉得她很悲伤,我不忍心看下去。后来我高考失利,阴差阳错地上了福建中医药大学,我妈妈就开始了长达10年追随我求医问药的历程。

　　我妈妈说,我要去跟医术很厉害的老师,这样她才有希望治好。于是我通过师承班选拔赛,考了全校第一名,跟随福建中医药大学的一位教授学习,我妈妈就来找我的老师看病,但是看了两个多月并没有明显变化,我妈妈又再一次失望而归。在我5年大学期间,我妈妈找了给我上过课的不下于15个福建名中医看病,依旧未果。因为长期失眠焦虑,妈妈出现了很严重的神经官能症,她全身皮肤瘙痒,皮肤常抓出血,而且总觉得胃里很堵,像是有个盘子撑大了胃,总是要去抠吐,常常抠到胃出血,全身不同部位出现疼痛,止痛药都无效,一直觉得喘,接不上气。后来我去了香港读硕士,我妈妈又跟着我去香港求医问药;再后来我去北京中医药大学读博士,我妈又跟着我去北京找了很多上过电视的名中医看病;甚至在我坐月子期间,我老公还曾凌晨4点从河北老家开车带她去找北京的名医看病,结果仍以失望告终。

16年求医问药,花了几十万,我妈妈的失眠都没有治好。后来有一天,我的一个好朋友跟我闲聊时说:"你应该自己试试,你博士也快读完了,也跟了这么多名医学习,该学的都学得差不多了,而且你比谁都了解你妈妈的状况,你真的应该去尝试。"我真的不太敢,因为我妈觉得我不行,我也觉得我不行,后来在朋友的鼓励下,我就尝试着跟我妈妈说要不让我试试,我妈妈拒绝了我,她说:"还是算了吧,等你过些年临床经验再丰富一点你就帮我治。"妈妈觉得大师们都治不好,我这才毕业的学生就更不可能了,当然我也是这样认为的。但是我的朋友总是想法子鼓励我,他说:"那你就死马当活马医,大师都治不好了,你这小医生没治好就更没任何压力了呀。"

于是跟妈妈沟通了一段时间后,我就正式开始帮妈妈治疗失眠了,当然这是一个非常漫长的治疗过程。第一个月吃完我的中药后,妈妈身体出现了各种不良反应:恶心呕吐、胃隐隐不适、头晕,更糟糕的是,失眠一点好转都没有。到了一个半月时,不良反应开始消失,但是失眠情况依旧没有好转。我妈妈早就想打退堂鼓了,我发现她煎药也是爱煎不煎的,有时煎了药就是做做样子,我一走开,她就立马把药给倒了,而我就像唐僧一样唠唠叨叨,天天给她做思想工作,告诉她这些药可是花巨资购买的,每碗药都要七八十元,难道我是大款吗?不差钱吗?后来我妈看在钱的分上,勉强坚持下来。我每天打电话回来,她都是说没效,"没效"这两个字听得太多了,我都有点泄气了。可是大概在第59帖药时,我妈妈很激动地打电话给我说,她早上竟然睡过头了,我女儿都起来玩了她都不知道。

我激动得都错把牙膏当洗面奶了。然而好事总是不常久,第一次改善后的那半个月里,睡眠依旧时好时坏,不稳定。虽然睡眠质量不稳定,但是总归还是有所改善的,那就朝着这个方向继续努力,水到自然渠成。抱着这样的心态,我就又给妈妈买了30帖药,让她继续吃。吃完3个多月中药,妈妈的皮肤再也没有痒过,胃没有不适感,全身疼痛消失,每天都能睡5个小时左右,脸色堪称整容级别的改善。现在,我妈妈的睡眠质量基本上都不错,仍然维持在每天睡5个小时左右,而且中午一般都能眯上半个多小时了,这要在以前是想都不敢想的,晚上都睡不着了,哪敢指望午睡能睡着。自从我治好了妈妈的失眠后,妈妈便成了我行走的活广告,大家看到我妈的气色变化,都来问她吃了什么秘方,我们家也成了"妇女之友"。

为妈妈治疗失眠的点点滴滴无疑是我正式走向临床前所积累的宝贵经验。正式走向工作岗位后,我接手了形形色色的失眠,但在面对各种原因引起的失眠时我已经能够从容应对了。抑郁的情绪让疾病纷至沓来,看似微小的毛病,在抑郁患者的眼里都能无限放大。抑郁让患者心情低落、不安,同时也会引发不同程度的失眠,而失眠又会反过来加重抑郁。欠佳的睡眠与情绪就像连体婴儿一样,睡眠没有改善,抑郁便好不了,而抑郁不除,则不寐不休,产生这所有乱象的根本在于"阴阳失衡"。我在整个治疗过程中都选择了柴胡龙骨牡蛎汤加减,刚开始似乎毫无作用,其实不然,所有出现的消化系统的不良症状其实都是药物起效的标志。阴阳失衡后,引入柴胡龙牡做"和事佬",刚开始时柴胡龙牡可能先哄着"阳",反而"阳"过剩了,出现了更严重的阴阳失和,但是"阳"得到好处后,就不再那么耀武扬威了。这时慢慢地,一部分阳开始转阴,而柴胡龙牡开始哄着"阴","阴"开始慢慢地与"阳"达成平衡。当然阴阳两者之间的博弈要达到一个平衡,并巩固这个平衡需要一个过程,因此当用柴胡龙牡初期不见效时,也不要轻言放弃,而应咬定青山不放松。

对于我妈妈的失眠,可能绝大部分曾经治过她的医生都能治好,我选用的处方也并没有比任何一个医生高明,只是之前的治疗我妈妈没有坚持下来。而我的治愈仅仅是因为我多花了点时间与患者进行沟通,并鼓励妈妈坚持下来了。医生笔下的药有魔力,而他们口中的话一样充满魔法,可能多几分钟的沟通,就会让药效加倍,尤其是在治疗类似抑郁、焦虑等精神问题引发的各种疾病时。想对每一个正遭受精神系列疾病折磨的患者说:虽然治疗很漫长,很曲折,但是请笃定,你们的健康一定是光明的,不要轻言放弃,请一定坚持到底!

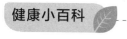

失眠

失眠,中医称之为不寐,是以经常不能获得正常睡眠为特征的一类病证,主要表现为睡眠时间、深度的不足。轻者入睡困难,或寐而不酣,时寐时醒,或醒后不能再寐;重则彻夜不寐。西医学中的神经官能症、更年期综合征、慢性消化不良、贫血、动脉粥样硬化症等以不寐为主要临床表现时均属本病范畴,可参照本病辨证论治[1]。

1.失眠的诊断[2]

《中国成人失眠诊断与治疗指南》制定了中国成年人失眠的诊断标准:①入睡困难,入睡时间超过 30 分钟;②睡眠质量下降,睡眠维持障碍,整夜觉醒次数≥2 次,早醒;③总睡眠时间减少,通常少于 6 小时。

在上述症状基础上同时伴有日间功能障碍。睡眠相关的日间功能障碍包括:①疲劳或全身不适;②注意力、注意维持能力或记忆力减退;③学习、工作和(或)社交能力下降;④情绪波动或易激惹;⑤日间思睡;⑥兴趣、精力减退;⑦工作或驾驶过程中错误倾向增加;⑧紧张、头痛、头晕,或与睡眠缺失有关的其他躯体症状;⑨对睡眠过度关注。

小贴士:失眠分为原发性失眠和继发性失眠。①原发性失眠通常缺少明确病因,或在排除可能引起失眠的病因后仍遗留失眠症状,主要包括心理生理性失眠、特发性失眠和主观性失眠 3 种类型。原发性失眠的诊断缺乏特异性指标,主要是排除性诊断。当可能引起失眠的病因被排除或治愈以后,仍遗留失眠症状时即可考虑为原发性失眠。心理生理性失眠,在临床上发现其病因都可以溯源为某一个特定或长期事件对患者大脑边缘系统功能稳定性的影响,边缘系统功能的稳定性失衡导致了大脑睡眠功能的紊乱,最终失眠发生。②继发性失眠包括由躯体疾病、精神障碍、药物滥用等引起的失眠,以及与睡眠呼吸紊乱、睡眠运动障碍等相关的失眠。

2.治疗

(1)西药[2]：一般的治疗推荐艾司佐匹克隆、唑吡坦、唑吡坦控释剂、佐匹克隆。由于有些药物有发生依赖的可能性，所以一般不主张长期服用。

(2)中药[1]：对于不寐的治疗，中医主要围绕以下5个证型进行治疗：肝火扰心(常用方剂龙胆泻肝汤)、痰热扰心(常用方剂黄连温胆汤)、心脾两虚(常用方剂归脾汤)、心肾不交(常用方剂六味地黄丸合交泰丸)、心胆气虚(常用方剂安神定志丸合用酸枣仁汤)。

朱医生说：中药治疗失眠绝大多数疗效比较理想，只是在治疗过程中，可能会经历几个阶段，疗程较长，有时患者没有耐心，中途放弃而错过了改善睡眠的机会。例如，用中药治疗因抑郁或焦虑引起的失眠，可能前一个月甚至前两个月一点效果也没有，到第三个月才开始起效，入睡时间缩短，睡眠总时长增加，但是到了第四个月睡眠质量又变差，而第五个月又更好了……也就是说，用中药干预失眠，有个曲折前进的治疗规律，患者在接受治疗的时候既不要因为一时的无效而放弃，也不要因一时的改善而得意忘形，更不要因为阶段性的反复而沮丧，要相信前途一定是光明的，只是治疗的道路很曲折。

3.注意事项

(1)建立有规律的作息制度，从事适当的体力活动或体育锻炼，增强体质，持之以恒，促进身心健康。

(2)养成良好的睡眠习惯。晚餐要清淡，不宜过饱，尤其应忌浓茶、咖啡及吸烟。

(3)睡前避免从事紧张和兴奋性活动，养成定时就寝的习惯。

(4)注意睡眠环境的安宁，床铺要舒适，卧室光线要柔和，并努力减少噪声，去除各种可能影响睡眠的外在因素。

(5)药膳食疗：百合银耳莲子羹(百合30克、莲子30克、银耳适量、冰糖适量，煎汤即可)。

参考文献

[1] 张伯礼,吴勉华.中医内科学[M].北京:中国中医药出版社,2017.

[2] 张鹏,赵忠新.《中国成人失眠诊断与治疗指南》解读[J].中国现代神经疾病杂志,2013,13(05):363-367.

惊心动魄的 48 小时

特别提醒:个案的成功不代表中药已经可以用于所有川崎病的治疗,临床上还需要积累大量的数据来进一步验证。本病可引起严重心血管并发症,请及时至正规医院进行诊治。

2017 年 4 月 31 号,我接诊到有生以来最惊心动魄的一个案例——川崎病。当时我接到朋友的电话,他说他 17 个月大的儿子被确诊为川崎病,西医让孩子住院治疗,他问我可以治吗。说实话,我当时真不知道怎么回答,因为川崎病并不是常见病,而且因为川崎病可能引起心血管系统损害,严重者可因冠状动脉瘤破裂、血栓栓塞、心肌梗死或心肌炎而死亡,病势凶猛,因此川崎病一旦确诊,几乎没有一个病人会寻求中医治疗的,而是在第一时间住院,采用丙种球蛋白治疗。

我自己从来没治过川崎病,读书期间跟了 10 多年的专家门诊,也从来没有在任何一位导师的门诊上见过川崎病。这种急性病,病情变化迅速,如果真要寻求中医治疗,假设治疗不当,一旦形成冠状动脉瘤,瘤体破裂,那真是神仙也没办法救了。我先挂了电话,很犹豫,很害怕砸在自己的手里,于是我打电话给老师说明了情况,当时老师告诉我可以试试,也许这辈子我只会碰到一例川崎病,那便要抓住机会迎难而上,但是也许我会失败,这后果是我承担不起的,可能我还没正式出道,医途就戛然而止了。他让我自己想清楚,谁都不能帮我做决定。

纠结了好一会儿,我给朋友打了电话,告知我并没有十足的把握,但是可以给我 2 天的时间,如果 2 天之内烧退不下来,就让小孩住院治疗吧。我的朋友说:"我相信你。"当时朋友的小孩已经发高烧 5 天了,一直在 39.5℃ 到 40℃ 之间,也寻求过西医的治疗,服用过退烧药和消炎药,但均无效。除此以外,不但服药无效,而且病情逐日发展,除发烧外,还出现了眼结膜充血、草莓舌、颈部淋巴结非化脓性肿大、手脚掌心红斑、手指脚趾肿胀、全身泛发性红斑,腋下和肛门处红斑尤其明显,而且急躁易怒,毫无食欲。

把所有症状梳理后,我开出了处方。小孩的母亲立刻驱车赶往市区买药,小孩还在外地出差的父亲,也于当晚就坐动车回宁波。但是,我事后才知道,其实当时小孩家人意见分歧很大,除小孩的父亲——我的朋友坚持要用中药先治,小孩的妈妈、外公、外婆都觉得,西药都吃了五天,没任何效果,中医就更不可能治好川崎病了!他们一致觉得小孩的父亲一意孤行,非要用中药先试试,是拿小孩的生命在开玩笑。我的朋友说,他坚持用中药先治疗,第一是因为,他觉得宝宝才17个月大,但西医治疗需接受输液及口服药;第二是出于对我的信任,因此他始终坚持先用中药治,除非我亲口告诉他,我没办法了,他才会考虑让小孩住院治疗。

不管怎么样,一家人的初心都是为了孩子,因此经过沟通后,一家人最终达成一致观点,先用中药试试。当晚小孩的外婆就把中药一口一口地喂给了这个只有17个月大的小男孩。全家人的希望都寄托在了这两帖中药上,但是第一天烧并没有退下来,全家人的心都已经提到嗓子眼上了,我也是如履薄冰,寝食难安。我只有一天时间了,我整夜翻来覆去睡不着,觉得这48小时怎么这么漫长,躺在床上几次起来看手机,看看他们有没有发来什么信息。结果折腾了一夜,早上竟然睡过了头!一打开手机,看到小孩父亲发来信息说烧退了。烧退了?!我真的激动得热泪盈眶。可是最危险的事还在后头,因为其他症状均无改善,那说明有可能进一步形成冠状动脉的损伤。

烧退了这个好兆头,让我们彼此都愿意再多用中药治疗几天,于是我也大着胆子重新调整了处方,让朋友去抓药。大概第5天,小男孩的症状都消失了,腋下红斑及手指脚趾甲床处出现蜕皮,说明已经进入亚急性期,终于大家都可以松口气了。后期我就以治疗皮损为主,大概用了12天的药,所有皮损都褪去了。在所有症状消失后的第1个月和第3个月,我叮嘱朋友带小孩去医院做血常规、心电图、心脏彩超的复查,结果全部正常。于是后期我继续通过电话、微信、面对面等多种方式随访了小男孩一年半的时间,这段时间,患儿像其他普通小朋友一样,长得可健康了。

我朋友的太太把这个故事发到微博上,结果 1 天之内我的电话就被打到关机。全部是川崎病丙种球蛋白治疗无效的患者家属,天南地北的,哪哪都有,其中有个山东的年轻妈妈,哭着求我救救她的孩子。她的孩子已经确诊川崎病一年多了,一发现就及时地采用了丙种球蛋白治疗,但是还是形成了心血管系统的损害,而且一直低烧不退。虽然我有帮人之心,但是已经形成心血管系统损害的情况却是我力所而不能及的。当然,朋友太太微博记录川崎病之举,也招来了一些不悦耳的声音,认为我朋友大概是收了我的好处,是我的托,在帮我宣传。

无论如何,这惊心动魄的 48 小时已成过去式了,但是,我将带着这个案例继续过五关斩六将,不断积淀自己,希望将来自己可以挑战更多的不可能,真正做到无畏无惧,有勇有谋。

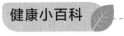

健康小百科

川崎病

川崎病又称为小儿皮肤黏膜淋巴结综合征,是 1967 年由日本川崎富作医师首次报道,并以他的名字命名的疾病。本病是一种以全身血管炎为主要病变的急性发热出疹性小儿疾病。高发年龄为 5 岁以下婴幼儿,男多于女,成人及 3 个月以下小儿少见。临床表现可有发热、皮疹、颈部非脓性淋巴结肿大、眼结膜充血、口腔黏膜弥漫充血、杨梅舌、掌跖红斑、手足硬性水肿等。由于本病可发生严重心血管并发症而引起人们重视,未经治疗的患儿并发症的发生率达 20%～25%。

1.川崎病的诊断[1]

(1)发热 5 天以上,如有其他征象,5 天之内已可确诊。

(2)具有下列中的 4 条:

①双侧眼结膜充血,无渗出物。

②口腔及咽部黏膜充血,口唇干燥皲裂,杨梅舌。

③急性期手足红肿,亚急性期甲周脱皮。

④出疹主要在躯干部,多为斑丘疹,多形红斑样或猩红样。

⑤颈淋巴结肿大,直径超过1.5厘米。

(3)无其他病种可解释上列表现。如有发热,且只伴有其他3条,但见冠状动脉瘤者亦可诊断。

(4)检查:

①实验室检查:血清学检查如白细胞计数升高、血小板增加、C反应蛋白升高、血沉加快等,同时注意是否伴有肝肾功能损害和D-二聚体的升高。

②辅助检查:尤其要注意心脏彩超和心电图的表现,提示是否存在心血管并发症,如冠状动脉扩张和心肌损害。

小贴士:当小孩出现高烧不退,超过5天,服用退烧药、消炎药均无效,而病情却进一步发展,并出现双侧眼结膜充血、杨梅舌、手足红肿、躯干部斑丘疹呈多形红斑样或猩红样、颈淋巴结肿大、情绪急躁萎靡、食欲下降等现象时,应高度怀疑是否患上川崎病,并立刻送医院治疗,因为川崎病病情变化迅速,可发生严重心血管并发症,甚至引起死亡。

3.治疗

(1)西药[1]:

①急性期治疗,包括静脉输注丙种球蛋白、阿司匹林口服、激素等。静脉输注丙种球蛋白治疗可降低冠状动脉瘤并发症的发生率。用法为大剂量静脉滴注,10~12小时输入。建议用药时间为发病后5~10天。5天以内用药发生无反应性概率更高,10天后冠脉瘤发生率增加。用药后,发热和其他炎症反应表现均于1~2天内迅速恢复。

②阿司匹林口服分三四次,连续14天,以后减量顿服,或热退后3天减为小剂量口服。

③糖皮质激素,仅用于静脉丙种球蛋白输注无反应性患儿的二线治疗。在

起病后 6～8 周应复查血小板、血沉及心脏彩超。如实验室检查均正常,且没有冠状动脉损伤,则阿司匹林可停药。对于有持续性冠状动脉狭窄或冠状动脉瘤形成的患者,阿司匹林应继续使用。在应用免疫球蛋白治疗后至少 6 个月不能接受疫苗的接种,因为特殊的抗体可干扰疫苗的免疫应答。

朱医生说:中医学中并没有与川崎病完全对应的病名,虽然本案例中患有川崎病的小朋友最终用中药成功治愈,并且康复后的 1 个月、3 个月、1 年、1 年半的随访也都显示正常,但是个案的成功并不代表中药已经可以用于所有川崎病的治疗,临床上还需要积累大量的数据来进一步验证。

3.注意事项

(1)主张以高蛋白、高热量、高纤维素的流食或半流食为主,避免食用生冷、过硬、辛辣刺激性食物。

(2)注意休息,避免剧烈运动,生活要有规律。

(3)谨遵医嘱,出院后也不可随意停药、减量,必须在医师指导下定期复诊直至病情痊愈。

参考文献

[1] 沈晓明,桂永浩.临床儿科学[M].北京:人民卫生出版社,2013.

心痛的感觉

你有过心痛的感觉吗？心痛到底是一种什么样的感觉呢？

以分手告终的恋情，谁都不会乐意，毕竟明明曾经爱得死去活来，现在却老死不相往来。哪个人能接受得了这种血淋淋的现实呢？于是大多数人在感情受挫，悲伤痛苦到极限的时候，总会不由自主地捂着胸口说上一句："我的心都碎了。"看过琼瑶剧的人都知道，几乎每位琼瑶阿姨笔下的女主都有过心痛的感觉。这种心痛的感觉往往出现在主人公感到极度的悲伤和愤怒的时候，这时人会出现胸痛、憋气、心脏撕裂样痛等一系列症状，医学上管这叫"应激性心肌病"，俗称"心碎综合征"。这到底是一种什么样的病呢？会不会致死呢？答案是："当然不会了。"在巨大的悲伤面前，哪怕你心痛到感觉心脏都要爆炸了，只要你的心脏没有器质性病变，多加休息，等心理创伤抚平后，你还是生龙活虎的！

不过，我有一位女性病人——施大姐，却迟迟逃不出"心碎综合征"的魔爪。施大姐时常感觉到心痛，痛得厉害的时候，感觉自己已经无力支撑身体，随时都可能晕倒。每天都要服用佐比克隆来助眠，但即便如此，失眠的情况却丝毫没有减轻，每晚9点就上床准备睡觉了，结果翻来覆去到11点多才能入睡，睡到凌晨1点就自动醒来，便清醒地躺着到天亮了。这样的情况持续了8个多月。第一次出现心痛的症状，是在2016年的某天，施大姐的亲妹妹因为聚众赌博被判刑，而且还欠下了数百万高利贷，几乎是一夜之间，左邻右舍都成了妹妹的债主。妹妹被判刑4年，关到监狱后，这笔债务就落到了妹妹的家人身上。高利贷如果到期不还，可是会威胁到人身安全的，而且还会像滚雪球一样越滚越多。施大姐一夜之间愁白了头，心痛的程度也与日俱增。无奈之下，她便变卖了田产，变卖了房屋，又四处筹钱，才勉强把高利贷的钱还清。在这节骨眼上，她们80多岁的老母亲听到女儿被抓了，情绪激动得一下子就脑溢血了，自此偏瘫在床上。

施大姐除了要照料自己一大家子外，还要照料瘫痪在床的母亲，以及智障弟弟的儿子。生活的担子压得她喘不过气来了，好几次在菜市场买菜，感觉快要晕倒了（不过从来没有真正晕倒过）。后来在家人的建议下，施大姐去医院寻求治疗，做了心电图、心脏彩超，但并未发现有任何问题，医生诊断为神经官能症，开了安眠药及黛力新（氟哌噻吨美利曲辛片，一种治疗抑郁症的药）给她。施大姐谨遵医嘱吃了两个多月后，症状有增无减，心痛的程度和频率甚至比以往更严重了，而且长期的失眠导致施大姐十分疲惫。后来施大姐的女儿说："妈妈，要不你住院去好好检查下，看看到底是什么问题。"

施大姐就去住院治疗了，可是一系列检查做下来后，还是没有发现心脏有任何的异常。医生还是保持原来的判断，认为她就是神经官能症。而施大姐住在医院治疗的这一个月里，西药照吃，主管医生也安排了中医专家会诊，也开了中药，但是施大姐的心痛和失眠还是老样子。她无奈之下只好出院了，医生开的中药、西药也一直蛮吃着。

博士快毕业前的一段时间，我回了趟老家看望家人。一个我从小玩到大的朋友得知我要回老家，就赶紧联系我，告诉我他的奶奶中风偏瘫一年多了，一直躺在床上，问我能不能过去帮忙看下。这就是跑一趟的事，而且作为朋友，他的家人生病了去看望下也是应该的。于是我就到他家去，而他姑姑，也就是施大姐出来迎接我，却半路把我给截住了，说她自己也有病，能不能先帮忙看下。当然可以了！施大姐就把自己这个病的治疗经过给我捋了一遍，我也很赞同之前医生的判断，就是神经官能症。有些人悲伤、愤怒过后能自己调节好，那这个"心碎综合征"也就过去了，而施大姐长时间处在这种不良的情绪中无法自拔，于是就慢慢地演变成神经官能症。

对于这种由情绪引起的功能性疾病，我常常喜欢用疏肝解郁加调节神经及助眠的中药。大概吃了一个月的中药，施大姐整个人就轻松多了，也没有再出现想要晕倒的现象，心痛的症状也消失了，睡眠的时间不断延长，现在基本上每天都可以一觉睡到早上5～6点,不会再早醒,也不会再清醒地躺着4～5小时了。

神经官能症可以覆盖到全身各个不同的组织器官。有些人可能像施大姐一样心脏检查都没问题,但就是心痛、胸闷;有些人的症状是全身疼痛,或皮肤瘙痒,或胃痛,或阳痿,或性冷淡,或咽喉部异物感等。这些不同部位、不同类型的神经官能症其实常常伴随着情绪问题及失眠问题,用疏肝解郁加调节神经及助眠的中药治疗,往往能起沉疴。

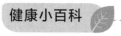

神经官能症——"躯体形式障碍"

神经官能症的特征是:①一组轻度的精神障碍;②主要表现为精神活动能力下降、情绪波动以及体感性不适增加;③查体无器质性基础;④自知力良好,无精神病性症状;⑤病前有一定素质与人格基础,起病与压力过重或精神应激因素有关(但程度较轻);⑥病程慢性迁延,至少达3个月。神经官能症包括以下几种:恐惧症、焦虑症、强迫症、躯体形式障碍、神经衰弱、其他或待分类的神经官能症。本篇主要介绍躯体形式障碍。

躯体形式障碍是一种以持久的担心或相信各种躯体症状为特征的神经官能症。病人常因这些症状反复就医,但各种医学检查显示阴性和医生的解释,均不能消除患者对所述症状的性质、程度、痛苦或其结局的担忧与优势观念。临床上经常伴有焦虑或抑郁情绪。尽管症状的发生和持续与不愉快的生活事件、困难或冲突密切相关,但病人常不一定能认识或根本否认心理因素的存在。本障碍男女均有,为慢性波动性病程。

1.躯体形式障碍诊断[1]

(1)症状标准:

1)符合神经症的诊断标准。

2)以躯体症状为主,至少有下列1项:

①对躯体症状过分担心(严重性与实际情况明显不相称),但不是妄想。

②对身体健康过分关心，如对通常出现的生理现象和异常感觉过分关心，但不是妄想。

③反复就医或要求医学检查，但检查结果阴性和医生的合理解释，均不能打消其顾虑。

(2)严重标准：社会功能受损。

(3)病程标准：排除其他神经症性障碍(如疑病症、焦虑、惊恐障碍或强迫症)、抑郁症、精神分裂症、偏执性精神病。

小贴士：当长时间压力过大、焦虑，身体频繁出现不适，如心痛、胸闷、咽喉异物感、关节游移性疼痛、头痛、胃部不适等症状，但相应的检测又显示正常，可是仍然十分担忧自己的身体健康时，则有可能是患上了神经官能症。除了及时就医外，还要学会情绪管理，放松心情，不要过度担忧自己的健康，一般经过得当的治疗，预后都很理想。

2.治疗

对于躯体形式障碍，总的治疗原则为药物治疗和心理治疗相结合。

心理治疗包括一般的支持性心理治疗和系统的心理治疗。支持性心理治疗包括解释、支持、共情、宣泄、安慰、保证等，几乎适用于所有神经官能症；而系统的心理治疗有心理分析治疗、认知治疗、行为治疗、完形治疗、暗示疗法、森田疗法、人际关系治疗、家庭治疗、集体治疗等，不同的神经症可选用不同的治疗。

(1)西药[1]：常用药物有抗抑郁剂、抗焦虑药、营养神经和改善脑代谢药物等。

①目前临床上最常用的抗抑郁剂有选择性 5-羟色胺再摄取抑制剂(selective serotonin reuptake inhibitor，SSRI)、新型双递质抗抑郁药(new dual-transmitter antidepressants，SNRI)、杂环类和三环类抗抑郁药等。

②临床上常用的抗焦虑药有苯二氮卓类、β受体阻滞剂、噻嗪类(如芬那露)、芳香族哌嗪类(丁螺环酮)等。

(2)中药[2]：中医学中并没有与躯体形式障碍完全对应的病名，但可参考"郁证"的治疗，临床上围绕以下六大证型展开论治：①肝气郁结(常用方剂柴胡疏肝散);②气郁化火(常用方剂加味逍遥散);③痰气郁结(常用方剂半夏厚朴汤);④心神失养(常用方剂甘麦大枣汤);⑤心脾两虚(常用方剂归脾汤);⑥心肾两虚(常用方剂天王补心丹合六味地黄丸)。

朱医生说:焦虑的情绪可以引发一系列的躯体形式障碍。例如,本案例中女患者虽然一直被心痛所困扰,但实际检查结果又显示正常。因此对于此类型的患者,切不可头痛医头、脚痛医脚,而应该抓住焦虑的本质,对症下药,减轻患者的焦虑情绪以及失眠的症状。一般情况下,在情绪和睡眠改善的同时,躯体的症状也会不药而愈。本篇中介绍的用来治疗躯体形式障碍的中药也是我在临床上常用的方剂,在合理配伍的情况下,疗效都比较理想。

3.注意事项

(1)经常参加力所能及的体育活动,如打太极拳等,锻炼身体,增强体质。

(2)生活有规律,合理安排生活,尽量做到劳逸结合。

(3)避免过度紧张,不宜从事持续时间过长、注意力需高度集中的工作。

(4)严重失眠者应对症用药。

(5)食疗药膳:三花茶(茉莉花 10 克、菊花 10 克、玫瑰花 10 克),对改善情绪有很大帮助。

参考文献

[1] 崔丽英.神经内科诊疗常规[M].北京:人民卫生出版社,2004.

[2] 张伯礼,吴勉华.中医内科学[M].北京:中国中医药出版社,2017.

无处安放的四肢

晚上睡觉的时候,手脚该放哪里,你有考虑过这个问题吗?我有个朋友的妈妈被失眠折磨了十几年,为了拯救自己支离破碎的睡眠,她费劲了苦心。但凡打听到哪里有医生治疗失眠比较厉害的,她一定前去拜访,这么多年下来也花费了不少的钱财,但却无法挽救自己的睡眠。50 岁出头的人,脸上皱纹、黄斑多得比六七十岁的人看着还要显老。虽然我朋友知道我是学医的,但这么多年来我一直在外地求学,很少回到家乡,就算回家也是匆匆待上一两天便走了,因此她从未因为她妈妈的失眠问题前来找我帮忙过。反倒是在我快要毕业时,得知我最后选择来厦门工作,她才打电话来说了她妈妈的情况,希望我回家的时候提前跟她说一声,她想带她妈妈来找我看病。

我说:"行呀,可是等我回老家可能还要一个多月的时间。"她说:"没问题,都失眠了十几年了,也不差这一个月了,我们可以等的。"她也一直跟她妈妈做思想工作,说:"再等等,我同学很快就回来了。"可是没有失眠过的人怎能体会到失眠人的痛苦呢?她的妈妈还是没耐心等,听说某某村里有个土郎中看失眠特别给力,她就瞒着家人,偷偷地去土郎中那里看病。土郎中根据病人的不同情况来定制失眠的药丸,大概一个月一个疗程,价格 3500 元。她的妈妈就迫不及待地把钱给交了,期待自己的睡眠丸赶紧做好。结果我的这位朋友发现了妈妈钱包里的一张发票单,写着取药的信息和金额,她就去问她妈妈怎么回事。她妈妈看女儿已经发现了票据,就老老实实地交代了自己去某郎中那里看病买睡眠丸的事情。我的朋友气冲冲地带着她的妈妈去土郎中诊所里要退这笔钱,结果吃了闭门羹,钱是肯定退不了的。她很生气地告诉她妈妈:"如果这个药丸这么有效,你怎么会失眠了十几年了还没好,你之前都在这个郎中这边吃了多少中药了都没好,难道现在把汤药换成药丸,就包治百病,你就能好了吗?"

朋友的妈妈听了很不好意思,哭着说:"我实在受不了了,你不知道失眠有多痛苦呀! 我连死的心都有了!"母女俩哭成一团。朋友的妈妈确实也是苦命人,自己的丈夫有冠心病,一年内两次急性心梗住院,却一直不死心,想要继续创业,结果家里的钱越欠越多,甚至房子都变卖了来还债,可是债务却因为爱折腾的爸爸有增无减。夫妻俩话也说不到一块去,爸爸又经常把气撒在妈妈的身上。大女儿也因为经济所迫,舍下年幼的孩子赴美打工;二女儿结婚多年却始终怀不上孩子;小儿子又是智障,已经成年了,但是这辈子都无法独立,都要靠自己的父母,将来父母去世了,还要拖累自己的两位姐姐。想想朋友妈妈这一堆烦事在心头,怎能不失眠呢?

五月份我终于回老家了,朋友就赶紧带她妈妈来看病,当我见到她妈妈的时候,我自己都吓了一跳,这哪里是十年前我见到的那个漂亮阿姨呀? 她妈妈的脸色很晦暗,嘴唇青紫,脸上斑很多,脸瘦得都脱相了。这十几年里,朋友的妈妈真是过得十分辛苦,一直在外打工,也才回家没几年,而且整夜整夜睡不着。晚上一躺到床上,她就开始纠结手脚要怎么放,感觉怎么放都不对,怎么放都影响睡觉。而且一会儿就得起来尿尿,可是自己明明睡前从来都不敢喝水呀,怎么一到晚上就这么多尿呢? 这尿一会儿就憋不住了,逼得她非去上趟洗手间不可,可是去了洗手间也就一点点尿……就这样折腾了一晚上,村里的鸡都已经开始报晓了,阿姨这折腾的一夜也结束了,日日如此,年年如此。

我根据阿姨的情况开了柴胡龙骨牡蛎汤,一个我非常喜欢用来治疗焦虑伴失眠的处方。刚开始喝药的头一天,着急的阿姨空着肚子就把整碗药端起来喝了,结果喝药后反应特别大,胃里翻江倒海,不停打嗝,头痛剧烈,感觉天旋地转,整个人十分难受。阿姨不敢再喝这个药了,后来朋友打来电话反馈了这个情况后,我跟她说要饭后喝药,不要空腹喝药,才不会对胃肠刺激太大。朋友给她的妈妈做完思想工作,改成饭后喝药,这些反应也就消失了。连着喝了12帖药后,阿姨开始产生困意,但晚上还是翻来覆去,比较难入睡,入睡后容易醒,醒了后就睡不着,唯一的改善是夜梦少了。

　　不管怎么样,我坚信道路是曲折的,前途是光明的,我还是守方再进,让阿姨继续服用这个方子。而阿姨的失眠也是反反复复,睡眠时而改善,时而又打回原形。睡眠开始逐步稳定下来的时候,阿姨已经吃了 40 多帖药了,这时阿姨的睡眠开始慢慢改善,晚上能早早入睡了,早上迟迟才醒来,基本上每晚都能睡上7 个小时左右。而曾经认为几乎不可能实现的午睡,也渐渐开始进入阿姨的生活,她现在中午可以休息 1～2 小时了。失眠似乎已经好了,我却没有着急让阿姨停药,而是让她继续巩固了 10 多帖药。现在过去一年多了,阿姨脸上的黄斑少了,人胖了 10 多斤,气色也好起来了,晚上睡觉也不需要再起来上厕所了,整个人也都精神了。

　　顽固性的失眠就像看不见的癌症一样,折磨得阿姨痛不欲生,但好在我们最终联手打赢了这场无硝烟的战争,阿姨也重新赢回了她的睡眠。

健康小百科

　　有关失眠的健康小百科,请参考《心痛的感觉》和《我为妈妈求医》这两篇文章末的介绍。

我朋友的"朋友"得了白血病

  对于儿女情长的事旁观者虽然最是喜闻乐见,但却总也说不清,道不明。我在香港大学读书的时候,认识了一位非常优秀的朋友,只可惜认识的时候我已经快要毕业了,因此与她交流的机会并不多。反倒是我毕业后回港大参加毕业典礼时多了一些交集。后来这位朋友平平突然间联系我,说她有个朋友得了急性B淋巴细胞白血病,刚刚做完一期化疗,身体非常虚弱,想找个靠谱的中医调理下。当时我接到语音电话时,正好我的老师在我的旁边,我就问了下我的老师是否愿意接诊。我的老师说可以通过视频看看患者化疗后的状态。

  第二天,平平就如约打来视频电话了。刚做完第一期化疗的小微出现在镜头中,平平则带着口罩。小微的情况大概就是化疗后白细胞被杀得快没了,体重下降也很快,体力差到几乎无法下床走路,脚肿,夜尿很多,胃肠道很不舒服,食欲差,一直恶心,体温一直徘徊在 37.2～37.5℃ 的低烧状态,胡子和头发掉得都快没了。我的老师根据小微的情况开了 5 帖药,让小微先服用看看。我还在好奇小微是平平的哥哥或弟弟吗?结果平平很快就打来电话说,小微是她的男朋友,但是又不是她的男朋友,因为他们一直这样分分合合了很多年,这其中还有她人的介入。总而言之,剧情很复杂,我作为局外人听到平平的描述后,理智告诉我,小微生病之前的做法实在有点过分,而现在即便生病了,竟然还出现两个女生一起来照顾他的情况。因此平平问我到底是要留在北京读博士后陪伴小微,还是去约翰霍普金斯大学继续读博士后深造时,我毫不犹豫地建议她去美国继续深造。

  平平很纠结,她考虑了很久,我作为局外人,我不知道他们究竟发生了什么,因此我也不敢过多地去关心。后来平平还是在北京陪了小微一段时间，看着他服用中药后，夜尿也少了，人也长胖了三四斤，体力得到些许恢复，原先都无法下床行走，现在已经可以下床走路，到院子里散散步，小腿的水肿也消退了不少。去医院查血，医生也觉得他的血细胞恢复得非常好，跟同期一起化疗的人相比，整个人的状态是恢复得最好的。大概一个半月后，小微进行了第二期化疗，那时我也正好回了北京，平平打电话问我，能不能去小微家里看看他，帮他开点药调理一下，因为刚刚化疗完，小微的身体很虚弱。我想对我来说，只是走一趟的事情，这个忙我是可以帮到的，于是我就去了小微的住处。

亲眼见到小微，我的心为之一震。多么优秀的男孩子，已经在中科院计算机所读完博士，也找到了心仪的工作，却在临毕业前查出来身患白血病。这原本是沐浴在阳光下的大男孩，却因为突如其来的疾病被锁在了家里。因为化疗后白细胞几乎都死光了，小微一直被菌血症困扰着，他几乎无法出门，就算在家里也要带着口罩。可是因为我来了，小微坚持要把口罩摘掉，不管我们怎么劝他都不听。我在他家里坐了一个多小时的时间，听他的妈妈讲了很多小微生病住院的点点滴滴，而他的姐姐跟小微骨髓配对成功了，只要等小微做满 7 次化疗，将"癌细胞"全杀死后，就可以做骨髓配对移植了。我也很为小微感到高兴，毕竟他还有生的希望。

这次去完小微家后，我的想法多多少少有些改变了。我希望平平不要离开，希望她能陪着小微度过这个生命的难关，可是最后的结局并不是这样的。平平赴美攻读博士后去了，至此删去所有联络方式，与小微余生便是陌路人了。而小微经历了一次又一次的化疗，化疗后的恢复过程一次比一次艰难。我再回北京参加毕业典礼的时候，时间很短暂，但是我特地去他家看了他，因为我很害怕以后再也见不到这个朋友了。小微还是尽全力努力地呼吸着，终于等到要进无菌舱进行骨髓配对移植了，我觉得小微可以获得重生了。

天有不测风云。进行骨髓配对移植后的小微还是出现了比较严重的排异反应，而且还出现了肺部感染，医生确诊为闭塞性细支气管炎，这一般是儿童才会出现的肺部感染性疾病。现在的小微还躺在医院里吸氧，而且已经躺着吸氧快

8个月了。医生说，对于这种肺部感染，最好的治疗方式是进行肺移植，但是他的原发病都还谈不上临床治愈，又如何进行下一步的治疗呢？这时我很害怕，我害怕认识的这个人，还在我微信通讯录里的这个人，哪一天会再也见不到了。因此，我总是隔一小段时间就给他发条短信，如果他很久很久没有回复我，我就会很着急。而他只要回复我，哪怕情况并不好，我心里也会踏实一点。后来我给平平发了条信息，告之小微的情况，可是平平却已经下定决心不会再有任何瓜葛了，她说以前小微在微信语音里跟她聊天时，曾经害怕得大哭过，害怕死亡，平平也知道这种病凶多吉少，但是她说："你以前不是劝我离开吗？不是说要为自己的前程多考虑吗？"

我被平平的反问堵得无法回答。理智告诉我，平平应该离去，去追寻美好的将来，但是感性又告诉我，尽量多陪伴眼前的这个人，他需要亲密的人陪着他一起度过生命的这个难关。感情的事真的谁也说不清，也许只有当事人才知道，对于小微，我既是医生，又是朋友。可是小微现在的病情，已经不在我的能力范围内了，我也不知道哪一天我再给小微发微信后，就不会再有任何回应了。但是我希望只要他还在的每一天，我都可以多关心他。

就像有一天，我跟我的老师聊天时说起，有一段时间，我疲于奔命，生活节奏极其之快，重压之下，我的例假都不正常了。我疑惑：为什么我这么没用，工作强度才加大一点点，例假就开始出毛病了，其他的女强人比我优秀多了，人家都好好的。结果我的老师反问了我一句："你怎么知道这些女强人月经都是正常的？你又没有问过她们。"人的一生要怎么过，我不知道，但是我想，首先要健康地过，就算拥有一切身外物，但没有健康，你还是一无所有。几亿的钱铺在床上陪着你一起对抗癌症比较好？还是健康地骑着自行车，拿着刚好够花的薪水，回到家里，一家人和和美美地过小日子比较好？答案大家自己去选。

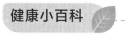
健康小百科

急性白血病

急性白血病是一类造血干细胞异常的克隆性恶性疾病，其克隆中的白血病细胞失去进一步分化成熟的能力而停滞在细胞发育的不同阶段,在骨髓和其他造血组织中白血病细胞大量增生积聚并浸润其他器官和组织,同时使正常造血受抑制,临床表现为贫血、出血、感染及各器官浸润症状。急性白血病病情进展迅速,自然病程仅有数周至数月,一般可根据白血病细胞系列归属分为急性髓系白血病(acute myelogenous leukemia,AML)和急性淋巴细胞白血病(acute lymphoblastic leukemia,ALL)两大类。

1.急性白血病的诊断[1]

(1)症状和体征:发热、出血、贫血,白血病细胞浸润表现,如淋巴结、肝、脾肿大,胸骨压痛,亦可表现为中枢神经系统浸润等其他部位浸润症状。

(2)血细胞计数及分类:大部分患者均有贫血,多为中重度,白细胞计数可高可低,血涂片中可见不同数量的白血病细胞,血小板计数大多数小于正常。

(3)骨髓形态学:根据骨髓形态分型的基础,AML 分为 M_0、M_1、M_2、M_3、M_4、M_5、M_6、M_7。$M_0 \sim M_3$ 都以粒细胞为主,粒细胞分化程度不同,M_4 显示同时具有不同分化程度的粒单细胞,M_5 单核细胞占优势,M_6 红系细胞占优势,M_7 为巨核细胞白血病。ALL 形态学亚型分型方法根据幼稚淋巴细胞形态大小分为 L_1、L_2、L_3,因可重复性较差,现已基本放弃。

(4)免疫分型:应用单克隆抗体检测淋巴细胞表面抗原标记,一般可将急性淋巴细胞白血病分为 T、B 淋巴细胞两大系列,急性髓系白血病可有 CD13、CD14、CD15、MPO 等髓系标志中的一项或多项阳性,也可有 CD34 阳性,其中 CD14 多见于单核细胞系,M_7 可见血小板膜抗原阳性或 CD41、CD68 阳性。

(5)细胞遗传学和分子生物学检查:大部分白血病存在某种染色体易位,产生新的融合基因,编码新的融合蛋白,利用这些标志可以诊断不同类型的白血病,了解这些特点更有利于对白血病进行准确的诊断和治疗。

2.治疗[1]

急性白血病的治疗主要是以化疗为主的综合疗法,分为诱导化疗阶段和强化治疗、维持治疗阶段,其原则是早期诊断、早期治疗,应严格区分白血病类型,按照类型选用不同的化疗方案,药物剂量要足,早期予以连续强烈化疗,要长期治疗,交替使用多种药物,同时要早期防治中枢神经系统白血病。

朱医生说:急性白血病对我的触动特别大,当我还在读硕士一年级的时候,我的一个大学同学查出来患有急性白血病,从查出来到经过化疗,再到最后死亡,仅仅不到一年的时间。此病来势汹汹,根本不是去药店拿点药吃吃就行,而是要到医院进行正规的治疗。而中医更多的是对急性白血病化疗后的调理,帮助生理各机能更快地恢复。因此,在本篇健康小百科中就不介绍具体的治疗方案了。若突然间反反复复出现低烧、身体疲乏、胸痛、牙龈出血,以及出现类似感冒症状时,一定要去医院明确诊断,切不可自行买药处理,以免延误病情。本篇中的小微就是出现上述症状后自行购药处理,结果一直没有改善,耽误了一段时间,去医院就诊时被确诊为急性白血病。

3.注意事项

(1)保持乐观的情绪、良好的精神状态,积极配合治疗对自身康复至关重要,良好的情绪可以提高人体对癌细胞的抵抗能力,这是任何药物都不能替代的。

(2)适度地进行体育锻炼。

(3)起居劳作有度,注意休息,不要熬夜。

(4)注意饮食卫生,合理安排饮食。

(5)防止出血和感染:白血病患者平时应保持皮肤的清洁,常洗澡,常更换内衣裤;注意口腔卫生,用餐前后要漱口,刷牙需用软毛牙刷;便后要清洗会阴部;保护皮肤黏膜,防止外伤导致出血感染;尽量不用硬物挖耳朵或剔牙齿。

(6)白血病放疗后,可长期服用灵芝(孢子)粉,一天一次,每次大概3克,晨起用温开水送服,对提高癌症术后患者的体质有较大的帮助。

参考文献

[1] 国家基本药物临床应用指南和处方集编委会.国家基本药物临床应用指南:化学药品和生物制品(2012年版)[M].北京:人民卫生出版社,2013.

一次亲子游

曾经有将近一年的时间,我们一家三口分散在中国的 3 个城市,年幼的孩子只能由我的妈妈代为照顾,我和我的先生总是提前商量好各自的休息时间,结伴来看孩子。有一年的清明假期,我和先生一起从北京回来,打算带着小孩去附近的小县城转转,也享受下难得的亲子时光。我听朋友说,她们那个小镇刚刚开发了一个旅游景点,风景很不错,也正是因为刚刚开发,所以知道的人还不是很多,因此可以避开假期高峰。我也给先生看了下朋友发来的旅游景区图片,确实风光宜人,又很清静,因此我俩决定带孩子过去游玩一下。

我们坐公交车到朋友住家时已经快中午了,朋友的妈妈很热情地招呼我们先在家里用餐后再出去玩。盛情难却之下,我们在朋友家里享用了一顿丰盛的农家菜肴。吃完饭,朋友就问我能不能帮她和她的妈妈调理下身体。我说行呀,朋友就拿来纸笔,我详细地倾听了朋友及她妈妈的诉求,了解清楚她们生病的来龙去脉后,便给她们开了处方。我正准备起身,喊来正在一旁陪女儿玩耍的先生一起动身去景点时,结果一下子来了很多素未谋面的人,我当时就愣住了,不知道这排成长龙的人,所为何事。

我看了一眼朋友,她指着排在第一位的中年妇女说,这是她妈妈的表姐,第二位农妇是她姑姑的邻居及她的孙子,第三位捂着口罩的农妇是她妈妈的远房亲戚,第四位是我朋友的表姐及她的儿子,第五位是她妈妈玩得很好的老姐妹,第六位是谁?我的朋友自己都说不上来,她的妈妈赶紧接话说是村里的……后面的那几位,我这位时常不在家的朋友也说不上来,只知道也是附近的村民吧。当时我真是傻了眼,我是来享受亲子游的,不是换了个地方出门诊呀。我看了看一旁的先生,先生一下子看懂了我的顾虑,就说了句:"先给大伙儿看看吧,有我陪着孩子玩呢。"虽然先生这么说了,但是我心里稍有点不是滋味,也有点埋怨我朋友的意思,她是否知道这一年已经快过半了,我和我先生才第一次见到孩子,而且除去花在路上的时间,我们相处的时间也就不到两天了。

哎,不管怎么样,村民都已经排着队在等了,不看也是不合适的。于是我就让同学再多撕一些废弃的日历纸过来,静下心来给大伙儿看病。我还依稀记得那位戴着口罩的大姐,她已经感冒两个多月了,也去乡镇卫生所看了病,吃了药,打了点滴,也去赤脚医生家里拿了些中药偏方,也去按摩店做了刮痧、拔罐,还贴了膏药,但是都没有效果。这位大姐带着一口浓浓的鼻音说着自己的病情,也把衣服撩起来给我看,确实满背都是罐印和刮痧留下来的印记。我综合判断了下这位大姐的问题,无非就是感冒还没好,但是自己的体质却下降了,所以导致感冒这个家伙赖着不走,因此就给她开了两三帖益气扶正去表的处方,大姐拿到处方后,那个高兴呀,小心翼翼地折起来放到一个小布兜里,开心地说:"这处方我拿回去要压箱底,是要传下去的。"我扑哧一下笑出声来,虽然很感谢大姐的信任,但是每次感冒的症状和原因都是不同的,一个处方怎能包治百病呢?大姐听了,笑着说:"那我还是得留着,要不然下次我又感冒个几个月,要去哪里才能找到你呀?!"

后来朋友打来电话说,这位大姐拖她的母亲转告我,吃了我的药后,她两个多月的感冒已经痊愈了。我也很欣慰这位病人的有情有义,治好了,还特地交代一声,那我一下午的亲子游变成义诊也是值得了。我还依稀记得有一位失眠的病人,是我朋友母亲的表姐,吃了半个月我的药后,失眠大有好转,自己又拿着我的药继续吃了一个多月,失眠彻底好了。后来她托朋友联系到我,是因为她4岁大的外孙吃了我开的药后,整个人饭量也大了,晚上睡觉也不盗汗了,也不经常生病了,而且才吃了几帖。因为是小孩子,所以格外在意,非得我确认一下是不是按照之前的药方抓来吃就行了,要吃几帖。因为之前的处方开的也是药食同源、调理脾胃的药,所以我和她说可以接着吃半个多月。后面朋友反馈说效果太好,以至于几乎前门后脚的邻居都在问:"你那个中医朋友什么时候还会再来玩?"

听到这些反馈,我的心里真的很知足,村民们很淳朴,虽然学识不高,却都有情有义。那天义诊的一长队病人,几乎都以各种各样的方式联系上我的朋友,告知他们服药后的情况。虽然牺牲了自己为数不多的陪伴孩子的时间,但是看到大家的反馈,还是觉得值了。

健康小百科

本篇案例中那位 4 岁大的小男孩,身高、体重均低于同龄小朋友的最低值,医院诊断为发育迟缓、营养不良、缺钙等。小男孩常常感冒生病,用他外婆的话说,这个小男孩一年只感冒两次,一次感冒半年。天气稍微转凉没及时穿衣服就感冒了,体质十分不好。吃饭都要小口小口喂饭,而且只吃一点点就饱了,每天晚上睡觉都出汗。针对这个小朋友,我开出的药膳食疗方是黄芪建中汤,对调理小孩子的体质、反复生病最适合不过了。而案例中的小孩子仅吃了几帖后就收到了非常明显的效果,后期就可以减小剂量以药膳的形式长期服用,来提高体质,增强免疫力。

药膳食疗:黄芪 30 克、桂枝 6～10 克、白芍 6～10 克、生姜 4 片、红枣 4 粒,将上述药材浸泡半小时后,按正常煲汤方式煎煮,到汤汁还剩下 50～80 毫升即可出锅,然后往汤汁中加入一勺麦芽糖,味道甘甜,小朋友也比较能接受这个口味,可长期食用。

小男孩的难言之隐

当过妈妈的人可能此生都不会忘记自己的月子生活,如果没有月嫂和家人的帮忙,这个刚出生的小生命可真是要命啊!特别是夜深人静的时候,哇哇啼哭的小宝贝两三个小时就得喂奶、换纸尿裤。随着宝宝的长大,喂奶的次数和换纸尿裤的次数也会逐渐减少,到了三岁左右,小孩子基本上就可以自己去上厕所了,晚上也能一觉睡到天亮了。可是翁先生一家把屎把尿的生活却没有随着自己儿子的长大而发生改变。

小翁宝到了三岁,晚上还会尿四五次裤子,当时家人以为小男孩发育得比较迟一点,就没太当回事,尿床就尿床吧,第二天把被子洗洗就好了。可是到了四岁多时,小翁宝依旧保持着晚上尿床四五次的习惯,量也不多,而且中午午睡时也会尿床。这时翁先生一家就着急了,爷爷奶奶齐上阵,摸出小翁宝尿床的时间规律,每次快到尿床的时间点,爷爷奶奶就联手把小翁宝抬到洗手间去把尿,可是有时去了洗手间却尿不出来,如果尿不出来,那么待会儿到床上不多时就会尿床了。因此,每次爷爷奶奶把小翁宝抬到洗手间时,都要确保小孙子能够尿出来,如果暂时尿不出来,老两口就一直在洗手间里等着孙子尿出来。爷爷奶奶也是用心良苦了,可是小翁宝的尿床却依旧"我行我素"。虽然懂事的小翁宝也觉得很害羞,但是一到了晚上这几泡尿还是如约而至。

爷爷奶奶过了一整年这种每晚起来四五次,抬着 40 多斤重的小孙儿去小便的日子,老身板有点折腾不动了。于是在小翁宝 5 岁这一年,一家人正式踏上了求医之路,首先是身体检查,排除器质性的病变,结果小翁宝的各项身体指标都很正常,医生觉得小翁宝可能是神经性的遗尿,给他开了一些药,结果吃了一个多月,爷爷奶奶的夜间生活还是累不堪言。连着换了三四家三甲医院,还是没有效果。那就试试偏方吧,比如猪小肚炖黑豆、羊腰子熬粥、猪膀胱药膳睡前温服等,五花八门,但是还是无法改变爷爷奶奶一大早就得洗床单的生活。

小翁宝已经7岁了,越来越懂事了,尿床这件事无疑给他带来了精神上的压力,已经给小翁宝正常的成长带来了负担,因此尿床是非治不可了。全家人讨论过后带着小翁宝去了上海某三甲医院儿科看病,但是举家带着希望而去,结果1个多月后还是失望了。

后来小翁宝的阿姨(我的高中同学)建议翁先生来找我看一下,于是我就正式接手了这个病例。有之前这么多失败的治疗经历,我自然放松不下来。之前在医院都做了系统检查,也明确小翁宝不存在器质性和功能性的问题,也没有尿频、尿急等泌尿系统的症状,那在这方面我再多深究也是无意义的。于是我打算朝另外一个方面多做些努力,多关心小翁宝的生活。小翁宝打小就很少跟父母生活在一起,几乎是由爷爷奶奶一手带大的,因为生活所迫,妈妈赴美打工,爸爸也外出创业,希望能改善家庭生活条件。长期与父母分离的小翁宝胆子很小,有点焦虑和自卑,刚开始只是白天在幼儿园午睡的时候会尿床,但不算严重,也只是偶尔尿床,而且晚上尿床也只有一两次。后来可能幼儿园的小朋友们有议论过他,爷爷奶奶也说了一两句:这么大了还尿床,别的小朋友会笑话你的。结果小翁宝就真的记在心里了,一直想着睡觉的时候不能尿床,结果努力过度反而更严重了,就变成了越尿床就越害怕,越害怕就越尿床,形成了恶性循环,如此反复4年多,最终演变成天天晚上尿床四五次,白天只要睡午觉就会尿床了。

于是我的处方就比较侧重于调理小孩的心理状态,结果刚吃了一帖药,小翁宝就全身过敏了:全身瘙痒、特别是头皮,痒得小翁宝拼命地挠头,身上也出现了很多红点。当晚11点左右睡觉,1点多尿床,量非常多,上衣都湿透了。因为出现了过敏的现象,第二天家人就没再让他继续吃药了。我到了第三天才知道这个情况,赶紧跟小翁宝的家人沟通,解释清楚用药之后的头几天出现皮肤、消化道等的反应是很正常的,不但不必担心,反而要高兴药物已经在起作用了。于是,第三天接着服药,吃药当天小翁宝又出现了流鼻血和喉咙痛的情况,但是因为已经跟他姑姑解释过了,所以家人就先观察着。当天晚上奶奶把小翁宝叫醒去尿了一次,就没有再尿床了。第四天吃药后就没有不舒服的症状了,当晚只是内裤湿了一点,被大人叫醒去尿了一次,也就没有把床单弄湿。第五天的情况与第四天差不多,只是裤头湿了一点。第六天又出现身上瘙痒的情况,而且尿床了一次。第七天瘙痒症状消失,夜间被叫醒尿了一次后,没再尿床。

第一次的中药喝完了,小翁宝的家人没有及时联系我,在停药两天的情况下,小翁宝又尿床了一次,但是量不多。第二次复诊时,我稍微调整了处方,小翁宝第一天还是尿床了,但是尿床的时间从1点多推迟到3点多。第二天可没这么理想了,晚上才躺下去一个多小时,还不到12点,小翁宝已经把被子和隔尿垫全尿湿了,三点多又把裤子尿湿了,白天在学校午睡,也是裤子和被子全湿了。我又开了一个海马炖猪腰的药膳给小翁宝配合中药一起治疗,后面连着三四天都只是裤头湿了一点,但是被家人叫醒尿尿后,就没再尿床了。但是后面几天晚上经常被渴醒,而且晚上要是尿急了,就会翻来覆去,还会用头去撞家人,用这种特别的方式告知家人他是尿急了,一般这时候把他叫醒尿一次,当晚就不会再尿床了。

小翁宝连着吃了18帖中药,虽然在中药治疗的过程中出现了流鼻血、身痒、红疹、喉咙痛等症状,患者的遗尿症出现了次数减少,尿量逐渐增多,到最后尿床的时间从11点延迟到1点、3点、5点、8点的曲折过程,但是患者能憋尿的时间也越来越长,而且即便晚上睡得很沉,尿急了自己也会憋醒,通过"用头撞人"的方式来告知家人自己尿急了。现在已经过去一年半了,小翁宝晚上已经不再需要起床尿尿了,中午午睡也不会尿床了。

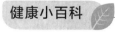健康小百科

遗尿症

遗尿症是指不自主地排尿,可分夜间遗尿和白日遗尿,80%以上为夜间遗尿。临床上常指3岁以上,具有正常排尿功能的儿童,于睡眠中反复不自觉地产

生规律的或不规律的排尿。临床上多见于7～8岁儿童,男性多于女性。其发病原因尚无定论。

1.遗尿症的临床表现[1]

(1)主要为夜间遗尿,不伴随其他症状。

(2)排除泌尿系统症状,如尿频、尿急、尿痛、血尿等,以及神经系统疾病表现,如排便情况、下肢感觉运动与反射功能以及肛门括约肌张力异常等。

(3)排除诱发遗尿的因素,如睡前饮水过多、过度疲劳、某些泌尿系器质性病变(如包茎、包皮炎、尿道口狭窄)、胃肠功能紊乱(如便秘)以及肠道寄生虫病等。

小贴士:当发现孩子已经3岁了可是每晚还是会尿床,千万不要想当然认为孩子还小,任由孩子的尿床继续发展下去,而是要积极地寻找孩子尿床的原因,是因为睡觉前水喝多了? 还是睡觉前玩得太兴奋了? 当这些因素都排除后,发现孩子还是一直尿床,建议马上带孩子去医院检查,看看到底是什么原因引起的尿床。

2.治疗

(1)行为疗法:

①让患儿树立对遗尿症可以治愈的信心和自身责任感。

②养成合理的生活规律,避免过度劳累,傍晚后勿过度兴奋,睡前排尿,夜间定时叫醒排尿等。

③减轻精神压力,关心、体贴、安慰患儿,切勿责备或打骂患儿。

(2)药物治疗

1)西药[1]

①自主性药物:抗胆碱药物可以增加遗尿症患儿的功能性膀胱容量。该类药物可以减少膀胱无抑制性收缩,故可能对尿流动力学紊乱所致的遗尿症有效。

②遗尿酊亦称氯酯醒:约50%遗尿症可经遗尿酊治愈,15%～20%患儿有改进,但停药后约60%患儿可复发。常用量为100毫克,3次/天。

2)中药[2]:对于尿床,中医主要从以下几个证型进行治疗,肾阳不足(常用方剂鸡肠散)、肺脾气虚(常用方剂加味补中益气汤)、溺孔郁结(常用方剂沈氏闷泉丸)。

朱医生说：对于3岁以上小孩子的尿床问题,应先排除器质性病变引起的尿床。一般功能性的遗尿,在对患儿进行行为治疗,比如帮助患儿养成合理的生活规律,避免过度劳累,傍晚后勿过度兴奋,睡前排尿,夜间定时叫醒排尿,多关心患儿等就能起到良好的效果。与此同时,配合中药药膳进行治疗效果会更好,如案例中提到的海马炖猪腰汤(雌雄海马各1只、瘦肉50克、猪腰100克)。

3.注意事项

(1)晚上不喝或者少喝水,晚餐建议不吃西瓜、葡萄、甜瓜及小米稀饭等利尿食物,睡前两小时不宜进食、喝水。

(2)保证孩子睡眠充足,养成早睡早起的习惯。

(3)注意日常生活中不可让孩子因贪玩及其他原因过于疲倦劳累,以免加重孩子熟睡不易唤醒的情况。

(4)睡前不要看惊险动画片、电视、电影,玩惊险游戏等。

(5)在孩子尿床后,切忌恐吓责骂,而应安慰宽容,鼓励孩子消除怕羞、紧张情绪,建立战胜疾病的信心。若孩子未尿床,则予以口头表扬或物质奖励。

参考文献

[1] 中华医学会.临床诊疗指南.泌尿外科分册[M].北京:人民卫生出版社,2006.

[2] 成都中医学院自考办公室.中医儿科学[M].成都:四川科学技术出版社,2007.

浑身是病的高中同学

我有个很要好的高中同学，在她面前我想哭就哭，想笑就笑，想发脾气就发脾气，在她面前我所有的喜怒哀乐全部写在脸上。在读大学的时候，有次期末考试周，她特别想来大学看我，可是当时我复习得焦头烂额，于是我毫不客气地拒绝了她，让她不要来，我正忙着复习。我想正是因为一直以来的坦诚相待，才让我们敢于表达自己内心最真实的想法吧。也正因为她一直以来的理解与包容，我们的友情才能走过足足 15 个年头。

当我还在读大学的时候，我依稀记得我的这个同学因为月经的问题，长期在我们大学的附属医院看中医。当时我心想我的老前辈们肯定比还在读大一的我有经验，因此我就没有过多地关注她的月经问题。后来我又去了台湾、香港、北京求学，我们的联系就越来越少了，但是每次联系起来还是浓浓的情谊。直到我博士毕业决定要回厦门发展时，我们的联系才开始又多了起来。

我这个高中同学一直以来就对海鲜过敏，像红鲟、螃蟹、虾，她是不敢碰的，一碰就过敏。而且她的过敏症状还很特别，几乎每次海鲜过敏都表现为胃肠道的不适，如胃胀、胃痛。有一次，她一时大意，喝了一点鲜虾煮的汤，大概十几分钟后她就胃胀得难受，躺也不是，站也不是，稍微转动下身体，胃痛就会加剧，于是赶紧给我打电话。对于她的急性过敏症状，我就是简单地对症下药，给她开了两帖药，她就赶紧让她老公出去抓，熬好了赶紧喝下去。据她反馈，大概喝了药后 20 分钟左右胃胀的症状就减轻了，第一帖药的第二遍喝完，胃肠道的症状就全部消失了。后来我就给她开了一些调理过敏体质的药，现在这些曾经让她过敏的海鲜，她已经可以吃一点了，但是一次的量还是不敢吃太多。

刚给她解决完海鲜过敏,她又患上了颞下颌关节紊乱综合征,嘴巴不敢张得太大,一张大嘴巴,颞下颌关节就开始咔嚓咔嚓地响,而且还会痛,因此吃东西的时候不敢咬太硬的东西。我就又给她开了3帖中药,吃完药后症状有所改善,嘴巴张开也不会有声响了。

这不,才给她治完颞下颌关节紊乱综合征,她又开始找我调理月经了。原来,她从大学开始一直断断续续吃中药,大概调理了五六年的时间,但是月经还是没调好。现在每次月经都要拖拖拉拉半个多月才能结束,才结束十来天,下个月的月经就又来了,医生诊断为多囊卵巢综合征。那多囊卵巢综合征调理起来可花时间了,毕竟一个月才来一次月经,需要连续来上几次正常的月经,治疗才算结束。于是,她开始吃我的中药,正式进入调理月经的阶段。没想到在调月经的过程中,她的失眠问题也顺带给解决了,之前常常有的心慌、脚跟劈裂的感觉也消失了,在做排卵检测的时候也测到了强阳性。

可是月经还没调好,我这个同学又得了急性鼻窦炎,在当地医院治了几天也没有明显效果,就又给我打了电话。我又给她治了一周的鼻窦炎,鼻窦炎也好了。这下我的同学干脆就定期来厦门找我调理月经,现在几乎每两周就要坐两个多小时的动车到我的门诊报到一次。每次看病来回折腾五六个小时,但是看病时间只有十分钟,可是她毫无怨言,也没有因为朋友的关系而要求插队,从来都是按顺序安静地排着队,时不时抬头偷瞄我几眼,对我微笑一下。

虽然我的这个高中同学浑身都是病,但是却是个不可多得的好朋友,如果有需要她帮助的地方,她也是二话不说,能帮多少是多少。我遇到想不通的事情,她也常常关心我,听我倾诉。她家里但凡做点好吃的,或者回老家弄点纯天然的食材,她都要大老远给我送来,令我十分感动。人生不算太长,这15年我们已经一起走过了,希望未来的第二个、第三个15年,我们还能像年少时一样,健健康康地携手走过人生的不同阶段。

颞下颌关节紊乱综合征

1.颞下颌关节紊乱综合征的临床表现[1]

颞下颌关节紊乱综合征主要的临床表现为关节局部酸胀或疼痛、关节弹响和下颌运动障碍。疼痛部位可在关节区或关节周围;并可伴有轻重不等的压痛。关节酸胀或疼痛尤以咀嚼及张口时明显。弹响在张口活动时出现。响声可发生在下颌运动的不同阶段,可为清脆的单响声或碎裂的连响声。常见的运动阻碍为张口受限、张口时下颌偏斜、下颌左右侧运动受限等。此外,还可伴有颞部疼痛、头晕、耳鸣等症状。

2.治疗

西医[1]:主要推荐口服非甾体抗炎药物(如阿司匹林、对乙酰氨基酚等)、阿片类镇痛药、抗抑郁药、抗惊厥药、皮质类固醇激素等。

朱医生说:中医学上并没有与颞下颌关节紊乱综合征完全对应的病名,对于本病更多的是对症治疗。对于本病的治疗,我主要采用葛根汤加减,疗效颇为理想,思路来源于《金匮要略》:"太阳病,无汗而小便反少,气上冲胸,口噤不得语,欲作刚痉,葛根汤主之。"口噤不得语与颞下颌关节紊乱综合征的"张口活动时关节弹响和下颌运动障碍"所呈现的症状相似,因此临床上我常用葛根汤治疗该病。

3.注意事项

(1)消除一切不利的精神心理因素,如改善患者神经衰弱症状,指出本病预后良好,增强其信心,并适当使用镇静安眠药。

(2)避免开口过大造成关节扭伤,如打哈欠、大笑。受寒冷刺激后,防止突然进行咀嚼运动,以免引起肌痉挛和关节韧带的损伤。纠正不良咀嚼习惯,如单侧咀嚼、夜间咬牙。

(3)消除有害刺激,如治疗牙周炎、拔除阻生智齿、修复缺牙、矫正错合等。改变单侧咀嚼习惯,忌食硬物,治疗夜间磨牙等。

（4）应每日进行张口练习，训练前热敷 20 分钟，每次连续练习 5 分钟，每天重复 3 到 5 次。

参考文献

[1]马绪臣，张震康.颞下颌关节紊乱综合征的命名和诊断分类[J].中华口腔医学杂志，1998，33(4):238-240.

先生对我路转粉

我的另一半知道我是学中医的,但是生病从来不找我看。可以说,他从小到大都没有接触过中医中药,如果我没有出现在他的生活中,估计盖棺的那天都可以定论说,他是一辈子没吃过中药的人。我还在读博士的时候,我先生的眼角长了个病毒疣,他的手又很不老实,老是去抠去碰,结果导致那个病毒疣变大了,甚是影响美观。于是我就毛遂自荐说,我帮你搞定。他一脸的不屑一顾,说:"不要,我觉得你不靠谱,我也不想喝中药。"好吧,这么不相信我,那我推荐你去找我一个看皮肤病很厉害的师兄吧。结果他的问题来了,就一句话:"你师兄不会跟你一样搞中医的吧。"我回答说:"当然是跟我一样搞中医的,咋啦?""没咋的,就是不愿闻那中药味,感觉黑乎乎的太苦了。"我心里想,你长得人高马大的,竟然害怕这一碗小小的中药,未免太矫情了吧!于是治疗病毒疣这件事情就因为他不敢吃中药而搁浅了。

大概又过了几个月,可能是他每次照镜子,觉得那个病毒疣让自己看起来怪怪的,有点影响美观吧。更要命的是,每个同事见了他,都要问:"你的眼角怎么了?"他还得一个个解释回答,于是他就主动跟我打听找我师兄看病毒疣的事。我就知道他的困扰会战胜这一碗中药的苦,于是我就带着他去找师兄帮他看病毒疣。确实给他开的中药的量非常大,而且药味很浓,吃了半个月,没有太明显的效果,但是胃已经难受了,所以他就自己停药了。又过了很长一段时间,他的病毒疣又开始长起来了,就像个小菜花一样,他还总去抠,抠破了血从眼角流下来怪吓人的。于是他又开始琢磨着要不勇敢点把中药吃起来?于是自己一个人开车到保定,把医保卡里能够用的钱全部买了中药,足足买了两个月的量。这次也很勇敢地一次性坚持到吃完。结局当然是可喜的,他的病毒疣消失了,又重新恢复了高颜值。他每次一想到这两个月吃中药的经历,都胃痛、恶心,他说这辈子这中药是不敢碰了呀!

结果话确实不能说太早。有一次,不知道什么原因,很少生病的他突然发高烧到 39.3℃,头痛得要炸裂了,而且全身乏力,站起来就晕头转向的,他就请了半天假,躺在职工宿舍休息。结果喝了一大壶水,也睡了一下午,人还是没力气,头晕又头痛的。他就自己去拿了点退烧药吃,挨到了休息日,硬挺着驱车回了老家,想让家里人帮忙照顾下,也想着输点液就好了。于是回家后就去区医院抽血检查了一下,结果血常规检查正常,医生说没有炎症,就不用输液了,拿点退烧药回去吃。就这样反复地发烧,温度徘徊在 39.1～39.5℃之间持续了一个星期。

马上快到周一了,请假也请了这么多天,也不好意思再请假了。要知道,这一周他发烧的经历,我可是一点也不知道的,因为那段时间我正忙着毕业的各种琐事,也无暇搭理他,而他又十分反感中药味,所以也不想找我帮忙。要不是烧了一周,吃了一周药,烧愣是退不下来,全身难受,他肯定不会主动找我的。我心想:"这回栽到我的手里了吧!"他勉强硬忍着身体不适,开车到我学校找我,我大老远看着他艰难地移动着步伐,哈着腰,脸色煞白地朝我走来,看来这次病得不轻呀!我问他:"吃过晚饭了吗?"他说:"没有。"我说:"那我请你吃饭吧,去三楼吃。"当时听到我说要去三楼,他那小眼神,把我恨得牙痒痒的,虚弱地挤出一句话来:"咱一楼就近吃点吧。"我坏坏地说了一句:"一楼人太多了,咱们还是三楼吧。"结果他还是在努力争取,说:"那咱二楼吃点吧。"好吧,成交!吃完饭,我快步走到一楼大厅那等了他好一会儿,他才拖着身子走下二楼的台阶,我就让他详细说说自己这次发烧的前前后后,说完,看了下他的舌头,把了个脉,我就去给他抓中药了。

买完药回来我就去泡药煮药了。煮好药后,我让他当场就喝一次,结果半个多小时后,他竟然把药吐出来了,连带着鼻血也喷出来了,眉头紧锁,难受得厉害。我看到他一个大男人又吐又虚弱的,竟然觉得画面很逗,就只顾着笑了。结果他突然说了一句:"你笑什么?我流鼻血了,你有纸吗?"我一下子愣住了,说:"我没纸呀。"这时把保安给吸引过来了,保安看我笑得这么开心,以为我们在谈情说爱,就说这里是专门给女生煮药的地方,男生不可以进来。结果他主动跟保安说明了情况,还请保安借他纸来擦鼻血。保安看到他一鼻子血,不像有假,就给他拿来了纸。

我把第二遍药也熬好了,让他喝下了再走,剩下 2 帖药,让他自己拿回去熬,并嘱咐他 4 小时喝一次药,就算体温降下来也是 4 小时喝一帖药。回去后,他分别在凌晨 1 点、5 点,早上 9 点,下午 1 点的时候喝完了药。在喝完第二帖药的时候烧就已经退了。虽然喝第一帖药时我的先生流鼻血了,但是我一点也不担心,因为他平时体质很好,也就是阳气比较旺盛。《伤寒论》有云:"太阳病,脉浮紧,无汗,发热,身疼痛,八九日不解,表证仍在,此当发其汗。服药已,微除,其人发烦目瞑。剧者必衄,衄乃解,所以然者,阳气重故也。麻黄汤主之。"因此,他服用了我给他开的麻黄汤后虽然流鼻血了,但是我一点也不担心,反而很高兴,意味着他很快就能好起来了。至此,这个对中医无感、对中药反感的另一半,开始认可中医,他的亲朋好友生病了,也会主动推荐他们找我开点中药。

健康小百科

无并发症的普通感冒为自限性疾病,症状通常在起病后一周左右自行缓解。因此很多不爱吃药的人,感冒的时候一般通过多喝水、多休息、多补充维生素,也能很快好起来。对于症状比较重的人,可以对症治疗,如解热镇痛药及止咳药等。本篇案例中,我老公平时体质强壮,很少生病,这次感冒一直发高烧而且超过了一星期,而血常规检查各项指标都正常。平时他多喝水、多休息就能好,这次还吃了退烧药,烧都没退下来。后来,我只是用麻黄汤加葛根汤配伍,一天之内就把他的烧退下来了,烧退下来后睡上一觉整个人也都精神了。因此,对于病因不明的、以发烧和肌肉酸痛为主诉的感冒,中药还是能够取得较理想的效果。我常用于治疗感冒的方剂包括:桂枝汤、葛根汤、麻黄汤、桂枝麻黄各半汤、小青龙汤、银翘散等。

第二部分
辛苦而快乐的工作

边警的哀伤

2017 年 9 月 3 日至 5 日，金砖国家领导人第九次会晤在福建厦门举行，主题是："深化金砖伙伴关系，开辟更加光明未来"。为了确保金砖国家峰会能在厦门成功举行，厦门附近的各大城市乃至城镇全都早早地加强了安保。各地的警察在金砖前几个月就已经进入了高强度工作状态。福州某个边警在这次的厦门金砖会议期间可谓"苦不堪言"，并不是因为工作强度太大，天天加班，而是他的老毛病又如约在这个夏季准时来报到了。

这位李边警到底有什么老毛病呢？原来，李边警 5 年前突发急性荨麻疹后，因为没有得到根治而逐渐发展成季节性荨麻疹，每年一到六七月份就暴发，天天一颗氯雷他定片，需要一直吃到冬天，具体哪天才能停药，他自己也记不清楚了。总而言之，他的荨麻疹通常每年六七月份开始，要持续发作四五个月，偶尔一两次忘记吃氯雷他定片，皮肤就会起风团，瘙痒无比，痒起来时都会抓破好几层皮，留下左一处、右一处的抓痕。

金砖期间，连日的加班熬夜，让李边警的荨麻疹发展到一天连续吃七八颗氯雷他定都无法控制的地步，痒到抓狂，风团像海浪一样层层叠起，没有一刻停歇。因为服用了过量的氯雷他定片，风团又无法控制，李边警整个人情绪异常烦躁，片刻难安，根本无法静下心来工作。领导看到他身上暴露出来的皮肤堆满了密密麻麻的风团，甚是吓人，就赶紧让他去附近的医院看一下。到了医院后，医生就赶紧给他进行了输液，具体输了什么药物他也不太清楚，就记住了有葡萄糖酸钙。输完液后他整个人都舒服了，风团也都下去了，但这样的好日子过了两三天，荨麻疹又死灰复燃了，而且这次变本加厉了，风团起得更加密集、面积更大，瘙痒程度更严重,不分白天黑夜地痒。无奈之下,李边警又再次来到医院进行输液治疗,效果还是一如既往的好,但是这次只支撑了两天不到的时间,荨麻疹就卷土重来了。李边警就像输液上瘾了一样,隔天就去输一下液,他害怕荨麻疹大暴发时全身的肌肤无一寸安宁,实在是太折磨人了。

因为都在单位加班,李边警已经 10 多天没回过家了。李边警的太太听到自己的先生荨麻疹大暴发,非常的着急,但是却代替不了先生生病,她也知道先生甚是反感中药,所以之前发作的时候也不敢提议说要不去吃点中药吧。这次氯雷他定片也吃了,而且是几倍地吃,输液也输了,可是这次的荨麻疹就像基因变异了一样,十分顽固。于是,李太太就试图问问先生要不要尝试下中药,两个人你一言、我一语地沟通了很久,最后李边警决定尝试下中药。

这样的季节性荨麻疹急性大暴发确实十分棘手,我说:"我试试看吧!"最初 3 天我就想着急则治其标,先搞定他当下的急性大暴发再说吧。于是我先用汗法来控制病势,根据《伤寒论》中"面色反有热色者,未欲解也,以其不能得小汗出,身必痒,宜桂枝麻黄各半汤。"先投以桂枝麻黄各半汤加减,疗效可喜,小汗频频出来后,风团变得扁塌了,不会再隆起于皮肤,面积也在不断缩小,瘙痒程度也逐渐减轻。但是我担心这种季节性荨麻疹会野火烧不尽,春风吹又生,停药后卷土重来,因此当下赶紧给他调理过敏体质这块土壤,再配合使用熄风止痒的中药来标本兼顾,前前后后治了小两个月。到现在快两年了,李边警的荨麻疹也没有再发作过,他也彻底跟氯雷他定片说分手了。成功治好李边警的季节性荨麻疹后,他的一家老小以及他所在派出所的所长生病后也常来我的门诊看病。

健康小百科 -

荨麻疹

荨麻疹,俗称"风疹块",是由于皮肤、黏膜小血管扩张及通透性增加而出现的一种局限性水肿反应,产生红斑和风团,伴瘙痒。荨麻疹的病因复杂,约 3/4 的患者找不到原因,特别是慢性荨麻疹。

1.荨麻疹的临床表现[1]

荨麻疹一般分为急性、慢性和特殊类型荨麻疹。急性荨麻疹整个病程短于6周,多数能治愈,并能找到病因,如感染、过敏等;慢性荨麻疹病程超过6周,反复发作,常难以找到病因。

(1)急性荨麻疹:

①皮疹为大小不等的风团,色鲜红,也可呈苍白色,孤立散在或融合成片,数小时内风团减轻,变为红斑而渐消失。但不断有新的风团出现。

②病情严重者可有烦躁、心慌等症状,甚至血压下降,发生过敏性休克样症状;有的可因累及胃肠道黏膜而出现腹痛、恶心、呕吐、腹泻,有的甚似急腹症,有的因食管水肿而出现进食困难;累及喉头黏膜时,可出现喉头水肿、呼吸困难,甚至窒息。如有高热、寒战等全身中毒症状,应注意有无严重感染的可能,大约90%的急性麻疹在2~3周后症状消失,不再复发。

(2)慢性荨麻疹:全身症状一般较轻,风团时多时少,反复发生,病程在6周以上。大多数患者无法找到病因,有约50%的病人在5年内病情减轻,约20%患者病程可长达20年以上。

(3)特殊类型荨麻疹:

①皮肤划痕症:亦称人工荨麻疹。用钝器划或用手搔抓皮肤后,沿着划痕或抓痕发生条状隆起,并伴瘙痒,不久即消退。

②寒冷性荨麻疹:较常见,可分为家族性(较罕见)和获得性两种,好发于面部、手背等暴露部位,在接触冷物、冷空气后,发生红斑、风团,有轻到中度瘙痒,如户外游泳或冷水浴可全身泛发。多合并血管性水肿,遇热后风团可很快消退。皮损泛发者可有面部潮红、头痛、寒战、心动过速、消化道症状,甚至呼吸困难、意识丧失等。

③胆碱能性荨麻疹:即小丘疹状荨麻疹。在热水浴、进食辛辣的食物、饮酒、情绪紧张、工作紧张、剧烈运动等刺激后数分钟出现风团。风团直径为1~3毫米,周围有轻重不等的红晕,可于20~60分钟内消退,亦可长达3小时。泛发者可伴有乙酰胆碱的全身反应,如头痛、脉缓、流涎、瞳孔缩小及痉挛性腹痛、呕吐、

腹泻等。重者可致晕厥、低血压等过敏性休克症状。

④日光性荨麻疹:较少见。皮肤受日光照后出现红斑和风团,伴痒或痛,光激发试验能诱发皮损。风团除发生于暴露日光部位的皮肤外,也可发生于非暴露部位。严重时可发生弥漫性皮肤水肿,并可伴有全身反应,如畏寒、头痛、乏力、腹痛,有时透过玻璃的日光亦可诱发。

⑤压迫性荨麻疹:身体受压部位如臀部、上肢、掌跖等处受一定压力后4~8小时,局部出现肿胀性斑块,累及真皮和皮下组织,多数有痒感,或灼痛、刺痛等。一般持续8~12小时后可消退。

2.治疗

(1)西药[1]:

①急性荨麻疹:可选用一两种抗组胺药物,如氯雷他定片。兼有其他症状如腹痛、头痛等,则根据具体的症状进行对症处理。

②慢性荨麻疹:应积极寻找病因,一般以抗组胺药物治疗为主,可根据风团发生的时间决定给药的时间。如晨起风团较多,则临睡前应给予稍大剂量;临睡时风团多,则晚饭后给予稍大剂量。风团控制后,可持续服药月余,并逐渐减量。一种抗组胺药物无效时,可两三种同时给药。对顽固性荨麻疹可试用 H_1 受体拮抗剂与 H_2 受体拮抗剂,如西咪替丁、雷尼替丁等联合应用。对少数由自身免疫原因引起的慢性荨麻疹,可使用皮质类固醇,还可酌情选用氨茶碱、利舍平等。

③特殊类型荨麻疹:常选用兼有抗 5-羟色胺、抗乙酰胆碱的抗组胺药物,或与肥大细胞膜稳定剂联合应用。

(2)中药[2]:荨麻疹在中医学中称为瘾疹,临床常见有风热犯表证(常用方剂消风散加减)、风寒束表证(常用方剂桂枝汤或麻黄桂枝各半汤加减)、肠胃湿热证(常用方剂防风通圣散加减)、血虚风燥证(常用方剂当归饮子加减)。

朱医生说:急性荨麻疹用中药干预效果十分理想,通常1~2天即可治愈,而且经过中药治疗的急性荨麻疹较少演变成慢性荨麻疹。对于绝大多数的慢性荨麻疹,经过得当的中药治疗也能得到显著改善,但是对于特殊类型荨麻疹,采用中药治疗疗效不确定,而且疗程漫长,有些患者有效,而有些患者效果却十分不明显。我常用于治疗急性荨麻疹的方剂包括桂枝汤、麻黄汤、葛根汤、消风散等；用于治疗慢性荨麻疹及特殊类型荨麻疹的方剂包括升降散、过敏煎、四物汤、温清饮、消风散、防风通圣散、玉屏风散、升麻鳖甲汤等。

3.注意事项

(1)避免接触可诱发荨麻疹的各种因素,如化学刺激物、吸入物(花粉、屋尘、动物皮屑、汽油、油漆、杀虫喷雾剂、农药、煤气)等。

(2)注意根据气候变化增减衣物,如因冷热刺激而发病者,不宜过分避免,相反宜逐步接触,渐渐延长时间以求适应。

(3)有寄生虫感染者应行驱虫治疗,对药物有过敏反应者,用药时应尽量避免使用。

(4)注意卫生,避免昆虫叮咬。

(5)患者应尽量避免精神刺激和过度劳累,注意培养积极乐观的人生观,工作上注意劳逸结合。

参考文献

[1] 中华医学会.临床诊疗指南·皮肤病与性病分册[M].北京:人民卫生出版社,2006.

[2] 刘胜,陈达灿.中医外科学[M].北京:人民卫生出版社,2015.

初出茅庐的小医生

在传统的观念中,一个很厉害的中医,脸上常常都会有岁月留下的痕迹,比如花白的胡子、花白的头发,或者眼角的皱纹。中国的老百姓习惯去找老中医看病,因为老中医更有经验,而小医生们都是这些老中医教出来的,因此,不少年轻的中医在刚出道的时候常常要坐上一段时间的"冷板凳"。我也不例外,我博士毕业后到厦门大学就职,除教学、科研外,还要在大学的附属医院出两个半天的门诊,一方面要为老百姓治病,另一方面要承担临床带教的任务。在这个人生地不熟的地方,第一次出门诊时,我是既兴奋又忐忑,当我看到医院给我的带教名单上写了五六个跟诊学生的名字,我还挺开心的,学校这么信任我,给我安排了这么多的学生来跟我的门诊。

可是这一切看起来都是我一厢情愿了,从 2:30 到 5:30,3 个小时的时间里,没有一个学生来跟我这个只比他们大几岁的小医生,我自己一个人对着空荡荡的房间坐了一个下午。好不容易快要下班的时候等来了一个患者,我正要打起十二分精神,准备好好给患者看病的时候,患者的一句话顿时让我像泄了气的皮球。"你是刚来的医生吗?麻烦你帮我照着这个处方开下药。"于是我的初次门诊惨淡收场了。对我一个嗜临床如命的中医,没有病人的临床简直是一场噩梦,一连几个半天的门诊,我都只有一两个患者,而且这一两个患者都是来转方,或者原主治医师出差,他们临时找我治疗一下。我的心里有过沮丧,有过气馁,觉得自己学了 10 年的中医,难道无用武之地吗?为什么中医不像科技、运动行业一样,越年轻越吃香呢?感觉冷板凳都要被我坐穿了。可是即便嘴上抱怨着,每次一到门诊时间我还是莫名其妙的激动,早早地就去门诊做准备了。

大概在我出了半个月门诊的时候,一个哈萨克斯坦的留学生小柯(化名)在我校中医系叶同学的推荐下,来医院准备寻求针灸的治疗。原来,小柯在排球训练的时候拉伤了右肩韧带,导致右手无法抬起,举到一半就已经痛得不敢再往上举了,期间也贴过膏药,但毫无起色。小柯是哈萨克斯坦某排球队的运动员,长期高强度的训练使得小柯的球技越来越高,但也让小柯落下了病根——右肩韧带习惯性拉伤。因此,小柯每每运动前都要进行充分的热身,以此来最大限度地舒展自己的韧带,避免拉伤。但是在最近的一次运动会集训前,因为小柯想投入更多的时间在训练上,便心存侥幸地减少了运动前的热身。然而就是这一次放松警惕,使得小柯"旧病复发"。

　　当天下午,针灸门诊只有我一个医生,于是叶同学就把小柯带到我的诊室,据叶同学说,这个哈萨克斯坦的小伙子看到我后超级失望,完全不想治了。小柯说:"你们中国的中医不都是年纪很大的吗? 这个医生这么年轻,看上去跟我姐姐差不多大,她能治得好我吗? 要不我换一个医生吧,或者我改天再来。"一旁的叶同学耐心地开导小柯,让他先试一试。在叶同学这个"小翻译官"的帮助下,我基本了解了小柯的情况。当时,小柯的右手臂只能举到与两乳连线齐平处,再往上举一点就疼痛难忍。对于身体局部固定的痛处我常常用缪刺法,而且屡试不爽。

　　关于缪刺法,在《素问·缪刺论》中有记载:"缪刺,以左取右,以右取左。"也就是说,人体左侧部位有病,可针刺右侧相应部位,头部有病,可针刺脚部相应的部位,依此类推。根据缪刺法的规律,小柯右肩疼痛,则应该在左侧臀部周围找反应点,于是我让小柯把裤子脱了,并表示我要在他的屁股上扎针。小柯一开始是拒绝的,他偷偷告诉叶同学说:"你这个老师到底行不行啊? 我明明是肩膀痛,她要扎我屁股,要不算了吧! 待会儿被她扎坏了。"由于语言沟通障碍,我根本听不懂小柯同学在说什么,完全不知道他的担忧,我还以为小柯是在夸我。于是乎,我信心满满地在他左侧臀大肌附近找到了一个非常明显的痛点,针扎下去的同时,又让他配合活动右手。大概经过 5 分钟的提插捻转,小柯的右手已经基本上可以自如地前举、后伸了,但是侧举时还是非常痛。于是,我又在他的右侧后溪穴扎了一针,同时让他配合做肩部活动。过了2分钟左右,他的右肩疼痛就全部消失了,小柯惊讶得不得了,不再对叶同学说生怕我把他扎坏了,随后留针半小时。经过30分钟的针灸治疗后,小柯右肩疼痛已经完全消失,回去后又继续投入排球队的训练中。几个月过后,我们对小柯进行了随访,小柯表示右肩伤没有再复发过。

治好小柯后,我的门诊一下子增加了许多韧带拉伤、关节扭伤的海外留学生患者。原先抱着试试看态度的患者,经过一段时间的调理,有了明显的效果后,纷纷开始"路转粉",慢慢地,我的门诊开始"热闹"起来了。作为医生,最大的快乐莫过于解决患者的疾苦,哪怕只有一个患者,我们也应该打起十二分精神,把病看好,好好看病。在行医的路上,虽然刚出校园的我们太年轻,没有花白的头发,没有岁月留在脸上的痕迹,但是我们有满腔的热情,我们有多年跟随名中医出诊的经验。虽然这条行医之路会走得很辛苦,但我相信年轻的中医们一定可以"逆风翻盘,向阳而生"。谨以此文与同为年轻中医的同行们,以及即将步入职场的学弟学妹们共勉,希望假以时日,我们都可以成为造福一方百姓的好医生。

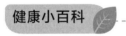

健康小百科

关节扭伤/肌肉、韧带拉伤

关节扭伤以及肌肉、韧带的拉伤,常由剧烈运动或负重持重时姿势不当,或不慎跌扑、牵拉和过度扭转等原因形成,在生活中十分常见。本篇案例中用于治疗小柯右肩韧带拉伤的缪刺法,方法简便易学,疗效立竿见影,可作为急救措施,自行按揉以缓解疼痛。

《素问·缪刺论》中有关于缪刺法的记载:"缪刺,以左取右,以右取左。"也就是说,人体左侧部位有病,可针刺右侧相应部位,头部有病,可针刺脚部相应的部位,依此类推。根据缪刺法的规律,以肚脐作为水平线,肚脐以上为人体上部,肚脐以下为人体下部。本篇案例中的小柯右肩疼痛,对应的是左侧髋关节周围的压痛点。

缪刺法对应规律如下：

①左侧腕关节的疼痛或不适,寻找右侧踝关节的压痛点进行按揉。

②左侧肘关节的疼痛或不适,寻找右侧膝关节的压痛点进行按揉。

③左侧肩关节的疼痛或不适,寻找右侧髋关节的压痛点进行按揉。

④左侧指关节的疼痛或不适,寻找右侧趾关节的压痛点进行按揉。

⑤右侧踝关节的疼痛或不适,寻找左侧腕关节的压痛点进行按揉。

⑥右侧膝关节的疼痛或不适,寻找左侧肘关节的压痛点进行按揉。

⑦右侧髋关节的疼痛或不适,寻找左侧肩关节的压痛点进行按揉。

⑧右侧趾关节的疼痛或不适,寻找左侧指关节的压痛点进行按揉。

资深的过敏性鼻炎患者

过敏性鼻炎患者要有多坚强,才能活过每个冬天呀!

作为 10 多年前曾深受过敏性鼻炎折磨的我,对过敏性鼻炎发作起来要人命的症状绝对是深有体会,因此十分心疼现在正饱受着过敏性鼻炎折磨的朋友们。2017 年的"十九大"期间,厦门大学要求全体教职工必须一起观看十九大的直播,于是我和我的这位过敏同事就在这天认识了。当时,我这位过敏同事坐在我的旁边,才看了一会儿,我就尿急了,刚来厦大,也不知道其实厦大每个洗手间都有提供免费的纸巾。于是我就跟她借餐巾纸,结果她特别幽默地说:"这个我有,我出门可以不带钱,但是千万不能不带纸。"我当时就觉得这同事说话很好玩,也没再深聊,拿到纸就赶紧去解决自己的内急了。

等我回来时,我就开始跟她唠嗑了,才知道,原来我这位同事是资深的过敏性鼻炎患者,已经带着过敏性鼻炎患者的称号走过 13 个年头了。每天早上一醒来,20 来个喷嚏就前来问候了,每天晚上睡觉全靠一张嘴呼吸。因为过敏性鼻炎,夸张了说,她这些年流过的鼻涕加眼泪比黄河的水还多。如果问她长这么大,最大的心愿是什么?可能不是升官发财,嫁个好男人——而是鼻子畅通。作为资深过敏性鼻炎患者的她,每次只要一听到谁能治过敏性鼻炎,就挨个儿都要试一遍:家传秘方、冷水洗鼻、中医大神、西医大咖等都试过……然而并没有什么效果。

因为初次相识,彼此都比较含蓄,她没好意思找我看病,我也没好意思给她看病。然而,人追求健康的本能是无比强大的,后来,她终于敲开了我办公室的大门。为了赢得资深过敏性鼻炎患者的信任,当下我就先给她扎了几针,而她的鼻子当场就通了,不打喷嚏了。看她的眼神略带惊奇和信任,我知道时机成熟了,我就给她从头到尾解释了一遍过敏性鼻炎的来龙去脉以及我的治疗思路,并为她开了处方。人的体质就好比一块土壤,容易得过敏性疾病的人,他们的体质土壤本身就适合长出过敏的果实,就像沙漠长仙人掌、荷塘长荷花一样。如果不给她的过敏体质"施肥、拔草、浇水",土壤不恢复到正常状态,那么她还是容易长出过敏性疾病的劣质果实。所以给她治疗过敏性鼻炎,我是本着调体、脱敏、止喷的思路进行的。

很少有事情是一帆风顺的,特别是对这种十几年的过敏性鼻炎患者来说,治疗更是难上加难,要不然她的两侧鼻翼也不会因为反复擦鼻涕而留下坑坑洼洼的印记,就像酒糟鼻一样了。前一周的效果挺不错的,她打喷嚏的次数减少了,躺到被子里时,也不会因为吸到尘螨而喷嚏不断了。但是第二周,她感觉没什么变化,好像到瓶颈期了一样。她就开始说服我,是不是因为重新调整药方后不对症了。我和她说不会的,慢性过敏性疾病的治疗过程就是在曲折中前进的。可是她还是有顾虑,这就增加了我的负担,我每天都要给她发个慰问信息或者打个电话鼓励一下她,因为如果患者心里有顾虑了,不管药效有多好,疗效也会大打折扣的,所以我需要打心理战术。

坚持到第三周时,鼻炎的症状就稳定多了,不但喷嚏次数减少,甚至少到了一天 24 小时加起来的次数一只手也能数过来;而且,就算冷热交替、就算早晨醒来、就算晚上躺到被窝里,她也极少发作了;除此之外,也几乎不流鼻涕了。那就乘胜追击,继续努力一把,又让她吃了半个多月的中药来巩固疗效。前前后后总共用了一个多月的时间,彻底治好了她的鼻炎,也赢得了我们的友谊。她说她要一辈子缠着我,让我给她子子孙孙的健康保驾护航!

可是一年过去后,因为她的巧克力囊肿已经大到必须做手术的地步了,所以她就选择了做囊肿切除术。结果做完手术后,她的体质一下子下降了,变得特别怕冷,又因为经济上的压力及生育孩子的压力,睡眠的质量也下降了。而已经消停了快一年的鼻炎,又卷土重来了,虽然不像之前那样严重,但是遇到降温或者新装修的房屋时,还是会打好几个喷嚏。一场手术带来的创伤,使得她不得不再次找我调理过敏性鼻炎、睡眠以及帮她实现怀孕生子的目标。现在,她已经在积极地服中药了,鼻炎的症状也已经好得差不多了,希望猪年我的这位过敏同事能如愿生个健健康康的小宝宝。

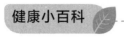 健康小百科

过敏性鼻炎

过敏性鼻炎又称为变应性鼻炎,是一种由 IgE 介导的针对环境过敏原的鼻黏膜炎症反应,临床上主要表现为流涕、鼻塞、打喷嚏等。其发病率达 20%～25%,且患病人数仍在逐渐增加。

1.过敏性鼻炎的诊断[1]

(1)症状:可同时存在或单一出现以下症状,①鼻痒,可伴有眼、咽、上腭发痒;②喷嚏;③清涕;④鼻塞;⑤症状严重者可有"变应性敬礼"动作。

(2)体征:鼻黏膜苍白、淡白或淡紫色,水肿,双下鼻甲肿大,可见水样分泌物。症状严重者可出现"变应性黑眼圈"和"变应性皱褶"。病史长,反复发作者,可见中鼻甲息肉样变或下鼻甲肥大。

(3)实验室检查:①体内试验法,如皮肤点刺试验;②体外试验法,如血清特异性 IgE 检测。

小贴士:若每天早晨醒来就开始不停地打喷嚏、鼻塞、鼻痒、鼻涕流个不停,遇到冷热空气,或从被窝里起来时上述症状就会出现或者加重,可能是患上了过敏性鼻炎。过敏性鼻炎如果不经过得当、及时的治疗,可持续发作达数年甚至数十年之久,因此一旦确诊为过敏性鼻炎,就应该进行积极的治疗,切不可三天打鱼两天晒网。

2.治疗

(1)西医[1]:

①避免疗法:避免与变应原接触。

②特异性免疫治疗:脱敏治疗。

③药物治疗:常用药物有鼻用糖皮质激素、口服抗组胺类药物、抗白三烯药物、鼻内抗胆碱能药物、色酮药物等。

（2）中医[2]：过敏性鼻炎属中医鼻鼽范畴,临床上主要从以下几个证型进行治疗:风寒束肺(常用方剂桂枝汤合苍耳子散加减),风热犯肺(常用方剂银翘散合升降散加减),风湿壅鼻(常用方剂苍耳子散合消风散加减),湿热蒸鼻(常用方剂升降散合王氏连朴饮加减),湿瘀互结(常用方剂藿香正气散合通窍活血汤加减),肺气虚寒(常用方剂玉屏风散合苍耳子散加减)。

朱医生说:过敏性鼻炎是中医的优势病种之一,临床上我主要是从两个方面入手治疗,一方面是针对过敏体质的调理,另一方面是针对鼻炎局部症状的改善。临床上常用的方剂包括升降散、苍耳子散、藿香正气散、小青龙汤、小柴胡汤、玉屏风散、过敏煎、五苓散等。使用中药治疗过敏性鼻炎一般效果十分理想,通常在 1～3 个月之内都能获得显著的改善。有些病程长的患者需要的疗程也比较长。根据每个人的实际情况,疗程有长有短,但总体效果十分理想。

3.注意事项

（1）注意天气变化,避免感冒。

（2）保持工作、生活的环境空气清洁,有良好的通风,避免有害细菌滋生,防止积累灰尘等。

（3）少吃辛辣、生冷食物,忌烟忌酒。

（4）加强锻炼,保持心情舒畅,有助于提升免疫力,更有效地抵抗鼻炎的困扰。

（5）药膳食疗:服用玉屏风散或固表粥(乌梅 20 克、黄芪 30 克、当归 15 克、粳米 100 克,将乌梅、黄芪、当归放砂锅中加水煮开,再用小火慢煎成浓汁,取出药汁加入粳米煮成粥,再加冰糖趁热食用)。

参考文献

[1] 北京儿童医院.耳鼻喉科诊疗常规[M].北京:人民卫生出版社,2016.

[2] 梁晓春.北京协和医院医疗诊疗常规:中医诊疗常规[M].北京:人民卫生出版社,2012.

熬夜引发的"心脏病"

　　小时候喜欢看王祖贤演的《倩女幽魂》，可是我发现这部文艺鬼片给我的童年留下了阴影。每次深夜我自己一个人上厕所，都会自行脑补黑山老妖伸出长长的舌头，要把我给吃了。随着年龄逐渐增大、心智不断成熟后，我就不再害怕了。可是我没想到，有很多人，即便长大了，也还是会害怕，只不过他们所害怕的跟我所害怕的并不是一样的东西。

　　我的同事有个很可爱的妹妹，她是个典型的夜猫子。每到夜深人静时，她都抱着手机，狂刷朋友圈，看各种小说，结果有一天，不知道怎么刷着刷着就刷到了一篇主题为"男子长期深夜玩手机，猝死在床上"的新闻。结果这篇文章一下子吸引了她的眼球，她就认认真真、逐字逐句地看完了这篇文章。她觉得自己跟这个男子像极了，这篇文章说的不就是自己吗？于是她的整个大脑被这篇文章占据了，她害怕自己有一天也会像这名男子一样猝死。

　　刚开始，她只是偶尔深夜玩手机时想起这篇文章的男主，后来，她慢慢地发现自己的颈部很痛、很僵硬，两只手麻麻的，好像得了颈椎病，就去医院做了理疗，稍有缓解。可是过了一段时间，新的症状又来了，她觉得自己的头很痛，就像针扎一样，后脑勺躺到枕头上时能感觉到脑袋里的神经在不停地跳动着，每次跳动头就像针扎一样疼痛。于是，她就在医院预约了专家号，看看自己到底是怎么了。虽然花了大价钱挂了个专家号，但是只看了一两分钟她就被打发走了。她觉得自己都没说清楚，医生就给开了处方。于是她打心里觉得医生没听懂她的话，就又连着挂了几个专家号，每次见到专家都再补充一点信息。医生建议她去做个脑 CT 检查，可是她很害怕，她不敢去做，怕真的会有什么问题。可是吃了一段时间医生开的药后,她的症状非但没有缓解,还与日俱增,就像孙悟空被扣上了紧箍咒一样,脑袋有一种压迫感和紧绷感,头也时常晕晕的,还恶心想吐。

有一天晚上,她突然间心慌得很厉害,整个人非常慌张,她感觉心脏都要爆裂了,全身一直冒冷汗。哥哥又出差了,她怕自己一个人要是晕倒在家里,都没人来救自己,于是赶紧拨通了朋友的电话,让朋友过来陪自己去医院。朋友匆匆赶来送她到医院急诊科后,医生赶紧给她量了心跳、血压,全部都在正常范围内。而她在听到自己的心跳正常时,当晚所有的症状竟然不药而愈了。原来是虚惊一场,她自己也觉得很不好意思,可是当时的她确实感觉心慌得都喘不过气来了。后来,这种症状出现得越来越频繁了,她越发地担心自己的健康问题,西药也吃了很多,但是就是无法改善当下的症状。她陷入了极度的恐慌中,害怕自己会像那名新闻中的男子一样,猝死在某个角落里。

我的同事,也就是这位病人的哥哥,就推荐她来我的诊室找我看病。我听到她的描述后,很明确地告诉她,可以不用做脑 CT 检查,她其实是患上了神经官能症,这是由长期的焦虑引起的一种躯体功能障碍,不是大脑真的出了什么问题。她听得将信将疑,回去查了一下神经官能症的定义,觉得我说得挺对的,好像是那么回事,也渐渐打消了中医也看,西医也得定期去看的想法,专心在我这里治疗。刚开始吃药的时候,患者的症状没什么起色,只觉得口很干,一直想喝水,我跟她说:"这个没关系,药物起效的过程中是有可能会出现与疗效无关的一些症状,但并不影响你走向康复的过程,而且还要庆幸,这种意料之外的症状可能就是药物起效的标志。"

她吃了 10 多天中药后,除了睡眠好了一点,别的症状都没什么大的改善,病人又开始发愁是不是自己的大脑里长了什么肿瘤之类的,告诉我她决定要去做个脑 CT 检查了。我也不拦她,要是真不放心,就去做吧。可是她这时反倒又犹犹豫豫了,怕做脑 CT 会有辐射什么的。我也不多说,只跟她说,记得按时吃药,病是会慢慢好起来的。大概吃了 20 多帖后,病人开始来得很积极了,原因是她发现自己最近入睡快得都忘记自己脑袋里的神经会跳痛这件事了。再后来,就算是出差,会认床的她也是一沾枕头就睡着了,全然忘记了脑袋压痛、跳痛、恶心呕吐这回事。她便一周来复诊一次,每次复诊完,我都耐心地听她分享各种各样的故事。在吃了一个半月的中药后,恰逢三八妇女节,她开心地提了份多肉绿植送我,也算是来跟我告别了。因为她已经一个多星期什么症状都没有了,这次就想再来拿一点药回去巩固一下。我们一起出去吃了顿好吃的。她说:"自己现在身体好了,可以认认真真去相亲了,希望下次约你,是因为我要结婚了。"果不其然,八九个月后她就结婚了。

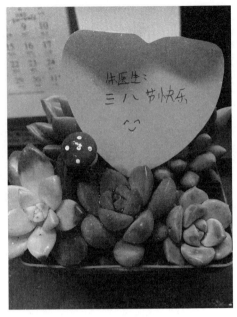

病人送的多肉

现代人的生活压力特别大,常常会出现很多莫名其妙的症状,但是又查不出什么原因来。其实,这些症状有很多是长期焦虑引起的一种躯体功能障碍,也就是神经官能症,如咽喉部的异物感、神经性皮炎、游走性的疼痛、头痛、胃痛、失眠、口水很多等。这种情况下如果只是头痛医头、脚痛医脚,只会掩盖病情的真相,往往会错失最佳的治疗时机。

健康小百科

神经官能症请参考本书《心痛的感觉》这篇文章。

月经来了，我们成了朋友

　　要让一个人不相信你很容易，可是要让一个人选择相信你却很难。特别是经过无数个医生治疗，每个医生都承诺一定能治好你，但最后却都没能如愿时，要让这样的病人在短时间内再去信任一个医生几乎是不可能的，不但不相信，反倒还会一直质疑医生。

　　有一次，我在一个病人朋友的邀请下去厦大教育学院，举办了一场针对师生们的义诊活动。当时来了一位年龄稍大的女博士，女博士姓李，我就直接称呼她为李博士了。李博士拿到的就诊号比较靠后，因此从早上9点一直等到快12点了才轮到她。她看到我时我很疲惫地伸了伸懒腰，杯子已经空空如也了，就说："朱医生，我先帮你去打点水吧！你看了一上午，也累了，先休息一下吧！"说完，就进来帮我把水杯拿下去打水，这时排在她后面的另一个女生就先看了，结果她打完水回来后，又等了好一会儿前面的女生才看完。她倒是很善解人意，并没有觉得自己是因为去帮我打水而又多排了好一会儿。一进来，她就直接切入主题，说明了今天来义诊的目的。

　　原来两年多前，李博士做了巧克力囊肿切除术，自手术后7个多月都没有再来过例假，但是她又有生育二胎的需求。她为了自己的梦想，只身来到厦大求学，连续5年，春节都没有回过家，公婆细心地帮她照料着孩子，照看着家，现在马上就要毕业，可以回家了。她的公婆说他们希望能再有个小孙子，儿孙绕膝他们就老而无憾了。可是，对7个月没来过月经的她，生孩子显然是有点难度的。公婆5年来的无私付出，让她愿意尽一切努力去为公婆实现要再有个小孙子的愿望。于是，她就托家人打听家乡的名老中医，到处寻方开药。可是吃了很长一段时间中药,例假还是没有来。

　　偶然得知这里在举办义诊活动,她就来试试看了。我根据她的情况,开了两个星期的药给她。可是调了两个星期,患者的病未见丝毫起色,她便开始不耐烦了,后来复诊的时候她抱怨的声音也多了很多。在第三次复诊的时候我摸了她的脉,告诉她:"你月经应该要来了。"她当时很反感地回了句:"中医还能算命呀?!"就这样头也不回地走了。但是第四次复诊的时候,她是第一个来门诊的。我打开门的瞬间,她很激动地跟我说:"朱老师,我月经来了,我真不敢相信!"于是她拥抱了我,我当时也好激动,就赶紧问她月经的具体情况。她说:"我太激动了,还没来得及认真看就赶过来看你了。"

　　第一次来了月经后,她慢慢地开始建立起对我的信任,也一直坚持在我这调理了3个多月,现在已经停药快一年了,例假每月都准时来,她也成功地拿到了自己的博士学位,回到家乡的一所大学当上了副教授。在即将离开厦门之际,她又来我的诊室看我一眼,一来跟我告别,毕竟今日一别,也不知何日能再相见,虽是医生与患者的关系,但是脱离了诊室,我打心里当她是自己的朋友。毕竟在那3个多月里,即便她因为博士毕业论文忙得焦头烂额,也雷打不动地来我的诊室报到,这份信任就已经弥足珍贵了。二来,李博士在备孕的过程中患上了急性荨麻疹,但是又不敢吃抗过敏药,就强忍着瘙痒,就这样拖了1个月的时间。别人跟她说备孕期要是不敢吃西药,要不就拿点中药吃吃?她心里便一直想着要来找我,她觉得我的药方有效果,要是非得吃中药,也得是我开的,因此又特地来诊室找我看看。

　　在诊室里,我想用针灸针的针柄给她做下皮肤划痕试验,结果针柄上竟然有个很不起眼但是又很尖锐的凸起,把她的皮肤给划出血了,也怪我没仔细检查下针柄。结果她说:"没事,朱医生,有没有达到你预期的效果?如果这个划得不好,您再划一下,没关系的。"我当时心里触动很大,很感恩她现在对我无条件的信任。想当初,她7个多月没来月经,我告诉她月经肯定能来的时候,她还认为我是在忽悠她,而现在,不管身体哪里不舒服,她立马就想来找我调理。病人没有义务去信任医生,但是作为医生,却有责任通过自己的关怀、疗效、耐心、责任感等让病人树立起对你的信任感。毕竟，只有医患之间彼此信任才能达到最好的疗效。

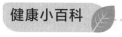

闭经

闭经，是指女子年逾16周岁月经尚未来潮，或正常月经周期建立后又停闭6个月以上者[1]。前者称原发性闭经，后者称继发性闭经。西医学认为闭经有生理性和病理性之分，生理性包括青春期前、妊娠期、哺乳期、绝经前后的月经停闭不行，不属于本篇所指的病理性闭经的范畴。病理性闭经包括原发性、继发性闭经，指由下生殖道、子宫、卵巢、垂体、下丘脑及中枢神经等部位的疾病，以及肾上腺或全身性疾病而引起的闭经。这些无生殖器官缺失或组织损伤，属于功能失调性闭经或部分器质性病变引起的闭经，皆可按本节辨证治疗。至于因先天性生殖器官发育异常或后天器质性损伤而无月经者，非药物所能奏效，故不属于本节讨论范围。

小贴士：当你发现大姨妈拜访你的时间一拖再拖，超过2个月没来时，就应该赶紧去医院检查，如早孕检测、B超检查和性激素六项检查，以此来进一步判断引起月经不来的原因，千万不要等月经超过半年对你避而不见了，才开始慌里慌张，治病一定是赶早不赶晚。

1.西药[2]

（1）小剂量、周期性雌激素治疗，如己烯雌酚0.5～1毫克，每日1次，连续20天口服，或炔雌醇0.05毫克，每日1次，连续20天口服。停药后2～7天内会出现撤退性出血。从出血第5天开始，重复上述治疗，持续3～6个周期。

（2）孕激素治疗：黄体酮20毫克肌注，每日1次，连续5天，或口服甲羟孕酮10毫克，每日1次，连续5天；或炔诺酮5毫克，每日1次，连续5天，停药2～7天后发生撤退性出血；从出血的第20天起，重复上述治疗，持续3～6个周期。

（3）雌激素——孕激素序贯疗法：己烯雌酚0.5毫克，每日1次，从出血第

5 天开始连续口服 20 天,从第 16 天开始,加服黄体酮 20 毫克,每日 1 次,停药 2 ~7 天内出现撤退性出血,从出血第 5 天起,再开始第二个周期,用药同上,连续重复 3 ~6 个周期;或用长效雌激素(戊酸雌二醇)10 毫克肌注 1 次,10 天后再用长效雌激素 5 毫克及长效孕激素(己酸孕酮)125 毫克肌注 1 次,注射后 7 天会发生撤退性出血,于出血第 8 天开始第二周期用药,连续重复使用 3 ~6 个周期。

2.中药[1]

临床上对闭经的治疗常常围绕以下几个证型进行论治:气血虚弱(常用方剂人参养荣汤)、肾气亏损(常用方剂加减苁蓉菟丝子丸)、阴虚血燥(常用方剂秦艽鳖甲散)、气滞血瘀(常用方剂血府逐瘀汤)、痰湿阻滞(常用方剂苍附导痰丸)、寒凝血滞(常用方剂温经汤)。临床上,患者往往同时兼具几种不同的类型,因此需结合病人的具体情况进行对症下药。

朱医生说:中药治疗各种功能失调引起的月经问题效果均较理想。一般情况下,绝大多数闭经患者通过中药干预 2 ~6 个月,患者的月经周期会逐渐恢复规律。临床上,治疗闭经,我一般从调节神经内分泌的角度着手,我的常用方剂包括柴胡疏肝散、四物汤、少腹逐瘀汤、桂枝茯苓丸、二仙汤等。

3.注意事项

(1)保持乐观的情绪。

(2)适当运动。

(3)起居劳作有度,注意休息,不要熬夜。

(4)药膳食疗:乌鸡白凤丸生姜羊肉汤(羊肉 500 克、同仁堂乌鸡白凤丸 4 粒、姜片 10 片、食盐适量,按常规煲汤的制作工艺进行即可)。

参考文献

[1] 王云凯,王富春.中医妇科学[M].北京:中国中医药出版社,2009.

[2] 王开贞.现代女性合理用药[M].北京:人民卫生出版社,2001.

牛皮真的吹破了吗

有一天,门诊来了一位叫小李(化名)的女患者,她小心翼翼地走进来,身体僵僵的,感觉她都不敢动。因为当时还有几个病号排在她前面,所以她还得等会儿,我的学生就过去让她先去椅子上坐一会,结果她点了点头,但还是一动不动地站着。我也很纳闷,她怎么了?终于轮到她了,她还是站着,也不坐下来,我问她怎么了,她说:"医生,我以前就有腰椎间盘突出,但是好些年没犯过病了,这两天也不知道咋回事,腰痛得厉害,稍微转身都痛得难受,坐着比站着感觉更疼,身体稍微动一下就很痛,打个喷嚏腰痛得都直不起来了。"

我说:"原来如此,难怪看你进来的时候走得那么慢,那么多椅子也不坐,就一直站着等。那待会儿给你扎几针,拿上 3 帖药回去吃下,应该会好很多的。"我不知道自己哪里说错话了,但是直觉告诉我,小李特别反感我刚才说的话。我就问她:"怎么了,有疑问吗?"小李也很直接地说:"医生,我以前也因为腰椎间盘突出去做过治疗,人家都是说十几天、几个月,你说 3 帖药?而且你给我开的还是中药,真的能把我看好吗?"小李的质疑让我挺来气的,虽然小李看过去好像挺严重的,但是只是局部的腰痛,并没有出现脚麻、坐骨神经痛之类的,说明椎间盘突出的症状并不是十分严重。凭以往的经验,差不多 3 帖药就能改善这种类型的腰痛了,我这 3 帖药并不是说吃了凸出的髓核就自动回去了,而是说能够缓解腰痛症状。

可是小李还是冷冷地来了句:"我感觉这 3 帖药能改善症状也是够玄的,那就先按你说的来吧,我们拭目以待。"小李就准备脱掉外套躺上推拿床了,可是她脱个衣服也是够费劲的,因为稍微动下腰就痛,所以脱衣服花了十多分钟的时间,而躺到床上的一连串简单动作也花了比常人多出好几倍的时间来。我给小李做了直腿抬高试验,结果为阳性,棘突旁压痛,结合小李呈现出来的腰部活动受限及咳嗽或弯腰时腰痛加重的现象,基本上可以确诊为腰椎间盘突出引起的急性腰痛。我就在委中穴、腰夹脊、肾俞、大肠俞扎了几针,并配合特定电磁波治疗仪照了半小时,结果起针后患者说:"朱医生你看,你针也帮我扎了,但是我的腰还是很痛,我感觉你这3帖中药搞不定,要不你帮我多开几帖药吧。"我说:"真的不用了,你先吃吃看嘛!"

患者说她没有煎药壶,待会儿会去淘宝上订一个,但是估计要几天后才能收到,等药壶到了再吃我开的药。我听了很着急,你这腰都痛成这样了,还要等上几天,那你这几天的生活得多难受呀。于是我说:"我有药壶,我借给你,你赶紧吃吧。"因为当时我还住在翔安,离岛内有一个多小时的车程,于是第二天我一下课就带着药壶坐上公交车去岛内送药壶了。结果车子急刹车,我的药壶咣当一声掉下去了,我赶紧捡起来,隔着袋子摸了摸药壶壁,没发现有什么破损,心里才放心了。要不然借人家一个破了的药壶多不好意思!

到了厦大本部,我就按约定把药壶放在约好的地方,然后就优哉地走了。结果过了两个小时,她在微信上给我发来一张照片说,药壶的罐口处破了一个口子,还掉了一点陶瓷片到壶里了。我这才想到,刚才掉下去的那一声"咣当",是真的有摔破一点,只是不是摔在我摸到的地方。哎,我真糊涂,应该打开来检查一下的。我就跟她解释了一下,她倒是很好心地说了一句:没事,就罐口一点,不影响的。就这样过了两天,在第三天上午的时候,我收到了一条陌生人的短信,短信的内容大概是说:谢谢朱医生,我的腰痛缓解了许多,会继续把最后一帖药吃完,周四再来复诊。

虽然我没有小李的电话,但是我想这条短信一定是小李发的。我很高兴地回复了一句:"好的,那咱们门诊见!"周四小李如约而至了,看她很轻松地走进诊室,我猜她应该好得差不多了。小李的手上还提了一个纸箱子,我想这应该是我那摔破口的药壶了。小李说:"朱医生,我的腰基本上不痛了,还要继续治疗吗?"我说:"不用了,平时注意休息,尽量多睡硬床板就好了。"她喜上眉梢,并说道:

"朱医生,谢谢你,效果不错,这个药壶是我新买的,你拿去用吧,你那个药壶就放我那用吧。"

"这怎么行呢？我那个都破了,而且用了好久了,你用全新的换我这么个又旧又破的药壶,我哪里好意思呀!"小李说:"应该的。"然后轻松地一闪,就走了,都没给我追出去的机会。后来,这个药壶就一直留在我的诊室,所有的病人都可以跟我申请借用这个药壶,用好后再还回来,借给下一个有需要的患者。而我也跟小李成了很好的朋友,她说她从来不挑医生的,去了医院哪个医生在,就去找哪个医生。可是自从认识了我后,她大大小小的病,只要我能看的就都来找我看,而且还为我在她的学院针对师生举办了一场义诊。我也在义诊中认识了很多很有趣的朋友、很有趣的病例,而她也是一有时间就来我的诊室坐坐。

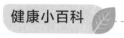

腰痛

腰痛又称"腰脊痛",是以腰脊或脊旁部位疼痛为主要表现的病症。其发病有急性和慢性之分。急性腰痛,病程较短,腰部多拘急疼痛、刺痛,脊柱两旁常有明显的按压痛;慢性腰痛,病程较长,时作时止,腰部多隐痛或酸痛。西医学中的腰肌纤维炎、强直性脊柱炎、腰椎骨质增生、腰椎间盘病变、腰肌劳损等腰部病变均属于本病范畴,可参照本节辨证论治。

1.腰痛诊断[1]

(1)急性腰痛,病程较短,轻微活动即可引起一侧或两侧腰部疼痛加重,脊柱两旁常有明显的按压痛。

(2)慢性腰痛,病程较长,缠绵难愈,遇劳则剧,按之则舒。可因体位不当、劳累过度、天气变化等因素诱发或加重。

(3)常有居处潮湿阴冷、涉水冒雨、跌仆闪挫、腰椎劳损或劳累过度等相关病史。

腰椎、骶髂关节 X 线、CT、MRI 等检查有助于腰椎病变的诊断。血、尿常规、抗链球菌溶血素"O"、红细胞沉降率、类风湿因子的检测有助于风湿和类风湿疾病的诊断。肾脏影像学检查和尿常规化验有助于肾脏疾病的诊断。妇科检查可排除妇科疾病引起的腰痛,有助于本病的诊断。

根据椎管内外病变,可将引起腰痛的疾病分为椎管内和椎管外病变两大类。腰椎管内病变,主要包括腰椎间盘膨出、突出,腰椎管狭窄,肿瘤,脊柱结核,多发性硬化症等。椎管外病变,主要是椎管外的组织病变,包括腰脊神经后支源性下腰痛,除此之外,尚有急性腰扭伤、慢性腰肌劳损、骨性关节炎、骶髂关节疾病、棘上韧带损伤、强直性脊柱炎、内脏病牵涉痛、盆腔疾患、感染性疾病等,在临床上需要鉴别诊断。

小贴士:腰痛作为临床上常见症状之一,可出现于不同的疾病中,需要结合自己的病史及伴随症状进行鉴别。本案例中患者有腰椎间盘突出的病史,因接连几天熬夜伏案工作后,急性腰痛发作。本着急则治标的原则,当下应着重处理腰痛的症状,我并非用 3 帖的中药治好了腰椎间盘突出,而是改善了腰椎间盘突出引起的急性腰痛。

2.治疗

(1)西医[2]:

①对症止痛:双氯芬酸钠(25 毫克,一日 3 次)、对乙酰氨基酚(0.3～0.6 克,一日 3 次)、布洛芬(0.2 克,一日 3 次)、吲哚美辛(50 毫克,一日 1 次,直肠给药)等。

②维生素 B_1(10 毫克,一日 3 次)、维生素 B_{12}(500 微克,肌内注射,一日 1 次)。

③物理治疗:可以行按摩、牵引治疗。

④手术治疗:保守治疗无效者可行手术治疗。

(2)中药[1]:临床上对于急性、慢性腰痛的治疗,主要围绕以下几个证型:①寒湿腰痛(常用方剂甘姜苓术汤);②湿热腰痛(常用方剂四妙丸);③瘀血腰痛(常用方剂身痛逐瘀汤);④肾虚腰痛(肾阴虚常用方剂为左归丸,肾阳虚常用方剂为右归丸)。

朱医生说：对于腰椎间盘突出引起的急性腰痛、腰部活动受限者，用中药治疗，常于1～2天即能有效缓解腰痛症状。如果髓核突出较多，神经压迫严重，前期可联合应用中药和甘露醇进行脱水治疗，一般预后理想。

3.注意事项

(1)腰痛比较常见，因此当急性腰痛发作时，不必太过担忧，应保持乐观的情绪，减轻焦虑，一般无特殊情况的话，几天或几周内就可痊愈。

(2)坚持活动有益于康复，活动时要循序渐进，不可过度，保持一定的活动量，不做易引起腰痛的活动。

(3)改变不良的工作、生活方式，养成良好的饮食、睡眠习惯，戒烟限酒。

参考文献

［1］张伯礼,吴勉华.中医内科学［M］.北京:中国中医药出版社,2017.

［2］国家基本药物临床应用指南和处方集编委会.国家基本药物临床应用指南:化学药品和生物制品(2012年版)［M］.北京:中国中医药出版社,2013.

隔空指点"江山"

我记得我还在大学读书那会儿，自己但凡有点头疼脑热、风吹草动的，就喜欢给自己的老师打电话，问东问西，问这问那，老师都非常耐心地教我，给我做讲解。我觉得他就是疑难杂症的克星，他几乎没有当面给我和我介绍的病人看过病，每次都是我在电话里讲了一大堆东西，然后他抓重点，告诉我该如何治疗，并告知我汤方。我就把老师教给我的汤方再开给我自己以及我的病人们，屡试不爽。我的老师在我的心目中就如同巨星一般，从我学中医以来，除了拔牙和生孩子，我所有的大病小病只找我的老师看。有的时候，病情也非常的棘手，老师治了很久还是没治好，而我就像小白鼠一样，被老师用各种药试来试去。我的妈妈因为我这种奇怪的执着，跟我吵了好几次架。她觉得这世界上有这么多好医生，我为什么非要找他看病，他都看了这么久了也没好，我为什么不去找别的医生看看呢，搞不好别的医生看得比我老师还好呢？

可是不管我的妈妈怎么说，我就是认定了我的老师。至今认识老师已经12年有余了，我自己也成长为一名大学老师了，可是每当遇到难题，我依旧雷打不动地想请教我的老师。这12年间，我得过的大病小病都是在我老师的隔空指点下搞定的，包括急性尿道炎、急性肠胃炎、胃肠型感冒等。老师的隔空指点不但治好了我及亲朋好友的病，也让我一步步成长为可以独当一面的医生。可是当我步入社会，正式成为一名大学的老师、医院的医生时，老师对我的态度却变了。有一次我遇到了非常棘手的问题，反反复复就是搞不定，我就打电话去问老师。结果我的老师说："现在你已经是个大学老师了，应该要自己独立起来，你一搞不定就问我，那将来我死了你怎么办？"说完，啪的一声就把电话挂了，而这个棘手的病例就是《定时呕吐的产后妇女》中的女主。

　　挂下电话后,我的心情很沉重,因为我在潜意识里,已经对老师十几年的教导产生了依赖,不愿自己单枪匹马去面对这纷繁复杂的临床。可是老师说得很对,这条路我终究是要独自走下去的。往后我便很少再打电话给老师了,从一两个月、三四个月、四五个月,到半年……并不是疏远了师生情谊,而是学会了独立。

　　我第一次当班主任以及第一次站上大学的三尺讲台,都献给了2017级的中医学生。给2017级的学生上完第一堂课后,就有个小徐同学给我发信息想请我帮忙看病。原来小徐高中同学的亲戚生病了,想请正在学医的小徐帮忙,可还没等小徐说要不要帮这个忙,他的高中同学便把自己亲戚的详细情况发给小徐了。小徐这下着急了,刚上大学的他还什么都不会呀,这该怎么办呢?于是小徐就向我求助了。小徐高中同学的亲戚生了一种很奇怪的病:夜夜盗汗,每夜入睡后都会做噩梦或是很紧张的梦。因为盗汗严重,常常全身湿透,所以就备了很多条干毛巾来擦汗,虽然盖的是薄被,但汗水还是把被子都弄湿了。由于曾经整夜失眠长达两年的时间,因此现在对睡眠质量要求很低,即使每晚平均一小时就要醒来擦一次汗,她也没有抱怨。但是她非常希望能有解决的办法,毕竟年纪大了,身体也吃不消了。而且因为汗出得多,总得起夜来擦汗,这样就容易着凉感冒,而且一感冒就是一整个冬天。为了这个病,也没少折腾,大大小小的医院也跑了不少,但就是没能解决这个毛病。

　　我虽然只是隔着手机屏幕了解这位远方病人的情况,但是心中却已明白了十之八九。小徐的今天,便是我的昨天,12年前的我不也是这样的吗?因此对小徐的这个忙我自然是很乐意帮助的,于是我通过微信简单地从中医和西医两个角度分别解释了这些症状产生的原因。从中医的角度来说,就是阴阳平衡失调,阴虚不能潜阳而至夜间寐时汗液外泄,寐差,而阴阳失调又容易导致免疫功能紊乱。从西医角度来说,就是女性更年期内分泌及自主神经功能紊乱。我便在微信上给小徐开了一张处方,让他同学的亲戚先拿去试试。后来过了好几周,我都没有听到小徐的任何反馈信息,起初我以为是药效不好,后来小徐不好意思地跟我说，他把处方发给同学后，就把这件事情忘得一干二净了。我略有不悦，告诉小徐："一个好的病例放在你眼前，应该好好珍惜，不断去学习，不断去积累经验。你应该主动联系同学，了解他的亲戚服药后的情况。"

我说完后，小徐就赶紧联系了同学，才得知同学的亲戚仅仅吃了3帖药，盗汗就完全消失了，7帖药全部吃完后，所有的症状也都没了。小徐十分惊讶于中药的疗效，嘴里还嘀咕着说："这明明是看了很多医生，看了很久都没好的疑难杂症呀，怎么这才吃了7帖药就好了呢？看来我以后得好好学中医。"小徐是第一个请我隔空指点"江山"的学生，但却不是最后一个。慢慢地，越来越多的学生通过微信、电话、邮件等各种各样的方式来请我帮他们的亲朋好友们看病，如荨麻疹、少弱精子症、带状疱疹、抗精子抗体阳性不孕、多囊卵巢综合征、急性肺炎等，都收到了很好的疗效。

健康小百科

- -

盗汗的健康小百科请参考本书《熠熠发光的珍珠》这篇文章。

妙不可言的"屁"

有位巴西作家写了一本《屁的故事》，作者在书中用风趣幽默的语言描述了25个让人爆笑的有关"屁"的故事。其中，有篇故事讲述了一个神奇的屁王国，那里的人每天从早到晚都在"噗噗"地放屁。屁王国里的老百姓只要一放屁，大家就笑得特别开心，而且谁放的屁最臭，谁就是王国的臭屁王。这还真是一个很特别的王国，可以把放屁当成一件很欢乐的事情。其实，放屁本来就是一件很正常的事情，是每个人每天都会做的事情。人每天所摄入的食物，在消化道正常菌群的作用下产生较多的气体，这些气体随着肠道的蠕动而向下运行，由肛门排出，排出时，由于肛门括约肌的作用，有时还会产生响声。

2017年一次偶然的机会，我认识了一位"屁仙"级别的女患者——刘大姐。刘大姐没啥特别的本事，就是特能放屁，而且屁放得又臭又响，更糟糕的是，她的屁不但别人闻着臭，她自己也觉得臭得不得了。更可恶的是，她几乎无时无刻不在感受着体内的这股气穿肠而过，直抵肛门，到达人间。这样的屁连她自己的亲闺女都无法忍受，有一次她的孩子在写作业，刘大姐实在忍不住放了几个屁，女儿说："妈妈你可不可以去别的地方放屁，好臭呀。"

这样的屁自然也影响到了夫妻和谐、同事相处、日常社交及自己的生活体验。刘大姐说，她放屁多的时候平均每2分钟就有一个臭响屁，一天的放屁次数高达好几百次，放屁少的时候也有5～6分钟一个，而且气味不是太美妙……真的是不看不知道，世界真奇妙。难道女患者打小就这样吗？

2014年5月份，刘大姐无明显诱因出现大便带血，呈鲜红色，量少，持续长达3月余，于是就诊于厦门长庚医院，医生当时考虑为痔疮，结果予对症处理后无缓解。同年 8 月份，开始出现大便次数增多，2～4 次/日，出现便血，量少，每次约 10 毫升，鲜红色，伴黏液血便，有时左下腹隐痛不适，后又就诊于厦门市第一医院。门诊查电子结肠镜，显示直乙状结肠癌（进展期），活检病理提示："（乙状结肠）黏液腺癌及印戒细胞癌"。随后，医院给予直乙交界处癌根治性手术以及根治手术后恶性肿瘤化学治疗（FOLFOX4 辅助化疗），共 6 个疗程。

手术加化疗成功战胜了癌症。经历了这场生死劫难，刘大姐开始比较关注个人健康了。手术后，刘大姐的身体也开始慢慢恢复，到了 2016 年就基本与常人无异了，便开始参加工作，工作的内容是卖某品牌的频谱内衣，而刘女士听负责人介绍说频谱内衣也可以修复肠黏膜，因此她自己也开始穿这款功能性内衣。可是穿了半年后，刘大姐发现自己怎么天天都在放臭屁，而且越放越多，又臭又响，还常常肚子发胀？刘大姐就去咨询自己的同事，同事说这是正常现象，说明频谱内衣已经在修复肠黏膜了，这是在排毒。刘大姐听同事这么一说，也就没在意了，她以为过一段时间就好了，可结果半年多了还没见好转。

缘分让我们相遇，这个病虽罕见且"有意思"，可治起来也是相当棘手。我最开始想着从调理脾胃功能、调节胃肠道神经紊乱入手，患者说我的药是有点作用的，可是我发现这就是善意的谎言。在来我诊室复诊的时候，刘大姐热情而奔放的"臭屁"出卖了她。一周了都没啥效果，说明我的招不太有效，我赶紧联系远在北京的老师，求他给支支招。老师在听完我的描述后，让我等等，容他思考一下。第二天老师就把处方发给我了，我照搬处方开给病人，一个星期后，收效仍不是十分明显。

真是令人着急，我让患者先不要来复诊了，让我想想，想清楚我再发信息告诉她。想了两三天，我想到了以前我的民间师傅治疗功能紊乱性疾病时，常常将相反药性的两组处方加一部分调理神经的药搭配在一起，效果很棒。我想，过度放屁不就是一种肠道的功能紊乱吗？于是我就在纸上拟写了一个以调理胃肠神经药为基础，加寒凉的泻下药和温中散寒止泻药双管齐下。我就赶紧把病人叫来，让她拿回去服用。结果第一天吃药，刘大姐拉了很多次，因为她原本就有痔疮，所以这么一拉，肛门都拉疼了，但是 5 天下来，多余的"屁"也彻底消失。病人激动地说："我现在放屁都没感觉了，家人也都不知道我有没有在放屁了。"

健康小百科

朱医生说：中医将屁称为"矢气"。本篇案例中做完结肠癌切除及 6 次放化疗术的妇女出现了矢气频发，每天眼睛一睁一闭，都有上百个屁在等着她。这是否是病？如果撇开矢气频作不谈，患者能吃能喝，各项体检指标都正常，还真称不上是病。但是，这过多的矢气不但污染环境、熏蒸近邻、导致自卑，还影响工作、生活，确实令她苦不堪言。这病看来得治，可是之前也找中医、西医调理过了，并没有什么效果。我和我的导师也都出谋献策了，效果也十分不理想。后来我得到民间老师点拨，想到他平时在治疗功能紊乱性疾病时，都是用正、反交加的思路，也就是在处方中既有整体调理神经紊乱的药物 A，又有加速肠道蠕动的寒凉泻药 B，以及温中散寒、涩肠止泻的温药 C，结果是 A＋B＋C＞D。经过 5 天的中药治疗，患者经历了频繁腹泻、腹泻到痔疮脱垂，再到腹泻减少，放屁减少，最后感受不到肠道在蠕动，成功摘掉了"屁仙"的雅号。

我收下了病人亲手做的手工姜糖

有一年，我在参加李时珍医药集团举办的李时珍诞辰五百周年义诊活动时，偶然间认识了一位做糕点的谢大姐。当时她冲着免费义诊前来让我把把脉，原本只是好奇，想看看自己身体怎么样罢了。可我并没有因为这只是免费的义诊而觉得可以凑合着看看，我还是认认真真地该怎么看就怎么看。当我静下心来给谢大姐把脉的时候，感觉到指下谢大姐的脉是跳跳停，停停跳，脉搏不连贯，停止也无规律的。我不好立刻做出判断，就让谢大姐先在一旁休息一下，待会儿再把一次脉看看。大概过了 20 多分钟，我又给谢大姐把了次脉，还是跟刚才一样，跳跳停，停停跳，停跳皆无规律。于是我建议谢大姐去做下心电图检查，可是她着急了，说："这么多姐妹里，我是身体最好的，我怎么可能会有心脏的问题呢？你会不会搞错了？"我感觉谢大姐当时着急得都想跳起来打我了。可是我自己也急了，我很严肃地告诉她："你现在就去做心电图检查，如果没有任何问题，这个检查费我帮你出了；如果有问题，你就去找你相信的医生尽早治疗。"她气冲冲地带着一帮姐妹走了。

第二天的义诊她又来了，带来了一张心电图的报告，检查结果显示：异常心电图，T 波异常（可能是前壁心肌缺血）。谢大姐说："朱医生，我心电图检查结果确实有点问题，谢谢你提醒我去做了心电图检查，要不然真等出现大问题就来不及了，我这回就找你看了。"我很感动她并没有就在做心电图检查的医院直接就诊了，而是特地再坐车折回来找我咨询。于是我就问谢大姐："检查单上面写着你常常感到胸闷，喘不过气来，有这回事吗？"谢大姐说确实有过一段时间，自己会经常觉得胸闷，喘不过气来，因为自己是做糕点的，每年中秋节前一个月，都要通宵达旦地做月饼,几乎整个月下来都无法睡个整觉,十分疲惫。在没休息好的时候,这种症状就更明显了。但是自己也还算年轻,感觉每次也都很快扛过去了,也就都没当回事了。她说:"这次你要是没给我把脉把出心功能可能有些问题的话,我都不知道自己什么时候身体垮了才会去做检查。"因为谢大姐没有定期体检的习惯。

我观察了一下谢大姐的舌头,不但舌紫暗,而且舌边缘有很多瘀点瘀斑,舌下静脉曲张,脸上还有很多黄斑和红血丝,这是一个典型的血瘀体质面容,也说明了谢大姐平日里的血液循环并不好。我给谢大姐开了一个益气活血的汤方,一共 7 帖,并嘱咐谢大姐吃完后记得来找我复诊。吃完 7 天的药,谢大姐自己感觉整个人确实舒服多了,平时躺下去睡觉也不会再觉得胸口憋得慌,总感觉胸口堵着一口气。谢大姐说没吃药前,不知道自己之前的症状是不正常的,以为大家都一样,现在吃了一周药后,症状减轻了才知道自己以前胸闷、气喘的症状是不正常的。

后来谢大姐又来诊室复诊了,来的时候一次比一次高兴,因为她的症状一次比一次轻。治疗了整整 31 天,谢大姐已经很长一段时间什么症状都没有了,我就让她再去做个心电图检查,结果也显示正常。于是我跟谢大姐说可以不用来复诊了。可是她又来了一次,这次并不是来找我看病的,而是把自己的病例单和心电图检查报告单都带过来送给我,希望我能整理成案例报告,帮到更多的人,同时也带来了一大袋她自己亲手做的姜糖给我品尝。虽要分别了,情感上有点不舍,但是看她已经痊愈,这样的分别还是别样的甜蜜。

诊室里人来人往,我与很多病人从陌生到相熟,再到朋友相待。每次对病人说:"你已经好了,不用再来了。"病人点头微笑告别,我虽情感上不舍,却很欣慰如此甜蜜的分别。

健康小百科

本篇中的谢大姐在找我看诊的时候,已经持续半个多月,几乎每天都通宵达旦。由于她是做糕点生意的,每年中秋节前一个月是糕点店的旺季,月饼需求量大,因此她常常要通宵达旦地做月饼,几乎整个月下来都无法睡个整觉,十分疲惫。在持续一段时间的通宵后,谢大姐确实有出现过胸闷、心慌,有时还能听到心脏跳动的声音,但是每次休息一下就很快缓解了,因此就不把它当一回事了。连续几年下来,这种症状出现的频率越来越高,而缓解起来需要的时间也越来越长。如果不是这次我指出来她可能有心功能的问题,她可能还在讳疾忌医。因此,我想要通过这个案例来提醒各位夜猫子,不要趁着年轻就使劲熬夜,要知道,疾病就是这样一天天熬出来的。吃好、喝好、睡好、开心就好才是最高级别的养生之道,分分钟秒杀药膳食疗、穴位保健……

人到中年，再拼二胎

2016 年 1 月 1 日起，新《人口与计划生育法》正式施行，国家放开了二胎政策，有无数已经步入中年的小两口们也开始蠢蠢欲动，盘算着给大宝生个弟弟或妹妹。2016 年是猴年，本身就是个生育高峰年，又恰逢二胎政策放开，医院的妇产科成了最热门的科室。那一年，二胎绝对是个网络热词，也是老百姓的热门话题。已经年过 40 的××大姐积极响应国家的号召，开始和先生努力造人。终于在备孕几个月后，××大姐成功地怀上了二宝，一家人都沉浸在这个即将到来的新生命所带来的喜悦中。××大姐俨然成了全家人的重点保护对象，××大姐的老公更是做足了孕期的各种安保措施。

然而明天和意外，你永远也不知道到底哪个先到来。沉浸在喜悦中的一家人，被××大姐突发性的小腹疼痛、阴道出血给震惊了，全家人惊慌失措。家人就赶紧带上××大姐往医院跑，医院给出的诊断是先兆流产，要注意保胎。听到先兆流产，全家人就更害怕了，一刻都不敢掉以轻心，××大姐除了吃孕酮外，全天卧床不敢动。然而即便如此，每次小便的时候，××大姐还是发现有血流出来，跟来例假时的出血量差不多。当××大姐将情况告知家人时，家人第一时间就带××大姐去医院复查，结果却像晴天霹雳一样，给这一家子带来了致命一击，B 超显示××大姐已经胎停了。

这不可能的，自打××大姐怀孕以来，一家人把她照顾得很仔细，医生嘱咐吃的安胎药，××大姐也一次不落地按时服药，这怎么可能呢？全家人带着这个噩耗，又去了第二家、第三家、第四家、第五家医院……去做复查，但是所有的医院给出的诊断报告都是"胎停"。××大姐一家人不得不接受这个事实，虽然很残酷,但是还是带着××大姐去医院做了刮宫手术。虽然这个未出生的宝贝与××大姐一家人只有两个月的缘分,但是××大姐觉得这两个月对她来说有一个世纪那么久,几乎跑遍了全厦门的医院,最终还是没有一丝丝的希望。

自打 2016 年年底小产后,××大姐就患上了很严重的荨麻疹,每天夜里陪伴××大姐的除了失去孩子的痛苦,还有荨麻疹带来的身体上的痛苦。在双重痛苦的折磨下,××大姐出现了神经衰弱的症状,每晚睡着后就不停地做梦,睡眠很浅,而且因为皮肤瘙痒,还得不停地挠皮肤。小产除了给××大姐带来荨麻疹外,还让××大姐的例假出现了问题,抵抗力急剧下降。小产后,每次例假前后一周,××大姐就开始出现感冒的症状,全身乏力,扁桃体疼痛,大量流鼻涕,有时鼻涕擤得太厉害了,感觉鼻子都不是自己的了,喉咙里还有很多痰。来例假的时候,月经量变得很少,用护垫就足够了,而且例假都是来两天后,中间停两天,接着再来一两天,月月如此。

拖着小产后病恹恹的身体,××大姐开启了自己的求医问药之旅。然而因为小产引发的一系列问题分属于不同的科室,××大姐每次去医院都不得不去3 个不同的科室看诊:去内科看自己的经期感冒问题;去妇科看自己的月经量少、经期紊乱的问题;去皮肤科看自己的荨麻疹问题。每天都要吃一大堆不同的药,但是身体却没有起色,除了服用氯雷他定期间荨麻疹控制住了,其他的症状还是老样子。就这样,每次经期都要感冒半个月、月经紊乱、腰痛等问题拖了快一年的时间都没有解决。一次偶然的机会,××大姐在自己小区邻居的推荐下,抱着试试看的态度来我的门诊找我看病。虽然是冬天,但是厦门的气温高达20℃以上,可是××大姐却里三层外三层的,裹得严严实实,脸上一阵阵地起鸡皮疙瘩,鼻头被擤得红红的,嘴唇和脸色都很苍白,全身都在不停地发抖,说自己很冷。

××大姐小声地说:"你是朱医生吗?我是来找你看病的。"我说是的,进来吧,这样一句简单的开场白,却为我们日后的姐妹情谊做了铺垫。我详细地了解了××大姐的情况后,就想分两步走,第一步先解决经期感冒的问题,第二步停用氯雷他定片,用中药同时改善荨麻疹和月经紊乱的情况。对于××大姐的经期感冒问题,我首选小柴胡汤加减,××大姐连续服用了一周左右,感冒症状就痊愈了。初尝甜头的××大姐,就着急地让我赶快往下一步走,治疗她的荨麻疹和月经问题。

可是那时正好赶上我外派去泰国教学一个月,所以只能通过微信继续给她进行调理。对于第二步针对荨麻疹和月经紊乱的治疗目标,我总体上的思路是用玉屏风散、过敏煎和四物汤加减进行治疗。××大姐前后服用了快两个月的中药,氯雷他定片从原先2天吃一粒,延长到5天吃一粒、1周吃一粒、10天吃一粒、半个月吃一粒,最后彻底停药,这期间都是痒得实在无法忍受了才吃氯雷他定片,要不然能忍则忍。到现在整整一年过去了,××大姐的荨麻疹再也没有犯过,而且经期感冒的情况也再没有出现过,月经也恢复了正常。以前一到冬天,××大姐的手脚就冻得不行,现在到了冬天她的手脚也都很暖和。××大姐的老公还开玩笑说自从吃了我的药,××大姐的手脚就跟个火炉似的,比他还暖和。

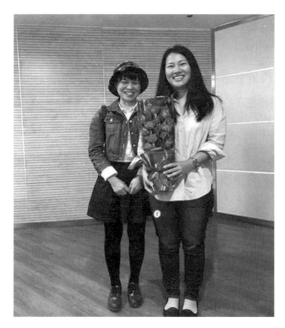

××大姐与我

陪伴着××大姐走出心理伤痛和生理伤痛的这两个多月时间里,××大姐也跟我结下了很深的情谊,虽然从年龄上来说××大姐是我的大姐姐,但是从心理上来说××大姐把我当"姐姐"一般,遇到健康问题了,就赶紧来咨询我,家里的远亲近邻在她的推荐下也都来找我看病。有一次,我要在厦门市总工会举办一场中医健康讲座,得知消息的××大姐特地从自己家里坐了两个多小时的公交车来厦门市总工会听我的讲座,而讲座结束后××大姐给我送上了一大束鲜花,那一刻我真是激动极了,感觉言语都无法表达自己的心情。这束鲜花陪伴着我走过了春天,陪伴着我在临床的路上继续砥砺前行。

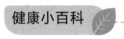

月经过少

月经周期正常,经量明显少于既往,甚至点滴即净;或经期不足两天,经量明显少于正常者,称为"月经过少"又称"经水涩少""经量过少"。月经过少伴月经后期者,可发展为闭经。西医学的子宫发育不良,性腺功能低下,子宫内膜结核、炎症,人工流产刮宫过深导致的宫腔粘连,或长期服用避孕药等引起的月经过少,可按本病辨证论治。

1.月经过少的诊断[1]

(1)病史:可有失血史、长期口服避孕药史、反复流产或刮宫史等。

(2)症状:经量明显减少,甚或点滴即净,月经周期可正常,也可伴周期异常,如与月经后期并见。

(3)检查:①妇科检查示盆腔器官基本正常或子宫体偏小。②辅助检查中妇科内分泌激素测定对高泌乳素血症、高雄激素血症、卵巢功能衰退等的诊断有参考意义;B超检查、宫腔镜检查可了解子宫大小、内膜厚度、形态有无异常;宫腔镜检查对子宫内膜结核、子宫内膜炎或宫腔粘连等有诊断意义。

2.治疗

(1)西医[1]:西医并没有月经过少这个病名,而是作为一个症状出现在不同的疾病中,比如宫腔粘连、多囊卵巢综合征、高泌乳素血症等,因此要根据不同的疾病来采取相对应的治疗方法。

(2)中医[2]:《中医妇科学》对月经过少的治疗主要围绕以下几个证型进行：肾虚证(常用方剂归肾丸)、血虚证(常用方剂滋血汤)、血瘀证(常用方剂桃红四物汤)、痰湿证(常用方剂苍附导痰丸)。

朱医生说:本篇中的××大姐,在胎停后做了刮宫手术,而出现了月经量减少的情况,这种现象其实在临床上还蛮多见的。××大姐本身就属于高龄产妇,身体的各方面机能都下降了,虽然流产有可能是因为胚胎不行,被淘汰掉了,但也有可能是××大姐的体质问题。而流产再做刮宫手术对女性来讲又是二次伤害,因此××大姐的体质是弱上加弱。在给××大姐调理月经过少与月经期间感冒的问题时,我主要通过中药来提高××大姐的体质,兼顾着调整内分泌,来促使月经量逐渐恢复正常。我常用于治疗月经过少的方剂有桂枝汤、黄芪建中汤、温经汤、苍附导痰丸、桂枝茯苓丸、小柴胡汤、桃红四物汤、二仙汤等。

3.注意事项

(1)经期注意保暖,避免冒雨涉水或过食生冷酸涩,以免气血凝滞。

(2)调畅情志、劳逸结合、搞好计划生育,可减少本病的发生。

(3)因服用避孕药而出现月经过少者,应停服避孕药,改用其他避孕法,停药后月经量多可恢复正常。

(4)药膳食疗:归酒红糖汤(当归 15 克、米酒 10 克、红糖 15 克,水煎当归约半小时,取药液 200 毫升加入红糖、酒,再次煮沸后起锅,每日分两次内服),行经期每日服 1 剂,持续 2~5 个月,服药期间忌食生冷之品。该药膳可养血活血温经,主治血虚、血寒所致的月经过少。

参考文献

[1]谈勇.中医妇科学[M].北京:中国中医药出版社,2017.

我在泰国教中医

泰国的清迈、曼谷、普吉岛、芭提雅一直是我很向往的旅游胜地,每次翻看朋友圈里大家晒的各种泰国美食和美景,都让我对泰国无比神往。可是万万没想到,我第一次去泰国竟然是去教中医。因为我们学校和泰国皇太后大学有合作项目,所以,每年学校都要定期派老师去泰国上中医课程。正好我入职的那年,赶上泰国皇太后大学的中医学生要上方剂课,领导就想派我去泰国上这门课。

于是我就去了坐落于泰国最北部的府城——清莱的皇太后大学,进行为期一个月的方剂教学任务。这是一所建在森林里的大学,非常大,非常漂亮,只是交通很不方便,甚至是想要出校门,都得倒好几趟车才能到校门口,如果没有车,几乎无法徒步走到校门口。因为交通不方便,初到清莱的我,只能乖乖地待在学校里。第一次给泰国学生上课,我发现不是很得心应手,因为学生的中文水平有限,有些你认为他们懂了的地方,其实学生并没有懂,比如学生会把"栀子"说成"孩子",会把"黄檗"(黄柏)说成"伯伯"。所以,慢慢地,我学着用一些英文和肢体语言来辅助教学,我发现学生们该笑的地方都笑了,而且慢慢开始对方剂感兴趣了,有些同学已经开始来找我看病了,下课也会过来跟我讨论。因为这些有趣的学生们,一个上午4个小时的方剂学课堂,也显得没有那么长了。

上完第一周方剂课后,有些热情的学生就主动提出开摩托车带我去校门口的小吃街,吃点当地的特色小吃,我欣然应允了。因为我是一个想到处走走逛逛,看看不同风景的人,并不想一直宅在宿舍里。一回生,二回熟,第二周的方剂课结束后,这些害羞的泰国学生们,就开始主动来找我咨询各种健康问题了。有个学生的高中老师,患有少、弱精子症,而他的太太也患有月经不调,在泰国当地尝试了很多治疗方案,但是几年下来还是没能怀上自己的小孩。后来在我学生的推荐下,这一对夫妇开了60多千米的车来到皇太后大学找我看病。我根据这对夫妻的情况,分别给他们开出了处方,并嘱咐服药期间有任何情况都可以随时跟我联系。这对夫妇很是感恩,他们说将来如果怀上了孩子,要用我的名字给自己的孩子取名,至于后来是否怀上了孩子,我就不得而知了,因为回国后我就没有再与这对夫妇联系。

第三周的方剂学课结束后,我就想趁着周末去清迈走一圈。班上有个女学生得知我要去清迈后,就跑过来跟我说,她的妈妈十几年前中风后,遗留了半侧肢体偏瘫,现在走路需要拄拐杖,她就是为了治好妈妈,才选择了读中医。她的父母都住在清迈,她希望我去清迈的时候,可以帮她的妈妈看一下。听了学生的这一番话后,我很是感动,并告知学生我去清迈的班车信息,让她的父母来清迈车站碰面。结果那天我的车晚点了两个多小时,学生的父母、姐姐、姐夫就这样饿着肚子,在清迈车站等了我快3个小时,因为他们提前半个多小时就到车站了。学生的家人得知我是第一次来清迈后,带着我去品尝了清迈的特色小吃,还把我送到了酒店,这期间我听她的家人讲了很多他们50多年前初来泰国闯荡的故事。学生的父亲为了治疗母亲的卒中后遗症,自己开始学着看医书,还给她的母亲开出了专门治疗卒中后遗症的补阳还五汤,令我十分震撼。只有对家人的爱,才能支撑着一个学历不高的老人重新开始学习医学知识,为自己太太看病。

第四周的方剂学课堂显得格外热闹,也许是学生们知道这周的课上完,我就要回中国了吧,因此他们格外积极地问我各种问题。有一次课堂上,有个学生说要请假去医务室,我问她是因为什么要去医务室,结果她说脚扭了很痛,去医务室开点止痛药。我心想:开点止痛药,还不如我给你扎一针来得快呢。于是我拿出了书包里的针,朝着她脚踝痛处的对侧上肢痛点扎了一针,并嘱咐她扎针的时候慢慢活动自己的脚踝。大概10分钟后,她的脚就不痛了,于是这次请假就被我的针给阻止了。班上的同学们看到这一幕,更是激动得纷纷联系家人,让家人把病情发过来给他们,他们则排着队一个个来咨询我,搞得很是热闹。

第四周的方剂课结束了,我也要收拾行李启程回国了,当晚我收到了很多泰国学生的短信,他们表达了对我的感谢与祝福,我也都一一回复了。虽然很不舍,但是可爱的孩子们,我相信很快我们会再相遇的,希望你们的求学路上一切顺利,学有所成,也希望中泰两国在中医交流方面能一直保持着良性的互动,将来能有更深入的合作。

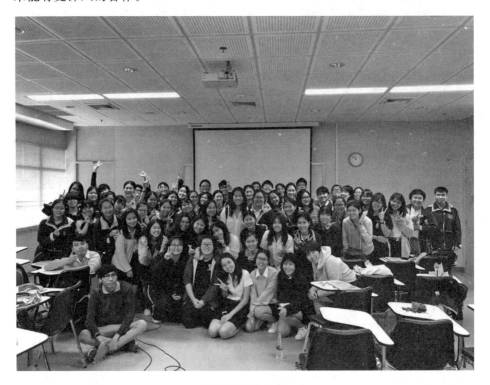

与泰国学生合影

健康小百科

(一)少精子症

少精症,亦称精子减少症或精子稀薄症。WHO 称为"少精子症",其标准是精子计数(密度)低于 $20 \times 10^6/mL$,和(或)一次射精总的精子数低于 $40 \times 10^6/mL$ 者。由精子数减少而致男性不育的发病率较高,是男性不育的主要原因之一。精子密度与生育能力一般呈正相关,以往认为,正常男性精子计数不应少于 6000 万/毫升,但临床上发现亦有精子计数低于正常而受孕者。因此,判断男性的生育能力,不能单纯以精子数的多少来决定,精子数低于2000万/毫升这个标准,只能说明睾丸生精功能明显下降,生育机会明显减少,临床上还应根据精液的其他检测值综合分析[1]。

1.少精症治疗[1]

(1)西药:①氯米芬(克罗米芬)治疗,用药方法有连续法和循环法。连续法每日口服50毫克,连用6个月;循环法1次/天,每次口服25毫克,连用25天停5天,为一个疗程,一般连用6个疗程。②精氨酸治疗,每日服精氨酸1克,疗程一般为6个月,一般可使65%的病人的精子数和活动力获得改善。③睾酮治疗,十一酸睾酮口服(商品名:乐仕),1次/天;或十一酸睾酮肌内注射,每月1次,共3个月;或皮下植入内含睾酮25毫克的小丸,也可使生精功能障碍获得改善。

(2)中药:中医文献中没有关于少精症的记载。该症统属于中医的"精少""精清""精薄"等证中,属虚劳范畴。本症在男性不育症中最为常见,中医辨证治疗效果亦较满意,临床上主要从以下五大证型来进行论治,分别是:①肾精亏损(常用方剂五子衍宗丸合七宝美髯丹加减);②命门火衰(常用方剂金匮肾气丸合保元汤加减);③气血两虚(常用方剂河车种子丸);④湿热下注(常用方剂龙胆泻肝汤合六味地黄丸加减);⑤气滞血瘀(常用方剂血府逐瘀汤加减)。

(二)弱精子症

对于精子活力的评价,WHO的标准是:a级(快速直线运动)达到25%以上,或a级加b级(慢速直线运动)之和大于50%。那么,精子活力低下则是指a级精子少于25%,或a级加b级少于50%,WHO将此命名为弱精子症。有人统计,精子活力低下所致的不育占整个男性不育的60%~80%,其中,有原发的,也有继发的;有单纯精子活力低下者,也不乏伴有精液等其他异常者,因此是男性不育的主要原因之一[1]。

1.弱精症治疗[1]

(1)西药:内分泌功能低下者,可用维生素E、克罗米芬治疗;性腺或附属性腺炎症、结核者,可用抗感染、抗结核治疗。

(2)中药:中医学中无"弱精子症"之病名及记载。但本症与中医"精寒""精冷"等证有关,多由先天禀赋不足,或久病体虚,或房劳过度致肾阳亏虚、肾精不足,气血亏虚,或嗜肥甘茶酒,湿热内蕴,下注肝经而成。现代中医学家辨治本病体系已经形成,临床疗效也比较满意。临床上,主要从以下四大证型来进行论治,分别是:①命门火衰(常用方剂右归丸加减);②肾精亏虚(常用方剂五子衍宗丸加味);③气血两虚(常用方剂十全大补汤加味);④湿热下注(常用方剂龙胆泻肝汤加减)。

小贴士:如果发现小两口结婚一年多来,每次同房都未采取任何避孕措施,而且性生活正常(每周两次以上),但是老婆却迟迟没有怀孕,请不要着急着把"锅"甩到女方身上,也有可能是男方的小蝌蚪不给力哦。因此,在带着老婆去医院检查的同时,请一并把自己带去男科检查,看看你的精子是否偏少,或者你的精子游得太慢了……临床上,少精子症往往同弱精子症同时出现,中药治疗少、弱精子症效果较理想,如果治疗得当,患者的精子数目和精子活力均能得到改善,疗程一般在半年左右。

2.少、弱精子症注意事项

(1)适当节制房事,忌恣情纵欲。

(2)饮食宜清淡,戒烟酒、浓茶及其他刺激性饮料和食物,忌食肥甘厚味和辛辣之品,药食配合治疗可提高疗效。

(3)避免不良因素的刺激,如紧身裤、蒸汽浴等;治疗原发病,如放射线、药物的作用,生殖腺及附属性腺感染等。

(4)增强信心,按医嘱坚持服药,不可时断时续。

(5)药膳食疗:①海参粥(海参适量、糯米100克,先将海参浸透,剖洗干净,切片煮烂,后加入糯米,煮成稀粥,调味服食),适用于肾精亏损不育者;②薏苡仁粥(每次取薏苡仁30~60克,加大米100克同煮粥,早晚各食1次),具有清热利湿之功,适用于因湿热所致的精子活力低下症。

参考文献

[1] 王琦.王琦男科学[M].河南:河南科学技术出版社,2007.

我在大马教中医

马来西亚简称"大马",是一个自然资源非常丰富的国家,是世界上最大的天然橡胶、棕榈油及锡的出产国,同时也是优质热带硬木的重要出产国。厦门大学马来西亚分校,简称厦大马校,于2016年开始正式办学,这是第一所在海外设立的中国知名大学分校。2018年4月份,应学校的要求,我开始外派马校参与中医学院的教学任务。

初到大马,我有点紧张,有点不适应,这个只有夏季的国度,用它的炎热和蚊子,迎接着我们的到来。炎热的气候导致大家白天都不愿意去户外活动,因此造就了吉隆坡大量密集且高大上的购物商厦,当地人更喜欢躲在开着空调、温度超低的商厦里购物。才来没几天就要开始上课了,第一堂的方剂课,当地的学生就给了我"下马威"。他们非常的活跃、积极,有不懂的地方会立即在课堂上提出,互动性非常强,很好学,很勤奋,因此每堂课都要十分用心去准备,不得有一丝怠慢。

第一堂课我给大家分享了一些临床案例,结果一下课就有一个学生来找我看病了,可是我很犹豫,一方面,初来乍到,人生地不熟,另一方面,学生自己说他得的是"白喉",白喉作为急性呼吸道传染病,我还没有接触过,所以不敢贸然接下这个病人。可是学生没有给我拒绝的机会,一下课就跟着我,我说:"这边买药不方便吧,要不你去大医院治疗吧。"学生似乎不觉得这是个问题,说:"老师,只要你帮我们开了药,我们这就开车去市里买。"无奈之下,我只有硬着头皮上了,查看了一下学生的扁桃体,确实覆盖了厚厚的一层白色物质,咽喉红肿,全身酸痛乏力,发烧,大便五六天未通了,没有胃口,舌红苔黄燥,脉滑数。虽然有白膜覆盖,但是我觉得这不是白喉,而是化脓性扁桃体炎,可是当时手上也没有棉签,所以没有搔刮下白色覆盖物看到底是脓性分泌物还是伪膜。结果到了晚上9点多,学生才开始熬药,一直到11点多才服用。我跟同行的前辈说了这件事情,他们都劝我不要接这个病人,万一出了事情,在异国他乡十分麻烦,所以我这颗心一直悬着。大概过了半个小时,这位学生发来信息,说:"大便通了,而且一下子就拉了三四次,整个人轻松了许多。"我这才稍微放松下来。可是第二天,同行的前辈再次叮嘱我让他去医院接受治疗,不要私底下帮他治疗,要是出了什么问题,谁都担当不起这个责任。我正在编辑短信,准备跟这个学生说,要是症状没有明显改善,就去医院吧。信息还没发送出去,学生就发来他咽喉部的照片,说他扁桃体附近的白色物质全部退掉了,咽喉也不痛了,整个人都轻松了。我激动地把照片给同行的前辈看,他也为我捏了把汗,有惊无险。

可是"潘多拉魔盒"一旦打开了,又怎么关得住呢?后来随着一堂课一堂课上下来,学生对我也有了更多的了解,我也跟他们熟悉起来了。慢慢地,越来越多的学生拖家带口、一车一车地拉着自己的家人来找我看病,而在我的住处、在教室里、在路上、在饭堂、在学生的家里,甚至其他年级、其他学院、其他学校的学生也开始慢慢地有人来找我看病了。随着不同病人的到来,我在大马的生活开始变得十分丰富多彩,我也把一个个的病人请到我的课堂上来,请他们为我的学生讲述自己的病情,我再进行分析,这样真实的案例教学法反而赢得了学生的认可,最后在给教师的评价中我也获得了学生给予的颇高的好评。

有一次,一个学生带了自己的七大姑八大姨来我的办公室找我看病,如痛经、腰椎间盘突出、子宫肌瘤等各式各样的病,甚至她的大姑早上来的时候还在头晕、恶心、呕吐、腹痛、拉肚子,但回家吃了中药很快就好了。第二次她们又组团来找我看病的时候,她的干妈特地煮了吧生的肉骨茶带来办公室给我品尝。就是这样一批又一批有情有义的病人使得我独自在他乡的生活变得没有那么孤单。

后来应学院领导的邀请,我在厦大马校举办了一场讲座,教务处担心我的讲座会冷场,因为毕竟我只是个新人,又是中文讲座(厦大马校除中医、中文,其他所有专业均为英文授课），所以他们特地选了个很小的教室作为我的讲座地点。可是，当天的讲座来了50多人，现场座无虚席，还来了很多其他专业的学生，还有经济学、计算机系的两位教授。讲座结束后，不少学生表示没想到中医这么有趣，想转到中医系来。看到这样的信息，我真的特别的欣慰。

某天的下午，一条信息撩拨了我的心弦。一位有过一面之缘的学生给我发来信息说："朱老师，我被校医院诊断为麻疹，他们没有特别好的药物治疗，你可以帮帮我吗？"我没有及时回复，一方面，顾虑着自己万一被传染了，那我的教学任务怎么办？另一方面，还没看到他本人，不知道真实的情况怎么样，担心中药效果要是不理想会耽误他。所以我犹豫了一会儿，但是躁动的心还是鼓动着我去帮助他。后来我让他戴上口罩，披件衣服出来让我看下。他两只眼睛充血、一直流泪，怕风，整张脸布满密密麻麻的疹子，全身上下都是红疹，咽喉剧痛，发烧，骨节疼痛。询问他疹子出来的顺序，才知道他是四肢先有，接着往头面长，我心想这顺序不是反了吗？

不管怎么样，还是先开点中药试试吧。我给他开了小剂量的解肌透疹的中药，也叮嘱他注意休息，不要吹风受凉。可是事情并不顺利，校医院上报了他的病情给学校，教务处要求他必须坐救护车去市区医院进行治疗，而且要暂时将他隔离起来。后来几经沟通，教务处答应给他一天的时间，如果没有缓解便立刻坐救护车去医院。除了学校这边的事情，吃中药对他自己来说也很有难度。一个留学生，在异国他乡，也不知道去哪里可以买得到中药，也没法自己出去买药，更没有煎药的器具。后来，我请我们班的一位大马学生帮他买药，结果这位善良的女孩子不但帮他买药，还帮他把药煎好，每天送到他楼下，时时刻刻关注他病情的变化。服药后第二天，他全身的麻疹更密集了，算是出透了，烧也退了。去校医院检查，医生说情况有所改善，病情也稳定了，可以先观察下。第三四天他的疹子就全退了，留下了一些色素沉着。

通过一个个真实案例的引入，学生们学习起方剂学来就更起劲了，后来有位学生知道我来自福州，告诉我："老师，你知道吗？马来西亚也有个城市基本上都是福州人，被称为'小福州'。"后来我才知道这座城市叫诗巫，于是应诗巫华人社团联合会的邀请,我从西马飞到了东马,用一部分的福州话加一部分的普通话完成了一次特别的讲座。因为台下的观众,也是我血脉相连的家乡人,所以感情格外浓烈。

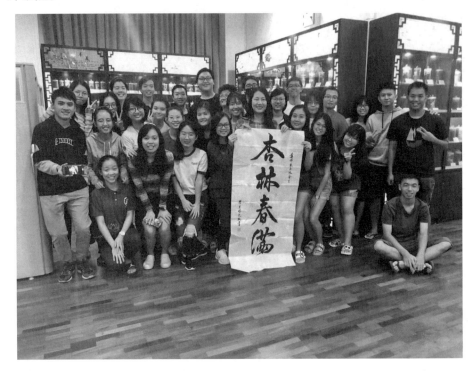

与学生合影

从 4 月份到 11 月份,通过不短也不长的大马教学之旅,我不但体验了南洋的一番风情,也收获了不少异国他乡的朋友。虽然回到厦门后,地理上的距离变得遥远了,但是在心理上,我觉得我们还是很近,近得好像走着走着,某一天又会走到一起。

健康小百科

急性化脓性扁桃体炎

急性化脓性扁桃体炎属于上呼吸道常见细菌性感染,以儿童、青少年多见;

多两侧扁桃体同时受累,乙型或甲型溶血性链球菌为本病的主要致病菌,非溶血性链球菌、葡萄球菌、肺炎链球菌、流感嗜血杆菌、大肠埃希菌、变形杆菌、厌氧菌、腺病毒等也可引起本病。上述病原体多属于正常人口腔及扁桃体内正常菌群,只有当某些因素使全身或局部的抵抗力降低时,病原体方能侵袭人体导致感染,而受凉、潮湿、劳累、烟酒过度、有害气体等均可为诱因。

1.急性化脓性扁桃体炎的诊断[1]

(1)临床表现:急性化脓性扁桃体炎起病较急,咽痛为其主要症状,初起多为一侧,继而可发展到对侧,咽痛剧烈者,吞咽困难,可有同侧耳痛;由于咽部及软腭肿胀,讲话言语不清,呼吸费力;如果发展为扁桃体周围炎,还可出现张口受限;若炎症侵及咽鼓管,则可有耳闷、耳鸣和听力减退。患者多有全身不适、疲乏无力、头痛等,常有发热,体温可达38~40℃,甚至40℃以上。婴幼儿可有腹泻。

(2)体格检查:患者呈急性热病容,扁桃体肿大明显,表面有黄白色脓点,在隐窝口有渗出物。脓点可融合成假膜状,不超出扁桃体范围,易拭去,不留出血创面。咽部黏膜呈弥漫性充血,可发现腺样体或舌根扁桃体红肿,下颌淋巴结常有肿大压痛。

(3)实验室检查:患者外周血白细胞总数升高,中性粒细胞增多。

小贴士:当突然出现咽痛,吞咽则疼痛加剧,扁桃体隐窝口处有脓性渗出物,发烧等症状时,有可能是患上了急性化脓性扁桃体炎,很有可能这段时间常熬夜、休息不够导致抵抗力下降,又或者这段时间常吃烧烤等刺激性食物。不管是由于什么原因患上化脓性扁桃体炎,都应该多休息、多饮水,不必太过于担心,一般经过得当的治疗,愈后良好。

2.治疗

(1)西医[1]:

①对症治疗:咽痛较剧烈、高热、头痛与四肢酸痛者,可口服解热镇痛药,如对乙酰氨基酚、阿司匹林。

②抗感染治疗:抗菌药物为化脓性扁桃体炎的主要治疗药物。青霉素类药物对主要致病菌具有抗菌作用,为首选,可选用青霉素,或口服阿莫西林等。药

物疗程应达 10 天以彻底杀灭病原菌,避免链球菌可能导致的变态反应性并发症。

(2)中医[2]:急性化脓性扁桃体炎对应中医的乳蛾病,是儿科最常见的咽喉疾病,临床上主要从以下几个证型进行治疗:风热乳蛾(轻证常用方剂为银翘散合翘荷汤,重证常用方剂为牛蒡甘橘汤)、阴虚乳蛾(常用方剂为养阴清肺汤)。

朱医生说:本篇中所提及的大马学生,假期去热浪岛游玩,正午时分还在太阳下暴晒,当天又喝了大量的冷饮,吃了许多烧烤。第二天回到学校就出现了高烧、浑身乏力、咽喉剧痛、吞咽时咽部疼痛加重、便秘(找到我求诊时学生已经连续 5～6 天没有排便了),随后在咽部隐窝口处发现了脓性分泌物,根据症状及疾病发生前的经历,我推断学生应该是患上了急性化脓性扁桃体炎。后来给予普济消毒饮及大承气汤合方,服用 1 帖后,大便即通,整个人就轻松了许多,咽部的脓性分泌物也褪去了。连续服完 3 帖药后,身体就恢复了正常(此方仅供参考,请在医生的指导下进行治疗)。

3.注意事项

(1)患者需适当休息,多饮水,食用易消化、富于营养的半流质食物或软食。

(2)避免辛辣刺激的食物。

(3)平时要注意增强体质,多补充维生素 C。

(4)平时还要注意生活规律,需要保证充足的睡眠。

参考文献

[1] 国家基本药物临床应用指南和处方集编委会.国家基本药物临床应用指南:化学药品和生物制品(2012 年版)[M].北京:人民卫生出版社,2013.

[2] 成都中医药大学.中医儿科学[M].成都:四川科学技术出版社,2007.

另请高明

我记得 11 年前,我跟随方老师学习中医时,方老师对我提出了一个要求,就是要先会背孙思邈的《大医精诚》及张仲景的《伤寒杂病论·序》,然后才会考虑是否要收我入师门。方老师是希望我能明确学医的初心,成为一个兼具好医德、好医术的好医生,倘若我学中医仅为了逐利,他绝对不会教我一丝一毫的医术。我记得在检查完我这两篇文章是否背熟后,方老师对我说:"可能再过几年,你已经不会背这两篇文章了,这些并不要紧,但《大医精诚》里的一段话,你这辈子都别给我忘记,那就是'凡大医治病,必当安神定志,无欲无求,先发大慈恻隐之心,誓愿普救含灵之苦。若有疾厄来求救者,不得问其贵贱贫富,长幼妍蚩,怨亲善友,华夷愚智,普同一等,皆如至亲之想。亦不得瞻前顾后,自虑吉凶,护惜身命。见彼苦恼,若己有之,深心凄怆。勿避险巇、昼夜、寒暑、饥渴、疲劳,一心赴救,无作功夫形迹之心,如此可做苍生大医,反之则是含灵钜贼'。"

11 年来,这段话我还真没有忘,它已经融入我的大脑,成为我的行医准则,也才有了我在门诊上发生的许多刻骨铭心的小故事。不管是扫地的阿姨、月嫂、家庭主妇、公司老总、各级领导,中国人、马来人、泰国人等,我都一视同仁。不管是普通的疾病还是病情危重的疾病,我都全力以赴,实在能力不及的,就亲自带着病人去找我的老师们求医问药。可是我曾对一个小女孩格外的偏心,她既非达官贵人,也非穷苦人家,但是我还是想给她再多一点点的关爱。

之前我做了一场过敏性疾病的科普讲座,没想到这个讲座后续效应这么强大,以至于到了第二年当时听讲座的朋友们还会来找我。QQ(化名)就是这场讲座的听众之一,她可能一开始其实对我的医术半信半疑,所以即便她女儿有哮喘，她也从来没有找过我，只敢先用我在讲座上建议的食疗药膳试试，也许是想先考察我，看看值不值得带孩子来找我看病。有一次我的公众号推送了一篇"有温度的诊室"后，QQ就私信我说，她想带孩子过来看病。我也十分理解她为什么会拖这么久才带小孩来看病，一是对我的不信任，二是她还在上班，带孩子来看病还要跟公司请假，三是路途遥远，花在路上的时间太久了。

那天，QQ带着一双儿女来就诊，女儿是过敏性哮喘，儿子是慢性鼻窦炎。这一双儿女经过一段时间的中药治疗后，儿子的慢性鼻窦炎已经痊愈了，女儿的过敏性哮喘也可以停用氯雷他定片＋孟鲁司特钠＋阿莫西林以及一天一次的雾化了。可是到了年底，几乎每家公司都忙得不可开交，QQ的公司也不例外，她请不了假，于是就让她的母亲带着一双儿女来就诊，可是我觉得有点意外。为什么QQ的母亲在跟我说话的时候，要打开手机免提？是要录音吗？还是……原来是QQ让自己的母亲轮到她女儿看病时，给她打电话，她也想听听我跟她母亲的对话，她不想错过有关女儿病情的点点滴滴。

QQ和QQ的母亲都分别跟我讲了QQ女儿第一次发作哮喘的来龙去脉，而QQ的母亲两次回忆起当年的场景都十分的生气，眼眶湿润。但QQ讲这段故事时，却一如既往的轻声细语，详详细细地说起了这段故事。QQ女儿在读幼儿园时，因为午睡的时间讲话，很不乖，被老师拎到一个空房间，让她罚站，结果QQ女儿很生气，就开始大哭大闹，越哭越大声，声音大到隔壁房间都能听到，还是会影响到小朋友们的休息。于是老师就把她直接拎到一楼更空旷的地方让她待着。要上课了，QQ女儿大哭着走到教室，老师怕她影响其他小朋友的情绪，就不让她进来，把门关上，结果QQ女儿很生气地朝着门用力地踹了几脚，把老师气得直接把她拎到操场上去罚站，结果QQ女儿站着哭了一下午。QQ来接女儿的时候，老师说小朋友太不乖，表现太不好了，影响了其他小朋友。QQ赶紧说对不起，便带着女儿回家了，可是走了一会儿她女儿就走不动了。QQ把女儿背回家，当晚她女儿首次暴发哮喘，嘴唇青紫、喘息气促，家人便赶紧将其送到医院抢救。幼儿园老师知道当晚QQ女儿住院了，送了一盒牛奶以示关心。

QQ全程没有义愤填膺，很平静地讲完了这件事，却泪流满面。QQ不但用文本还用 Excel 表记录了女儿每天的病情变化，晚上常常因为小孩一点点的呼吸声重，就惊醒过来，很是担心，也会录音发给我听。从第一次过来门诊看病起，QQ 几乎天天都有问题通过微信问我，细到什么不能吃什么能吃、咳嗽有痰、呼吸声重等，这么多的病人如果一一回复，那我一整天都不用干活了，可是对她我几乎有求必应。哪怕是有时忙到太晚了，不能及时回复，我还会跟她说一声抱歉，回复晚了。一直到农历新年前，QQ 女儿的哮喘都控制得非常理想，也停掉雾化和西药 3 个多月了，哮喘也没有发作过，只是现在有时还是会咳嗽，感觉喉咙有异物。在整个治疗过程中，我也体会到了 QQ 女儿的调皮、有个性、倔强的一面，但是我都尽量晓之以理，动之以情。

可是过完年后 QQ 女儿再来复诊时，我发现她越发调皮、个性也越发张扬了，也许是好了伤疤忘了痛。刚开始 QQ 女儿是由外婆带来复诊的，因为是刚过完年后的第一次门诊，外婆就让她跟我说新年好，小朋友很有个性地说："我才不说呢！"在门诊上也一直调皮捣蛋，跟外婆顶嘴，我在给其他病人做针灸治疗时，她就在我旁边晃来晃去，搞得其他病人很紧张，生怕她会碰到他们的针。等看完病要走时，外婆让她跟我说再见，她头也不回地直接走了。年后的第二次就诊，QQ 带着她女儿来了，因为她们排的是第一个号，所以就先给她们看，可是 QQ 的女儿，一直在玩手机，并说："第一个看有什么好的，我不想看，我要玩手机，要看你自己看。"结果就一直僵持着，QQ 执意要现在看，她女儿就是不看，一问三不答，足足花了半个多小时诊疗才结束。

第三次复诊时，情况更是糟糕，我一进诊室就闻到了一股中药味，原来是QQ 把女儿的中药放在保温杯里，带到门诊来喝，结果小朋友就发出各种干呕的声音来。我经过她们身边时，小朋友直接说："我不要喝这个中药，跟大便似的，恶心死了，一点效果也没有。"我听了心里有那么点不舒服，但也不会跟一个还在上小学的孩子计较。可是后来 QQ 的女儿更来劲了，说话声音也越来越大，不停地发出一些作呕、哭闹的声音，搞得其他的病人非常的痛苦，面露难色，有一位大姐在旁边听得都快呕吐了。轮到 QQ 女儿看病时，她更是把我的电脑和键盘的电线拉来拉去，一直踢我的桌子。她说她一直咳不停，我说你怎么跟我说话时也不呕不咳了，她就立刻开始不停地咳嗽，我怀疑她是因为不想再喝药了而故意表现出这些症状来，而且我一点也不相信她这两天会无缘无故咳嗽变得剧烈。

QQ的女儿一直说她不想吃中药了，她妈妈说："难道你要像以前一样，外婆天天拖着你去医院做雾化，吃激素药吗？你要一辈子这样吗？现在好不容易快要看到黎明了，你再坚持一下好不好。"结果QQ的女儿很大声地说："中药那么难喝，跟大便似的，还不如吃西药呢，我就要天天吃西药。"我跟QQ说让她和女儿沟通好再过来看，QQ不肯，还是希望能继续中药治疗。我说："你要先做好你女儿的思想工作，毕竟喝药的是她，不是你。"结果她俩还是一直坐在我桌子旁边，不肯挪一挪位置，其他病人都看不了。后来我干脆就再搬了一条凳子，让病人跟我并排坐。我在给病人扎针时，QQ的女儿还是不停地乱窜，我挺生气的。我直接把我的猜测告诉了QQ，我说："你女儿这两天突然咳嗽加重有可能是装的，她应该是抗拒中药才做出这系列举动来。"QQ看了看她女儿，发现她女儿的眼神有点"似曾相识"，好像是被我说中了一样。我在跟QQ解释的时候，我说一句话，她女儿顶一句，让我实在很无奈。

最后我告诉QQ，今天这个病我不治了，你们另请高明吧，虽然QQ还是苦苦哀求，但是她女儿脸上露出得意的表情，一脸我终于不要吃中药的喜悦了。不管QQ怎么好说歹说，只要她女儿的想法没有转过弯来，今天的药我是坚决不会开的。后来僵持了很久很久，QQ看到我是铁了心了，就带着女儿回去了，并说："回家看我怎么收拾你。"我并非狠心，而是想通过这次的"拒绝就诊"，给她女儿一个明白道理的机会。这个年龄段的小孩已经不是听不懂道理的时候了，不是所有人都会包容你的任性和调皮，幼时因为调皮而意外得了"哮喘"的经历应该作为一个教训记在心里。如果还是这样好了伤疤忘了痛，继续任性、调皮捣蛋，将来可能还会引起其他不必要的伤害。任性不是一种错，但是它却会伤害自己和他人，不是每个医生都有耐心，用一两个小时的时间听你抱怨、发牢骚的。

她从最初的咳嗽剧烈、频繁，一直要靠雾化和西药来控制，一停药就哮喘发作，到现在已经3个多月没有吃过西药、做过雾化，没有发作过哮喘了。如果还不珍惜医生为治疗你所付出的点点滴滴，反而视自己的病情好转为粪土，那还有哪个医生愿意继续全心全意地为你治病呢？到医生心灰意冷时，吃亏的一定是你自己。这次的"拒绝接诊"后，QQ女儿也没有中药喝了，因为很害怕女儿的哮喘会发作，QQ赶紧又把所有的西药通通给她女儿用上。大概过了一星期，我还是放心不下这个孩子，我问QQ孩子情况怎么样了，她说还是咳，与此同时，QQ的母亲得了肺炎，小儿子又感冒了，她自己也咳嗽了，我听了心里很难受，告诉QQ："如果还相信我，就带孩子来吧。"QQ说："我相信你，我周一带孩子去门诊找你。"这是我学医、从医12年来第一次拒绝病人，我是真心希望通过这次的教训，QQ的女儿能够慢慢地懂事起来，不要再因为任性而给自己的生活带来任何不必要的麻烦。

后来，QQ又带着一双儿女来复诊了。QQ兴奋地告诉我，她的女儿参加了校运会的400米跑步比赛。原本她十分担心女儿，并特地到学校去，想全程陪着她，万一跑步时哮喘发作，她就能第一时间送女儿去医院。可是结果让她太兴奋了，在没有服用西药，也停掉中药的情况下，她的女儿并没有因为剧烈的运动而哮喘发作。QQ高兴极了，良药苦口，终见曙光……

健康小百科

有关支气管哮喘的详细信息，请参考《涅槃重生的小女孩》这篇文章。

"一见钟情"

　　"一见钟情"出自清朝墨浪子《西湖佳话》："乃蒙郎君一见钟情,故贱妾有感于心。"狭义上来说,"一见钟情"是指男生或女生一见面就对对方产生了感情,一见面就喜欢上她(他)。但是广义上来说,"一见钟情"又可以泛指对一切事物初次见到便心生好感。例如,我对博导的"一见钟情",初次见面,便想听其传道授业解惑;又如,我对最美校园——厦大的"一见钟情",初次游玩,便想将来是否有一天可以在这么美的大学里学习、工作、生活。我曾经历过各式各样的"一见钟情",却没想到"一见钟情"也可以发生在"医患之间"。

　　2019年农历年前的一个星期,我的门诊来了个素未谋面的老大爷,他在儿子的陪伴下来到我的门诊。他的儿子询问我说:"大夫,我家老爷子头晕,你这可以看头晕吗?"我点头示意说:"可以。"于是老大爷就在我的门诊坐下候诊了,等叫到老大爷的号时,老大爷跟我说:"小姑娘,你是哪里来的? 以后都会在这吗?"我回答说:"我从北京过来的,以后会固定在这出门诊的,您具体是哪里不舒服呢?"老大爷说:"太好了,你以后就留在厦门,别走了,搁这里挺好的。"我笑了笑,这老大爷太可爱了,正想接着问老大爷的病情,他的儿子又说:"我家老爷子,刚在门诊观察你很久了,他就想跟着你看了。我家老爷子治病看眼缘的,他瞧着你挺好的。"

　　听到老大爷50多岁儿子的这番话,我当时还挺不好意思的,权当他们说笑了,继续接着问诊,了解到:老大爷平时总感觉头晕,有时晕得厉害了都得躺床上,生怕摔倒,而且老流口水,每晚睡觉前,口水多得都得吐上几口才能躺下。第二天早上起来,还得赶紧吐几口才舒服点。因为口水总往下流,老大爷下嘴唇的两侧嘴角往下有两条长长的红色印迹,只要口水一往下流,这两条印迹处的皮肤就渍得疼。而且老大爷总感到心慌,大便拉得很费劲,但是大便一点也不硬,就是感觉排便时使不上劲。老大爷虽然80多岁了,但是头脑很清楚,也没有什么慢性病,血压、血糖、血脂都在正常范围内。

我想,老爷子这是因为年纪大了,各方面机能衰退了,于是看完舌脉后,我给他开了一周的补中益气汤＋济川煎＋苓桂术甘汤加减。老爷子说:"朱大夫这马上就过年了,您什么时候恢复门诊呀?"我说:"我初七恢复门诊。"老爷子说:"朱大夫,那麻烦您多给我开一个星期的药吧,这样我正好能够吃到初七,吃完再来找你复诊。"我想也可以吧,就给他开了2周的药,因为老爷子年纪大了,自己没法煎药,也不想给儿女添麻烦,就让医院药房代煎了。

初七到了,正常我应该要恢复门诊了,可是我失约了,因为我得了流感,发烧到全身无力,咳嗽到撕心裂肺,黄绿色鼻涕直流,大概躺了4天才勉强能下来走路,所以我只能跟医院请病假,申请停诊。原以为周一的门诊停了,熬到周四我应该就能好起来了,可是不曾想,这次的流感十分厉害,烧退了后,呼吸道的其余症状丝毫没有减轻。一方面,考虑到自己的身体状况,另一方面,也害怕会传染给病人,索性我就再申请停诊一次。

遇到突发情况我必须要停诊的话,我一般会及时告知病人的。可是因为老大爷是初次相识,我没有留他的任何联系方式,他也没有我的任何联系方式,因此无法通知他。老爷子如约来医院找我复诊了,可是他等了一个多小时后发现我还没有来,就去问医院的工作人员我今天会不会来出门诊。医院的工作人员说我生病停诊了,老爷子就赶紧问:"病得要不要紧,那朱医生周四来不来?"工作人员说:"我也不太清楚,这个回答不了你。"

老爷子拄着拐杖回家了,周四老爷子又来了,他又坐在诊室门口等了一个多小时,好不容易等到一个看着像医院工作人员的人,他赶紧去问我的情况,后来那个工作人员说:"朱医生生病了还没好,你可以关注我们医院的公众号,我们平时会在公众号上面通知医生的门诊情况。"老爷子拄着拐杖回去了,他还是不知道我什么时候能恢复门诊,因为他不知道该怎样关注医院的公众号。

我这次的流感真的病了很久，我心想周一的门诊还是先暂停吧，可是看到很多病人私信我，有的问自己的药快吃完了，接下来该怎么调理？有些则是急性病，要赶紧解决。我仔细掂量了下自己的身体是否能承受得了一个下午的门诊加一晚上的校选课，因为门诊加上课的时间长达 7 个小时，对于流感还没完全好的我，确实是个挑战。那天思想斗争了很久后，我还是决定去门诊。我走到门诊的时候，一下子就看到了老大爷，老大爷激动地站起来，拄着拐杖走过来说："朱医生，你可算来了，你身体好些没，我来这里找了你几次，你都不在，我还以为自己记错了你的门诊时间，周二、周三我也过来瞧了瞧，是别的医生在出门诊了。"

我心里听了很不是滋味，让一个 80 多岁、腿脚不便的老大爷大老远折腾了这么多次，实在心有愧疚。进诊室后，老大爷第一句话就是："朱医生以后都会来吧？你不会走吧？你就在厦门了吧？"我说："放心，我就在厦门，我就在这出门诊了。"老大爷说："刚开始吃第一周的药时人感觉都挺好的，但是喝后面一周的药时，一直拉肚子，肚子不舒服，而且那药的味道跟第一周药的味道完全不一样，感觉那代煎的药坏掉了，于是第二周还剩下 3 天的药没喝。"老大爷并不知道代煎的药最好放冰箱里冷藏，虽然厦门现在是冬天，但是天气还是比较暖和的，熬好的中药放在常温下半个月确实有变质的可能性。

这次我就给老大爷开了一周颗粒剂让他带回去服用，临走的时候老大爷又再次跟我确认了一下，我下周是否还会来出门诊，得到肯定答复后，老大爷离开了。可是没想到，下周一的早上我竟然在医院的门口碰到了老大爷。老大爷对于不是我的门诊时间，而我又出现在医院感到很诧异，他就像对待自己的孙女一样问我："朱医生没事吧，身体哪不舒服了？"我说："我没事，我过来帮我妈妈拿一点药。"老大爷说："哦，那就好，药都拿好了吗？下午会出门诊吧，我这周吃了你的药都没有晕了，我现在过来帮我女儿挂个号，我女儿有慢性咽炎，这次咳嗽都咳了两个多月了还没好，所以下午我带女儿过来给你一起看下，我才放心。"

我说："好呀，那咱们下午见，您走路慢点，我就先回去了。"下午的门诊，老大爷带着他的女儿第一个排在诊室门口，见到我很是高兴，说："朱医生，我心慌好多了，头晕一整个星期都没发作过，而且口水的量减少了很多，大便排出来也不那么费劲了,想再开点药接着调理一下。"我就帮着老大爷又开了一个星期的药。对于他女儿的咽源性咳嗽,我也给她开了3帖药,后来她女儿很高兴地打电话给她爸爸说,吃了3帖药,两个多月的咳嗽好得差不多了,嗓子也不沙哑了。老爷子又来复诊的时候,把他女儿吃药后的情况跟我分享了一下,并告诉我:他这半个月来头晕一次也没有发作过,大便不费劲了,心慌也没发生过,就是口水还是有点多,特别是在睡觉前那会儿。

于是我给老爷子又开了一星期的中药颗粒,让老爷子回去好好巩固一下,吃完就不用过来复诊了,平日里可以吃点人参养荣丸来做日常保养。要离开诊室时,老爷子跟我要了张名片,希望能保持联系,他说:"闹心的时候,就想跟我说会儿话。"然后又再次问了我:是否以后都会在这里出门诊,以后都不走了吧?从我认识老大爷开始,到他第四次来看诊,他跟我说这句话的次数可能有六七次了吧。没过多久,老大爷就在儿媳妇的帮助下将自己坐在轮椅上的老伴也推到诊室来找我调理身体。

通常,医生看病,病人治病,看完不管好还是没好,都很少会"再续前缘"了,毕竟看病不是什么好事,看好了就不用来了,看不好就换个医生看了。我很庆幸自己门诊的病人,不管是看好了,还是没看好,绝大部分都跟我"再续前缘"了。这当中有很多像老大爷这样对我"一见钟情",就是认准我的病人,他们雷打不动地跟着我,即便他(她)的病治好了,他(她)的七大姑八大姨又在他(她)的引荐下成了我的病人;而有一些则是"日久生情"的病人,也一直跟着我,哪怕我第一次没有把他(她)治好,但是他(她)还是愿意给我尝试第二、三、四次的机会,除非我自己主动放弃,告诉他(她)这个病我治不好了。当然,也有很少一部分病人看过一次后再也没有来了,我也不知道他们是治好了,还是没治好,但我相信多半是没治好吧。

"一见钟情"的医患情谊,虽让我这个小医生受宠若惊,却也十分感恩病人所给予的认可。我既没有妙手回春,也没有声名在外,但是他们的信任却让我充满动力,我定会在医途上砥砺前行,正如我的博导王琦教授给予我的毕业赠言:"读书以得真谛,临证以获真知,走业医为民之路"!

头晕

头晕表现为头脑昏沉、头重脚轻、头胀、眼花等感觉,是临床常见的症状之一,常由心血管疾病、神经系统疾病、全身中毒性疾病、代谢性疾病、眼病、贫血和抑郁症等疾患所引起。当头晕合并平衡觉障碍或空间觉定向障碍时,患者感到外周环境或自身在旋转、移动或摇晃,称为眩晕,是种运动幻觉或错觉。眩晕又分为前庭系统性眩晕和非前庭系统性眩晕,前者又称真性眩晕,后者又称头晕。老年人的各系统功能退化,相互协调功能亦减退,头晕主诉多。

1.头晕常见原因[1]

(1)躯体因素:

①心血管疾病:心律失常、高血压、心肌梗死、心肌病、风湿性心瓣膜病、心力衰竭、动脉硬化、血栓栓塞、血管炎引起的小动脉病变、颈动脉窦过敏等。

②内分泌系统疾病:甲状腺功能低下、糖尿病、胰岛素或降糖药等引起的低血糖等。

③血液系统疾病:慢性贫血、白血病、红细胞增多症、各种急性出血等。

④呼吸系统疾病:气胸、慢性阻塞性肺病等肺部疾病。

⑤感染性疾病:各种感染。

⑥颈椎病、颈椎骨质增生引起的椎基底动脉系统供血不足。

⑦眼、鼻、口腔疾病:屈光不正、复视、眼压异常(青光眼)、配戴眼镜不适、视觉疲劳、龋齿、慢性鼻窦炎等。

⑧其他:直立性低血压、尿毒症及各种药物因素等。

(2)功能性因素:过度疲劳、焦虑症、抑郁症、失眠、更年期综合征、癔症、疑病症、过度换气和呼吸性碱中毒等。头晕还可见于应激状态、情感障碍。

小贴士:头晕是一个临床上常见的症状,当出现头晕时,首先,要辨别自己是头晕还是眩晕。眩晕的体验是一种旋转的感觉,常有耳鸣、听力下降等,而头晕常无旋转的感觉,一般也不伴随听力减退,耳鸣也不多见。其次,要回忆一下自己是否有原发病,或长期服用某些药物。70%的头晕实际上是由心因性原因所致,如情感障碍,正在经历的应激事件也可引起,有一些是和躯体疾病并存的情况。当频繁出现头晕时,建议尽快去医院检查,明确病因,及早、及时治疗。

2.治疗[1]

首先应该仔细进行鉴别诊断,如为躯体疾病所引起的头晕,应该积极治疗原发疾病,如抗高血压治疗、调脂、降糖、纠正贫血等。头晕作为心身疾病常见的症状,除药物治疗外,病人可自行进行应激管理,如放松训练、静坐等。药物引起者需停药或换药。直立性低血压者需避免突然改变体位。烟酒嗜好者需戒除烟酒。浓茶、咖啡也是要注意的问题。焦虑、抑郁等情感障碍者除提供其心理行为干预外,可考虑苯二氮草类药、抗抑郁药等,严重者应转诊至精神科医生处诊治。

中药[2]:中医学将头晕与眩晕都纳入眩晕范畴。临床常见风阳上扰(常用方剂天麻钩藤饮)、痰浊中阻(常用方剂半夏白术天麻汤)、瘀血阻窍(常用方剂通窍活血汤)、气血亏虚(常用方剂归脾汤)、肝肾阴虚(常用方剂左归丸)等类型。临床上患者往往同时兼具几种不同的类型,因此需结合病人的具体情况进行对症下药。

朱医生说:在排除心脑血管系统、血液系统等原因引起的头晕后,针对以头晕为主诉的患者,我的常用方剂包括桃红四物汤、柴胡龙骨牡蛎汤、苓桂术甘汤、补中益气汤等。而由明确原发病引起的头晕,则以治疗原发病为主,治疗头晕为辅。

3.注意事项

(1)保持心情开朗愉悦。

(2)饮食有节,饮食以清淡易消化为宜,多吃蔬菜、水果,忌烟、酒、油腻、辛辣之品,少食海腥发物。体质虚弱者应加强营养。

(3)保证充足的睡眠,注意劳逸结合。

(4)头晕发作时应卧床休息,闭目养神,少做或不做旋转、弯腰等动作,以免诱发或加重病情。

(5)患者的居室应保持安静、舒适,避免噪声,光线应柔和。

（6）若由明确原发病引起的头晕，在有药物治疗的情况下，若头晕仍然频繁发作，应及早就医。

参考文献

［1］杨秉辉，乌正赉.社区常见健康问题［M］.北京：人民卫生出版社，2006.

［2］田德禄.中医内科学［M］.上海：上海科学技术出版社，2006.

令人感动的科普效应

我从来没有想过,平凡的我,有一天竟然能够影响一个陌生女孩的高考志愿填报,而仅仅只是通过一场公益讲座。更没有想到,这位女孩听完讲座,会来到我的门诊,静静地看我给患者看病,忙碌的我却全然不知。一场讲座让我被更多的朋友认识,而我也认识了很多朋友。虽然在两个小时的时间里,我记不住所有人的名字,但是感觉大家是那么亲切,好像已经认识了很久。有一位患者听完我的讲座后,提前一天跑去医院挂我的号,结果却落空了,因为我们的医院不能提前挂号,只能挂当天的号。当我得知这个情况后,我心里又欣喜又抱歉,欣喜的是她对我的认可,抱歉的是大热天让她白跑了一趟。

在《滚蛋吧!过敏君》的那场科普讲座上,有个小朋友跟着她妈妈一起来听讲座,课上小朋友很活泼,时不时给我一些小惊吓,我本想让她妈妈带着小朋友出去走走,以免影响其他听众,可是她妈妈还是想接着听,于是我就在小朋友时不时的小调皮中讲完了 2 个小时的讲座。后来她们母女俩都成了我的病人。有一次,小朋友的妈妈发来母女俩端起中药干杯的小视频,可把我给乐坏了。那位一听完讲座就跑到医院挂我号的大姐,更是一家四口都在吃我开的中药,每次还要商量谁先熬药。我想说,这份情义,朱医生也干了,万分感恩大家的认可。

还有一场《养生需要私人订制——你的蜜糖,他的毒药》的中医体质养生讲座结束后,我的门诊也迎来了很多的听众,其中有一位侯大哥,患有胆汁反流性胃炎,西医、中医都治了很久,也不见好转,病情反倒一直恶化。周一我给他开了 4 帖药,还把我的电子药壶借给他拿回去熬。结果 4 天后他来复诊时,我还在给其他病人做针灸,就已经远远听到他的声音了,他在诊室门口跟其他病人说:"我找了那么多专家都搞不定，朱医生的药我吃第一帖就不烧心了，比专家还专家。"听得我心里美美的。

还有反复长痤疮的许姐、长期长湿疹的张姐，以及有狐臭和早泄的占大哥等，我也记不清楚到底这两场中医科普讲座后多少听众来了我的门诊看病，但依稀有点印象，很多患者一进诊室就告诉我，是听了我的讲座，特地来找我看病的。这些患者除了找我看病外，还对中医体质养生产生了浓厚的兴趣，很多听众都学着辨识自己的体质以及亲朋好友的体质，并根据自己的体质进行药膳食疗。其中有个妈妈，辨识出来自己的儿子是痰湿体质，想要给自己的孩子煲荷叶山楂粥。结果这个药膳里就一点点大米，剩下的都是荷叶和山楂。妈妈让自己的孩子把荷叶山楂粥喝了。孩子却说这是黑暗料理，荷叶太粗了，咬不动。听了这个小故事，我笑得合不拢嘴。其实，讲座上说的是用荷叶熬出来的荷叶水去煮山楂粥，而不是把荷叶切碎了，熬好，让孩子把荷叶吃掉。

还有一位大哥，感觉自己是阳虚体质，但是又模棱两可，因为我在讲座中提到阳虚体质的人，可能存在小便清冷的情况。他不太清楚自己的小便算不算清冷，在讲座结束后，还特地去洗手间撒了一泡尿溅到自己的脚上，来感觉一下尿的温度，也是让我哭笑不得。

因为两场中医科普讲座的反响都挺不错的，当时厦门市总工会还特地就我的讲座进行了报道，题为"打动全场的80后中医"。身在异乡，有这么多的朋友鼓励、支持，让我的心里很是安慰，也更加铆足了劲，踏踏实实做事，好好给病人看病，将更多的中医科普知识传播、分享给有需要的朋友们，希望大家都能把健康带回家。

健康小百科

有关胆汁反流性胃炎、慢性湿疹、狐臭的健康小百科请参考《保"胃"您的健康》《我在诗巫》《皮肤在流泪》这3篇文章。

回了趟"家"

　　自从上大学以来,10年求学期间我都没有在家过过元宵节,今年是第一次,也是很特别的一次。从我踏进家门的那一刻起,我的舅舅就告诉我:有亲戚得了强直性脊柱炎要过来找我看病;我舅妈说她小学同学失眠十几年了,能不能帮忙开点中药调理下睡眠;我妈妈说她的发小的检查报告需要我帮着给看一下。而几个素未谋面的老乡,不知道通过什么途径拿到了我的微信号,已经开始在微信里跟我约治病的时间和地点了。吃过午饭后,我就匆匆赶去约定的地点给老乡们看病,真的是男女老少都有,从小孩的感冒、厌食、免疫力差、便秘,老人的高血压、糖尿病、胃病,到女人的月经病、白带病,男人的阳痿、早泄,应有尽有。

　　我以为看完最后一个病人就要结束了,结果又有患者赶来,我甚至在广场上、马路旁边、茶叶店门口看起了病。回家的路上,家人打来电话说:有几个患者已经等在我们家小区大厅了。把这几个病人看完,刚要踏进家门,表妹又打来电话问能不能晚上再过去她阿姨店里一下,有亲戚想找我看病。早上还没醒来,就被高中同学的电话叫醒了,同学说要来家里找我继续调理身体。而我基本上成了这个高中同学整个家族的家庭医生了,印象中她们全家大大小小的毛病都在我这里看,包括她自己的多囊卵巢综合征、她老公的慢性荨麻疹、她妈妈的顽固性失眠、她外孙的神经性尿频……而她远在美国的姐姐,则每次都找我开个处方,我高中同学再买一箱中药寄到美国去。吃了1个多月中药后,停经8个月的姐姐现在已经连续3个月都按时来例假了。

　　晚上本想歇歇了,结果妈妈说她落枕了,脖子痛,让我给她做推拿,我说:"好累呀,推拿就算了吧,给你按个穴位就成了。"我妈妈挺不高兴地说:"我脖子痛你也不帮我揉揉,按个穴位顶什么用?"结果我一个穴位按下去,不到1分钟,她的脖子痛消失了。我妈妈很意外居然这么神奇,绕着家里走了两圈,确保不是被我忽悠了,才回房间睡觉。

回家的时间很短,短到连跟家人泡壶茶、聊聊天的时间都没有,但是真的很充实。几天的时间里,看了不少病人,有些病情复杂,有些我毫无把握,心里诚惶诚恐,但是仍跃跃欲试。此次归家过年,借着新年好兆头,希望自己能积极从容地去应对挑战,明知山有虎,偏向虎山行,帮助更多的患者跟疾病说分手。引用我的博导国医大师王琦教授的一句诗来自勉:"一曲清歌化春雨,满眼生机日争新。"

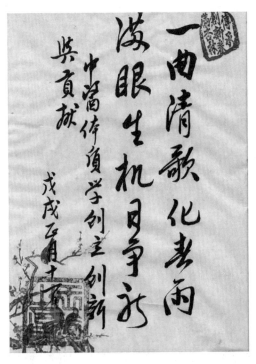

王琦院士的书法

落枕

落枕是由睡眠时枕头高低不适、姿势不良,或颈肩部感受风寒,引起的颈肩部软组织痉挛疼痛、活动受限的病证。落枕多于晨起时发现,觉颈项部疼痛,脖子不能前后俯仰或左右摇摆转动。如果经常发生落枕,则往往是颈椎病的表现[1]。

落枕是日常生活中的常见问题,传统的穴位保健对落枕具有显著的治疗效果。我在临床上常用于落枕治疗的穴位有两个:后溪穴、落枕穴。本篇案例中,妈妈落枕时,我只按压了一个穴位,妈妈的脖子痛就缓解了,而我所按压的这个穴位,即后溪穴。

(1)后溪穴是手太阳小肠经的第3个穴位,在手小指根部的尺侧,第五掌指关节尺侧后下方凹陷处,握拳时横纹头赤白肉际处,见下图。

(2)落枕穴位于人体的手背上,在中指和食指相对的掌骨之间,两指骨尽头起,向外一拇指宽处,见下图。按压时,用食指或中指的指腹侧面,用较大力气来回按压。双手皆要按压。

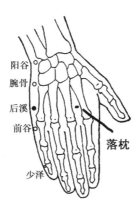

后溪穴和落枕穴的穴位图

参考文献

[1] 高树中.一针疗法《灵枢》诠用[M].济南:济南出版社,2006.

小腿"保卫战"

作为一个医生,若要承认自己治不好一个病,可能不难,但是若要告诉一个病人:"你没得治了……"却难于上青天。这些年,我遇到过不少棘手的病例,诊疗的难度也在不断升级,而我都竭尽全力去一一攻克了。虽然我一直告诉自己:这世界上的疑难杂症是治不完的,也有很多是根本治不好的,平常心就好。但是,每次遇到疑难杂症,我还是打起十二分精神,做足案头工作,反复思考、推敲,并试图战胜它。常常为了一个疑难病,整理出几十页的资料和治疗方案。可是,"常在河边走,哪有不湿鞋",疾病的难度升级越来越快,我也越发现,对于某些疾病,我真的束手无策。

2018年年初,一次偶然的机会,高中同学的老公发来信息说,有个同事姐姐的女儿脚上的皮肤已经溃烂3年多了,看了非常多高年资的医生了,至今仍然没好,问我要不要接下这个病例。我想了想,决定试试看,于是就接下了这个全球性的罕见疾病——克-特综合征(Klippel-Trenaunay syndrome,KTS)。KTS于1900年由Klippe和Trenaunay两名医师首先报道,主要临床表现有3个方面:①血管瘤;②软组织和骨质增生,病肢增粗和过长;③浅静脉曲张。

这位女孩子已经12岁了,她右下肢脚踝处的溃烂是由跳绳的时候被运动鞋磨破所致,而右下肢小腿肚前面的溃烂,是同年被裤子磨破后发展成现在这样的。溃疡面直径约10厘米,一共两处。一般人可能想都想不到,运动鞋和裤子轻微地擦破皮肤后,竟然会形成这么大面积的皮肤溃疡吧。可是,对患有KTS的病人来说,哪怕只是一个小小的破口,都有可能终身无法愈合。这位小女孩因为右下肢皮肤的溃疡面,已求医3年多了。植皮、多次聚桂醇栓塞、中药外敷等都试过了,可是溃疡就是无法愈合,而且更糟糕的是,因为下床走路会引发剧痛,小女孩已经4年多没下过床走过路了,现在只要脚一着地,溃疡处就大出血。小女孩晚上睡觉也不踏实,翻来覆去,有时压到伤口后也会引发大出血。她的妈妈说:"血都是直接喷出来的,喷得很高,好几次都喷到我的脸上……"因为常常大出血,所以小女孩有严重贫血,也常常去医院输血,所有的医生都建议她截肢。可是父母不甘心,他们还在努力地寻找一线希望,希望能够保住女儿的腿。万一将来相关领域的医学技术发达了,可以治好女儿的病了,如果腿已经切掉了,那不是一点希望都没有了吗?抱着这个念想,小女孩的父母一直在苦苦地支撑着,但凡有一丝一毫的希望,也绝不放弃。他们渴望自己的女儿能够像其他小朋友一样正常地上学、正常地走路。这样的希望多么的平凡和普通,可是对他们一家人来说却是如此的奢侈。

接到这个案例后,我刚开始主要用中药内服加中药液外敷来治疗,经过两个多星期的治疗后,溃疡面的渗液显著减少,坏死组织减少,新生的肉芽组织也慢慢地变多了。女孩的父亲直接发来信息问我接着怎么吃药,我告诉小女孩的父亲,以后复诊也要像其他的患者一样去付费挂号。结果,小女孩的父亲听到我让他去付费挂号后,便杳无音信,完全不搭理我了。连着两天,我的心里很着急,不是着急这一点点的挂号费,而是担心小女孩停药两天后右下肢的溃疡怎么样了。病人去医院找医生看病,难道不需要付费挂号吗?这份挂号费虽然不多,却是对医生知识的尊重。我自己也很矛盾,对小女孩爸爸的这种行为我是生气的,但是对小女孩的腿我又很担心。最后纠结了很久,我鼓起勇气给小女孩的爸爸拨通了电话,但是他挂掉了我的电话。我厚着脸皮又打了一次电话,这次接通了,我劈头盖脸地骂了小女孩父亲一通,再把事情的严重性分析给他听。小女孩的父亲也觉得很惭愧,给我发来了诊费,也决定继续用中药治疗。

我岂是守财奴,而是要患者明白,不要利用医生的恻隐之心,不希望让病人养成这种习惯,也不希望让他觉得,是医生自己主动要帮忙看病的,这样患者也不会打心里珍惜我的治疗。而且,我也是因为觉得小女孩很不容易,所以如果自己可以为她做些什么,就应该竭尽全力去做。当晚,我打电话去请教我一位擅长治疗皮肤病的老师,一五一十地告知老师小女孩的病情以及经过我治疗后的情况。说实话,小女孩右下肢的溃疡看着是改善了,可是我并没有十足的把握,因此我想请老师看看是否有更好的治疗方案,因为曾看到老师治好过不少溃烂久久无法愈合的老烂腿。

我这位老师说可以带过去让他看看,可是老师和我们的地理距离很远。我算了一下,坐动车加打车的时间要 5～6 个小时,小女孩的家人会同意过去找我的老师看吗?当晚跟老师沟通过后,我便将自己的想法告诉了小女孩的父亲,也告诉他,我会陪着他们一起过去的。他的父亲考虑了一会儿说,可以过去看看,只要自己的孩子脚能好起来,多远都去。于是第二天早上一大早,我就坐公交车去动车站坐动车,我心里很忐忑,怕在动车上看不到他们,心里一直犯嘀咕。好在我上车后看到了一个小女孩脚上包着纱布,我激动地过去问她旁边的男士是不是小女孩的爸爸,要跟我一起去找老师看病的?要知道虽然给他女儿看过一次病,但是这次是我们第一次见面,之前都是通过微信进行联系。小女孩的父母和外公陪着她一起去找我老师看病,一路上我们聊了很多很多,我更坚定了自己要带他们去找老师看病的想法。

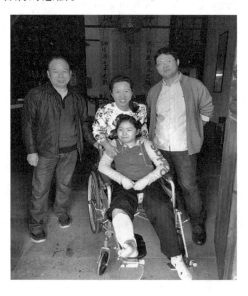

小女孩和她的家人在师傅医馆前合影留恋

终于到了老师的医馆。老师详细地采集了病史,查看了小女孩的患肢,并给她开出了治疗方案。我们拿到治疗方案后原路返回,到家时已经凌晨1点多了。这一趟求医之旅,早上5点多出发,第二天凌晨1点多回,虽然很累很累,但是很开心,因为看到了希望。正式开始用老师教给我的治疗方案后,我每天都会跟小女孩的爸爸联系,询问小女孩的情况,然后再将情况汇报给老师。眼看着小女孩一点点好起来,创面小了1/3,我很是欣慰,终于可以安心地接受外派去马来西亚的教学任务了。

可是过了一个多月后,小女孩突然发高烧,溃疡面多处大出血,而且压迫止血完全无用,家人赶紧送她到医院去抢救。当时,她的血红蛋白已经掉到50 g/L了(正常值为110~150 g/L)。她曾经的主治医生说,他再也不想帮小女孩做任何手术了,风险太高,并下了病危通知书。小女孩的父亲问我,还有办法吗?我说我需要问问老师。我满怀希望地等着这位不停创造奇迹的老师给我回复说:"有办法。"可是,10多年来,教会我十八般武艺,自信从容地指导我医术的老师,竟然不言语了。我知道,情况真的已经严重到中西医都棘手的地步了。不争气的我,在回复患者的时候,泪流满面,非常痛苦。

我们所做的所有努力,就是希望小女孩能够保住这条腿,可是现在连命都不一定能保得住了。所有的医生都建议做截肢手术。可是不肯屈服于命运捉弄的小女孩家人,仍然在四处寻医问药,竭尽所能地想要保住女儿这条腿,让女儿能够四肢健全地活着。假设,非要让我选择要命还是要腿,我相信我会毫不犹豫地说:要命,命更重要。可是对患有 KTS 的患者来说,这已经不是要命还是要腿的问题了,更不是简单的截肢就能一劳永逸的。因为,KTS 是先天的动静脉畸形,今天如果因为小腿的溃烂无法愈合就要把腿切掉,那要是明天大腿也被磨破了,形成了永远无法愈合的溃烂,是否大腿也要继续截掉呢……

克一特综合征

克一特综合征(Klippel-Trenaunay syndrome，KTS)的临床表现多发生在出生后不久，或者在幼儿开始行走时出现。在 Servelle 的报道中，临床表现为肢体增长、水肿、浅静脉曲张、血管瘤、营养障碍性病变等。

KTS 三联征表现如下：

(1)血管痣或血管瘤：这是最早出现的症状，大多在出生时至幼年时被发现，典型者为紫红色或深紫色，为扁平的点状皮内毛细血管痣。但有些病人的血管瘤可以向深层发展，侵及皮下组织、肌肉，甚至胸腔、腹腔内，患肢血管痣数目不等，分布范围也有很大不同，有的占患肢的一部分，有的遍及整个肢体，甚至可遍布患侧的肢体和躯干及健侧肢体。

(2)组织增生：患肢的软组织和骨质均有增生，使患肢增粗增长，可在婴儿、幼年、少年、青年或成人期被发现。病变在下肢者，多发生于膝关节以下；大腿部有明显水肿而增粗者，多伴有淋巴系统病变，少数病人患侧臀部亦增大和肥厚。患侧的下肢周长一般增加 4～5 厘米，严重者＞15 厘米；患肢长度一般增加 3～4 厘米，严重者可增加＞12 厘米；患足一般较健侧大。X 线摄片可见长骨的皮质增厚。Servelle 认为，肢体增长是静脉回流障碍所引起。

(3)浅静脉曲张：患肢多有明显的浅静脉曲张，一般于出生后 1 年内出现，随年龄增长而日益加重。迈耶斯(Meyers)等曾报道，浅静脉曲张中，腰一足型最常见，即患侧下肢的外侧面出现明显的曲张静脉。多德(Dodd)等称它为"外侧静脉畸形"。正常状态下，这支静脉在胎儿形成的第 2 个月内即闭合，而在 KTS 的病例中，这支静脉却保持开放，并在出生后形成一支明显的曲张静脉。

哪有常胜将军

我们所看到的古今中外典籍都记载了许多关于常胜将军的故事，他们骁勇善战、足智多谋，是百战不殆的英雄人物。推而广之，这些常胜将军也泛指在各个领域中不断创造奇迹、零失败的业界楷模，当然也包括我们的杏林大家、一号难求的神医们。可是，所谓的常胜将军我自认为是不存在的。诸葛亮再神机妙算、呼风唤雨，也曾打过败仗，也曾有过失误。我想，所谓的"常胜"将军，只不过是打胜仗的时候多，失败的时候较少罢了。

好医生也是如此，医学是何其的复杂，即使是现在，人类的认识还存在许多局限，技术上也未能十全十美，个体间的差异又非常大，因此，想要达到百分之百的准确，想将每一个接手的病例都治好，实际上是不可能的。假使真的有某位中医大家，从医数十年，接手数十万病例，全部妙手回春、无一失手，我想大概也只是溢美之词，是夸张的说法。我并不是给医生找借口，也不是说临床上必须存在治不好的案例，而是说，随着接触到的病人越来越多，遇到复杂的、棘手的病例也会越来越多，那么，治不好病人的可能性也会随之增高。因此，作为医者，我们应该始终如履薄冰、不敢得意，也切忌大意，应该多积累、多总结。

常有一些同行兴致勃勃地告诉我，他们治了很多的病人，从来没有失手过……我从来都是平静地回答："很棒呀，要向您多学习。"但是对我而言，我相信，当代最厉害的国医大师们也一定有遇到棘手病例以及治不好的情况。作为一名年轻中医，我目前接触的病例还不够多，进步的空间还十分大，要多积累经验，才能在将来遇到棘手病例的时候，减少犯错的机会。

美国医生特鲁多有句名言对我影响很深："有时，去治愈；常常，去帮助；总是，去安慰。"在我的门诊中，关心病人是排在第一位的，我不会因为候诊的病人太多，而减少对每个病人的关心与耐心。我想，踏进诊室的病人，只有愿意相信这个医生，他才会放下戒备，放心地接受医生的治疗。而作为一个医生，也只有把病人当作自己的家人，苦他之所苦，痛他之所痛，疗效才能最大化。

当然，即便对病人始终保持一颗赤子之心，常去关心他、帮助他，尽己所能去治好他，但在短暂的临床生涯中，我还是遭遇过一些惨痛的教训。这些案例当中有一例是技术上无法攻克的，即便我请来自己的老师们来帮助她也无济于事。这个病例就是《小腿"保卫战"》里面的小女孩。对医生而言，束手无策的感觉真是糟糕透了，当我不得不告诉病人，我已经没有办法时，我自己的精神也面临着极大的煎熬，并不是觉得自己没有办法，会在病人面前拉不下脸来，而是痛苦自己帮不上病人。

而剩下的几例病案，更多的，是败在了"人情世故"上。临床绝对是个很复杂的环境，医生不但要了解病人的病，还要洞察病人的心思，否则也很容易导致治疗上的失败。我曾经接手过一个精神分裂症患者，他对我的要求颇高，希望我能像他的私人医生一样24小时随叫随到，将所有的心思都放在他的身上。他觉得我每天发几条信息关心下他，根本就不热情。在治疗不到一个月的时候，他便放弃了，他觉得这二十几天的治疗不但没有什么效果，还让他十分疲惫，并且出现了便秘4天的情况。他认为，4天不大便是会死人的。我无可奈何。对他一个病人而言，因为精神分裂症，他已经吃了六七年的西药来控制了，如果效果理想，又怎么会兜兜转转，最终找中医来帮忙治疗呢？如果中医不能起效，他又为何来找中医治疗呢？作为一名医生，实际上我最早接触的病例就是精神方面的疾病。治疗精神疾病这么多年的经验告诉我，这类疾病的治疗就像唐僧西天取经一样，要经历重重磨难，道路曲折，但熬过去后，是能够看见一线生机的。

遇到这样的病人着实让我有点心寒，但从另一个角度想，要是我能多修炼自己的"心术"，多从病人的角度去思考，多理解病人的情感，也许事情会有不一样的转机。我只是一个很普通的医生，将来临床上遇到的案例越多，那么治不好的可能性也会随之增高。希望大家都能互相理解，不要把所有的赌注压在我的身上。我绝对不是一个"常胜将军",临床上治不好的疾病还有很多,但是我一定会努力进步,总结经验,吸取教训,避开陷阱,让自己慢慢地成长为造福一方百姓的好医生,去帮到更多的人。

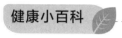

精神分裂症

目前,中国对精神分裂症的诊断常用中国精神障碍分类与诊断标准第 3 版(Chinese classification and diagnosis of mental diseases-3rd edition,CCMD-3)中精神分裂症的诊断标准。

1.CCMD-3 中精神分裂症的诊断标准[1]

(1)症状标准:

至少有下列两项,并非继发于意识障碍、智能障碍、情感高涨或低落,单纯型分裂症另规定。

①反复出现的言语性幻听;

②明显的思维松弛、思维破裂、言语不连贯、思维贫乏或思维内容贫乏;

③思维被插入、被撤走、被播散,思维中断或强制性思维;

④被动、被控制或被洞悉体验;

⑤原发性妄想(包括妄想知觉、妄想心境)或其他荒谬的妄想;

⑥思维逻辑倒错,病理性、象征性思维或语词新作;

⑦情感倒错或明显的情感淡漠;

⑧紧张综合征、怪异行为或愚蠢行为;

⑨明显的意志减退或缺乏。

(2)严重标准:

自知力障碍,并伴有社会功能严重受损或无法进行有效交谈。

(3)病程标准:

①符合症状标准和严重标准至少已持续 1 个月,单纯型另有规定。

②若同时符合分裂症和情感性精神障碍的症状标准,当情感症状减轻到不能满足情感精神障碍症状标准时,分裂症状需继续满足分裂症的症状标准至少2周,方可诊断为分裂症。

(4)排除标准:

排除器质性精神障碍及精神活性物质和非成瘾性物质所致精神障碍。尚未缓解的分裂症患者,若又罹患本项中前述两类疾病,应并列诊断。

此外,不同类型精神分裂症有不同的临床表现及诊断标准,CCMD-3中关于不同类型精神分裂症的诊断标准如下:

①偏执型精神分裂症的诊断标准:符合分裂症诊断标准,以妄想为主,常伴有幻觉,以听幻觉较多见。

②青春型精神分裂症的诊断标准:符合分裂症诊断标准,常在青年期起病,以思维、情感、行为障碍或紊乱为主,如明显的思维松弛、思维破裂、情感倒错、行为怪异。

③紧张型精神分裂症的诊断标准:符合分裂症诊断标准,以紧张综合征为主,其中以紧张性木僵较常见。

④单纯型精神分裂症的诊断标准:

(a)以思维贫乏、情感淡漠或意志减退等阴性症状为主,无明显的阳性症状。

(b)社会功能严重受损,趋向精神衰退。

(c)起病隐匿,缓慢发展,病程至少2年,常于青少年期起病。

⑤未分化型精神分裂症的诊断标准:符合分裂症诊断标准,有明显的阳性症状;不符合上述亚型的诊断标准,或为偏执型、青春型,或紧张型的混合形式。

⑥精神分裂症后抑郁的诊断标准:

(a)最近1年内确诊为分裂症,分裂症病情好转而未痊愈时出现抑郁症状。

(b)此时以持续至少2周的抑郁为主要症状,虽然遗留有精神病性症状,但已非主要临床表现。

(c)排除抑郁症、分裂情感性精神病。

小贴士:精神分裂症的临床症状复杂多样,可涉及感知觉、思维、情感、意志行为及认知功能等方面，个体之间症状差异很大，即使同一患者在不同阶段或病期也可能表现出不同症状。若出现评论性幻听（如听到路上有人在说你坏话，但实际上并没有人说你）、争辩性幻听（如经常听到两个或者多个声音进行争辩，内容多是斥责、辱骂等，但实际上，这些争辩并不存在）、思维脑鸣（即想到什么，就听到了什么，如口渴了，就会听到"喝水、喝水"的声音）、出现被动体验（当在说话、运动或发生某种情感时，感到这不是出于自己的意志，而是由某种力量控制的）、出现思维被撤走或被插入（当正在思考时，突然感到紧接着就要想到的内容突然被撤走，或者是有一种力量强行插入，而自己觉得这部分的思想不再属于自己的）、思维阻塞（虽然出现了思维短路，但自己并不认为是自己的记忆出现问题，而是有某种力量把思维切断，阻止自己进行思考）等现象时，则有可能患上了精神分裂症，应该及时去医院接受检查和治疗。

2.治疗

（1）西药[1]：

抗精神病药物治疗是精神分裂症首选的治疗措施。药物治疗应系统而规范，强调早期、足量、足疗程，注意单一用药原则和个体化用药原则。一旦确定精神分裂症的诊断，即开始药物治疗。根据临床症状群的要素表现，可选择一种非典型药物，如利培酮、奥氮平等，也可选择典型药物，如氯丙嗪、奋乃静、舒必利等。如果已达治疗剂量仍无效者，可酌情加量或考虑换用另一种化学结构不同的非典型药物或典型药物，仍以单一治疗为主。抗精神病药物一般需 2～4 周才出现明显疗效，需要 6 个月甚至更长时间才能完全发挥疗效，因此需观察 2～4 周才能决定是否换药，忌频繁换药。治疗应个体化，因人而异。

（2）中药[2]：

精神分裂症可对应中医学的癫狂，其中癫证以精神抑郁、表情淡漠、沉默痴呆、语无伦次、静而多喜为特征；狂证以精神亢奋、狂躁刚暴、喧扰不宁、毁物打骂、动而多怒为特征。癫证与狂证都是精神失常的疾病，二者在临床上难以截然分开，又能互相转化，故常并称。

癫证可分为：①痰气郁结（逍遥散合涤痰汤）；②气虚痰结（四君子汤合涤痰

汤);③心脾两虚(养心汤合越鞠丸)。

狂症可分为:①痰火扰神(生铁落饮);②火盛伤阴(二阴煎合琥珀养心丹);③痰热瘀结证(癫狂梦醒汤)。

朱医生说:精神分裂症病程一般迁延,易反复发作,可加重或恶化,部分患者最终出现精神衰退和精神残疾,但也有不少患者经过治疗后可痊愈或保持基本痊愈状态。建议一旦确诊,应该及早、及时、足量地进行治疗,不要随意停药。治疗精神分裂症的西药均有不同程度的不良反应,建议中西医结合治疗精神分裂症。

3.注意事项

(1)宜清淡、低脂饮食,多吃蔬菜、水果,特别是富含粗纤维的蔬菜,多喝水,以保持大便通畅。

(2)谨慎选择治疗单位。很多患者家属治病心切,到处求医问药,结果倾家荡产也没治好病,因此,家属应该冷静地分析治疗情况,适当掌握一点医学知识,谨慎选择治疗单位,这有利于患者得到更合理的治疗。

(3)不要喝浓茶,因为茶中含有的鞣酸具有收敛作用,能减少肠道蠕动,加重便秘。不要抽烟,因为烟中含有的尼古丁能降低抗精神病药物的疗效。不要喝酒,因为酒精可能和抗精神病药物相互作用,增强中枢抑制。

(4)积极参加社会性活动,以期减少或防止发生精神残疾。家人、朋友应多给予患者鼓励、肯定,根据患者的能力,与患者一起制定切实可行的目标,不能操之过急。

参考文献

[1] 徐一峰.精神分裂症[M].北京:人民卫生出版社,2011.

[2] 张伯礼,吴勉华.中医内科学[M].北京:中国中医药出版社,2017.

有温度的"家"

"家"是温暖的港湾,"家"里有亲人的等待、孩子的撒娇、美味的家常菜。回"家",可以将自己的疲惫、紧张统统扔下,舒坦地坐着、躺着、趴着,一切随心。对大多数人来说,"家"是爸爸、妈妈、孩子的家,可是对我来说,这世上还有另外一种家,这个"家"是医生和病人的"家"。如今一说到医院,人们想起的,总是病痛和离别、消毒液的味道和冰冷的白色,加上近几年医患关系愈发紧张,医院无意中成了"无硝烟的战场",但其实,医院是可以温暖人心的。

去年夏天我来到厦门,虽然是以"教师"的身份加入了厦门这座城市,但我依旧心心念念着我的临床。于是我以最快的速度办理了医师注册,每周得以有两个半天出门诊的机会。刚出门诊的前三个半天,我几乎是以冷板凳收场的,来诊者或是出于无奈——因为自己常看的医生出差;或是因看到诊室空荡——不用排队,看病方便快速,意料之中无一个患者是特地来寻我的。当然作为一个对临床极其热爱,又血气方刚的年轻人,面对空荡的诊室,我的心里沮丧是肯定有的,可是我一直给自己加油打气,我相信只要来一个病人,我认认真真把他看好,我的病人就会慢慢多起来的。大概一个多月后,我一次门诊的病人数已经将近30个了,常常是早上在翔安校区给学生上课,一下课就得马不停蹄地赶到厦大医院去,而且需要提早开始门诊,因为自己看病的速度比较慢,以至于普通的门诊我也常常要看到晚上八九点。

厦大医院6楼的针灸一号诊室有两个下午是只属于我和病人的"家"。在这里我曾收获过最特别的拥抱:一个巧克力囊肿切除术后的厦大中年女博士,自手术后7个多月没有来例假,但是她又有生育二胎的需求。她为了自己的梦想,只身来到厦大求学,连续 5 年春节都没有回家,公婆帮她细心地照料着孩子,照看着家,现在她马上就要毕业了,可以回家了。她的公婆说希望能再有个小孙子,能够儿孙绕膝他们就老而无憾了。可是对于 7 个多月没来过月经的她,生孩子显然是有点难度的。公婆 5 年来的无私付出,让她想尽一切办法,努力去为公婆实现再有个小孙子的愿望,于是她就托家人打听家乡的名老中医寻方开药,可是吃了很长一段时间中药,例假还是没有来。一次偶然的机会,我去她所在的学院进行义诊,她是其中一位参加义诊的病人。我根据她的情况开了两个星期的药给她,可是过了两个星期,患者未见丝毫起色,她便开始不耐烦了,后来复诊的时候她抱怨的声音也多了很多。在第三次复诊的时候,我摸她的脉,告诉她:"你月经应该要来了。"当时她很反感地回了句:"中医还能算命呀?!"就这样头也不回地走了。但是第四次复诊的时候她第一个来了,我打开门的瞬间,她很激动地跟我说:"朱老师我月经来了,我真不敢相信!"于是她拥抱了我,我当时也很激动,就赶紧问她详细情况,她说:"我太激动了,没来得及认真看,就赶过来看你了。"

第二个特别的拥抱是一个抑郁症的小女孩给我的,因为当时她没有带现金,交不了钱也就拿不了药,她说她明天再从翔安过来拿药,我说:"没关系,我有带钱,我借你。"后来她就安心地接受了针灸,拿了中药,临走前我问她:"好点了吗?"她说:"越来越好了,谢谢你!"然后拥抱了我,我当时差点哭了。

第三个特别的拥抱来自一个美丽的新疆姑娘。她的膝盖很痛、很冰,别人贴膏药觉得热乎,但是她却觉得冷冰冰的。她喋喋不休地说了快半小时病情,等我给她扎完针,她又提了很多其他的要求,我都一一满足了她的要求,后来她要离开的时候,过来拥抱了我,说:"谢谢你这么耐心,虽然咱俩一样大,但请原谅我还像个孩子一样。"她也拥抱了我两个可爱的学生。我已经记不清楚在这个诊室里我收获了多少个特别的拥抱,但是于我而言,每个拥抱都弥足珍贵。

最甜蜜的分别:我曾经参加过一次李时珍医药集团的义诊,无意间认识了一位做糕点的谢大姐,当时她冲着免费义诊前来让我把把脉,看看她的身体怎么样。可我并没有因为这只是免费的义诊而觉得可以凑合诊病,我还是认认真真地,该怎么诊病就怎么诊病。我摸着谢大姐的脉,感觉到跳跳停,停停跳,脉搏不连贯,停止也无规律。我建议她去做个心电图检查,可是她急了,说:"这么多姐妹里,我是身体最好的,我怎么可能会有心脏的问题呢?你个庸医。"我也急了,我很严肃地告诉她:"你现在去做心电图检查,如果没有任何问题,这个检查费我帮你出,如果有问题,你就去找你相信的医生尽早治疗。"她气冲冲地走了。不久后她又来了,带了一张心电图的报告来,检查结果显示:异常心电图,T波异常(可能是前壁心肌缺血)。她斩钉截铁地说:"朱医生,我就找你看了!"就这样,她跟着我治疗了整整 31 天。最终心电图检查显示正常,一切不适症状消失后,她带了一袋自己亲手做的姜糖来给我品尝,虽要分别了,情感上有点不舍,但是看到患者已经痊愈,这样的分别还是别样的甜蜜。诊室里人来人往,我在诊室里与很多病人从陌生到相熟,再到朋友相待,每次对病人说:"你已经好了,不用再来了。"病人点头微笑,与我告别。我虽情感上不舍,却很欣慰如此甜蜜的分别。

病人们常说:"朱老师谢谢你,每次都下班了还留下来帮我看病,下一次来复诊我给你带晚餐来。"于是,我在这个诊室的夜晚里曾品尝过病人们带来的红油抄手、美味麻辣烫、刚出炉的烤面包、珍珠奶茶配糯米饭团、鸭血粉丝汤、芝士蛋糕,还有自己开外卖店的病人带来的培根沙拉,还有小朋友病人分享给我的小熊饼干、汪汪队饼干……对我来说,这些都是最美味的晚餐。

"有时去治愈,常常去帮助,总是去安慰。"谢谢我最可爱的病人们,谢谢你们待我如朋友,如家人,感恩一路上有你们陪伴同行,正因为你们,冰冷的诊室才会有"家"的温度。

健康小百科

有关抑郁症、月经不调、心肌缺血的健康小百科,请参考《抑郁症的第一次"亲密接触"》《交心与交流》《月经来了,我们成了朋友》《我收下了病人亲手做的手工姜糖》。

交心与交流

　　从小到大，我都是一枚妥妥的留守儿童。父母外出打工，于是留我在外公外婆家吃住。由于外公外婆的子孙众多，而我又只是其中的一个外孙女，因此只要不是人命关天的大事，长辈们几乎不会关注我。这样的成长环境让我的性格变得非常独立。我的门诊曾经来过一个女孩子丁丁，她跟我的生长环境完全相反，她是在父母的关爱下成长的孩子。从小到大，她的父亲都给予了她满满的父爱，母亲虽忙着经营早餐店，却也十分关心她，每天都会抽出时间来陪她。我听丁丁给我讲述了很多她与父亲之间的点滴故事，非常感动，也非常羡慕。

　　丁丁的爸爸每天都会辅导她做功课，直到高三从未离开过丁丁身边，丁丁也很争气，从小学习成绩十分优异。到了高三这一年，她全力以赴冲着"985""211"的高校进行最后的冲刺。可是，她爸爸却在她高三的那一年得了重病，虽然进行了积极的治疗，但最终还是离开了人世。丁丁无法接受父亲的离世，整日以泪洗面，情绪非常消沉。她开始整夜整夜地失眠，白天又一直躲在被子里，她也复习不进去，不去学校上课，自暴自弃，就这样错过了当年的高考。看着体重直线下降的女儿，丁丁的妈妈看不下去了，她带着丁丁去找心理医生治疗，医生诊断她为重度抑郁症，给她开了一些抗抑郁药和安眠药后，丁丁的情况有所好转。在妈妈和姐姐的反复劝说下，丁丁开始重整旗鼓，回到学校复读，但复读后的高考，丁丁还是考砸了，只考了一所大专学校。

　　丁丁本想再次复读，但是妈妈担心她的心理状况会扛不住又一次的高考，于是就建议她先去大专读书，有好的机会再进行专升本。丁丁心里一直放不下这个梗，她觉得自己本来是能够考上重点一本大学的尖子生，现在竟然只上了一个大专,她再也不敢跟以前的同学有任何联系了。在大专里,她也过得很抑郁,心里仍然无法释怀父亲的离世。这样的情况过了一年多后,丁丁的心理情况恶化了,又开始整夜做梦,睡不着觉。后来在一位同学的介绍下,她来到我的门诊找我治疗。在听了丁丁的倾诉后,我心里也非常的难受,想尽量多给她一些关心,除中药治疗外,多帮她进行心理疏导。第一次来诊室时,丁丁还比较拘束,后面经过几次交流后,丁丁就很喜欢来诊室找我倾诉、治病了,她每周雷打不动地来我的门诊报到,俨然把我当成了她的大姐姐。有一次丁丁来我的门诊治疗,结果没有带现金,医保卡的钱又不够了,而我们医院又不能用微信、支付宝,于是她跟我说:"朱老师,我今天没有带现金,我明天再过来拿药吧。"我心想,从翔安到岛内要一个多小时,明天再来回折腾一趟多麻烦呀。我说:"你要多少钱,我先借你。"丁丁听了后很意外,但还是回答说:"先借我50可以吗?我今晚回去再转给您。"

丁丁跟我说了声谢谢,然后开心地拿药回去了。可是到了下周,我的门诊竟然来了位神秘的人物,她一直坐在我的门诊里。我起初以为她是来看病的,后来发现从2点半到7点她一直在诊室里,而当我看完最后一个病人后,这位神秘的人物过来找我了。她说:"朱医生,我是丁丁的妈妈,我特地从外地赶过来的,我听丁丁讲了很多你帮助她的事情,我不敢相信这些事是真的。我问丁丁你多大了,丁丁说跟她姐姐差不多大,我就更不放心了,一个年纪轻轻的医生哪有这么大的本事,可以让丁丁把西药都停了,病情还控制得这么好。我很害怕丁丁被骗了,实在不放心,就连夜坐火车赶过来,想看看究竟是怎么回事。今天看了你一下午,你对病人确实很用心,这下我就放心把孩子交给你治疗了,真的很感谢你对我们家丁丁的帮助。我没想到这么多年了,丁丁还没放下她爸爸的离世。我今晚就要坐火车回去了,给你添麻烦了。"说着,丁丁的妈妈哭了,她拥抱了我,然后深鞠了一躬,离开了我的诊室。

丁丁妈妈的到来,对我来说既是一种肯定,又是一种提醒。通常,在门诊时,我们需要通过沟通交流获取病人的病情信息,可是要记住每个病人的名字、病情、独属于她的故事以及要获得患者的信任,却需要交心。即便现在我的门诊病人越来越多了,我也始终提醒自己要用心,苦病人之所苦,痛病人之所痛,只有建立在信任基础上的治疗才是"真正的治疗"。

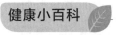
健康小百科

抑郁症的小百科详见本书第一章《与抑郁症的第一次"亲密接触"》。

重逢

  2019 年 9 月初,我匆匆来京,本想办完手头的事再去看望老师,结果在与师姐微信沟通的时候,师姐善意提醒说:"别等啦,机不可失,时不再来,老师今天在,明天可能就出差啦,我可不敢跟你保证老师明天还在办公室。"看到师姐这样回复,我赶紧拔腿往老师的办公室跑去。那时我才刚刚从厦门抵达北京,一路奔波,蓬头垢面,身上还背着一大包的行李。可是见老师心切,也就没考虑那么多,直奔北京中医药大学。到了老师办公室门口,我先看到了师姐,虽已两年未见,却依旧亲切如昨日才离别。师姐配合着我,一起给老师一个惊喜,师姐敲敲老师的门说:"老师,有人来看您来了!"老师一脸懵:"谁来看我呀?"师姐眼神示意我,我激动地说:"老师我来啦!"

  老师本来就很大的眼睛,瞪得更大了,招呼我:"丽冰来啦! 快来快来,快坐下,等老师把手头的事情交代完。"小师弟准备撤了,我问老师:"这是您今年招的博士吗?"老师对着小师弟说:"这是你的师姐,我的学生……"老师伸出手来,紧紧地握着我的手说:"老师要跟你握握手,你坐下,老师给你泡茶,你喝冷的是不是,我去给你拿水。"我端着茶说:"老师,我好幸福呀,能喝到您给我倒的茶。"老师说:"就是,就给你倒茶。丽冰正好毕业两年了吧,孩子还好吗? 调不调皮? 看你看好了好多病呀,你这孩子!"

  我说:"老师,我很想你!"老师回答说:"老师也想丽冰了!"说着起身去抽屉里翻翻找找,给我拿了个小礼物,让我赶紧装起来,我不好意思地说:"老师我早上睡过头了,差点误了飞机,给您准备的厦门特产也忘记拿了。"老师说:看到你就是最好的礼物,你不用送我礼物,老师给你的这个礼物你要收下……"我问老师是不是还一样忙，老师说每天早上 5 点就起来工作，片刻不得闲，一天工作十几个小时。要知道，老师今年已经 76 岁高龄了，可是他还一如既往地工作在一线。我只是轻描淡写地说了几句我的情况，老师便犀利地点出我的症结所在，还给我讲了院士沈自尹的故事来鼓励我。

老师从来不长篇大论，常常是用一两个很深刻的故事来给我们讲道理，每每听完都有茅塞顿开的感觉。两年前，我同时拿到了北京中医药大学和厦门大学的聘用通知，老师希望我能留在他身边，父母则希望我能回福建。我的先生是北方人，也已经在北京工作了 3 年，按理说他也希望我能留在北京。但他却告诉我，要听从自己内心的声音。面对取舍，我曾经很痛苦地纠结了一段时间，我最初选择了北京中医药大学，也签约了，但是最后我还是想离开老师的平台，到人生地不熟的厦门从零做起。得知我要离开的时候，老师并没有责怪，相反，给我讲了季羡林老先生留德十年以及亚利桑那州仙人掌的故事。季羡林老先生初到德国留学，也经历过许多困难与挫折，人家是大师尚且会遇到困难，而我是个才毕业的年轻学子，遇到困难也很正常，但不要气馁，要顽强，就像亚利桑那州的仙人掌一样。亚利桑那州的仙人掌长得比人还高，它们身上的刺很长很长，因为要用这长长的刺去吸收空气中极稀少的水分来让自己茁壮成长。

不管我走到哪里，老师还是那个最牵挂我的老师。当我起身要离别时，老师特地起来送我，紧紧握着我的手，说："有什么事要跟老师说，要保持联系。"我真是不舍，强忍情绪快速离开，跟师姐们告别，师姐目送着我离开，我心里五味杂陈，这个团队就像我的娘家一样，无论我走到哪里，我心里一直挂念着这个远方的家、家里的兄弟姐妹、家里的这位如师如父如友的大家长……

第三部分
科学而人文的中医学

滚蛋吧！ 过敏君

这年头,过敏性鼻炎竟然都成了一个常见病了。我记得我小时候班里有50多个同学,也没见哪个同学天天上课打喷嚏、流鼻涕的。我的童年记忆里也根本没有过敏性鼻炎什么事。可是我第一次知道过敏性鼻炎,竟然是出现在自己的身上。在大学三年级时,有一次我妈妈寒假带我去龙岩看土楼。当时冬天的龙岩冷极了,晚上我在民宿里洗头发,因为民宿里没有吹风机,我就稍微用毛巾弄干了一下头发就倒头睡着了。结果第二天起来我就重感冒了,全身骨节酸痛,发烧到39.7℃,头又重又痛、全身乏力,我妈妈赶紧出去帮我买了退烧药,可是我吃了后烧也没退,全身一直起鸡皮疙瘩。我妈妈看到这种情况就赶紧取消了行程,带我回家治疗。回到家里,中医给我开了麻黄汤,但是我就是汗出不来,全身难受,西医也给我开了退烧药和消炎药。

可是不管中医或西医都不管用,我这次感冒就一直拖了一个多月,皮肤长满了一个又一个的大水疱。我恐慌极了,好在是冬天,衣服穿得多,没人看得见。好多福建中医药大学的老师也都帮我看了,但是都没有好转,后来我想是不是量开得不够大,药力不够,我才一直出不了汗。《伤寒论》里不就写着"以其人不能得小汗,身必痒,桂枝麻黄各半汤"吗?要不我再试试看?于是我就给自己开了大剂量的"桂枝麻黄各半汤",整个人蜷缩着躲到被子里,开始酝酿着发汗,果然过了半个多小时,我身上就开始一点点渗出汗来了,皮肤的瘙痒感就减轻了很多。那两天我几乎都在宿舍里发汗,哪儿也不去。第三天左右,我的感冒症状就基本消退了,大水疱也开始干燥了。我就没再吃药了,等着皮肤自己愈合,大概花了一个多月的时间,水疱才全部平贴于皮肤。用了将近一年的时间,这次水疱遗留下来的色素才全部退去。

可是这次重感冒拖了太久，竟然把我拖成了过敏性鼻炎。当时我的鼻炎严重到了，坐在座位上一会儿的时间，鼻涕就能滴下来把我的书本弄湿，我的人中沟被鼻涕刺激得一直都是红红的。一阵风吹来，我就开始疯狂地打喷嚏、流鼻涕，我都很难回忆起自己当时是有多坚强，才能熬过那个冬天！当时去耳鼻喉科检查，医生说我的鼻黏膜苍白水肿，症状又都符合过敏性鼻炎的临床表现，应该是可以确诊为过敏性鼻炎了，就给我开了氯雷他定。可是氯雷他定真是让我欢喜让我忧呀，只要吃一颗就能管一天风平浪静，可是一停药第二天鼻子就开始疾风骤雨。我应该吃了有一个多月的氯雷他定片，理智告诉我不要吃了，这不是永久之策。

回到家里，我外婆告诉我有个姓施的老医生看病很出名，要一大早去排队才能挂到号，而且这个号还不便宜。于是我就在外婆的带领下去找了这位老医生，结果施医生告诉我，是我的免疫力太差了才会患上过敏性鼻炎。他说他儿媳妇以前也有过敏性鼻炎，后来吃了几个月的松花粉，免疫力提高了，鼻炎就好了。我当时一听，觉得自己有救了，赶紧花了1000多块买了6瓶松花粉回来囤着。我就每天吃松花粉，但吃了3个多月却一点效果都没有，我真是绝望了。后来我求助于我的民间师傅，我觉得他就是疑难杂症的克星，于是我连夜坐大巴去深圳找他。老师给我开了处方后，我就赶紧再折回福州来，立刻抓药吃药，前两天鼻涕稍微控制住了，但是吃了半个月药后，后面还是老样子。我确实已经绝望了，我不知道拿什么来拯救我的鼻子了。

回到家里，我看着21岁的自己，脸色蜡黄得像个五六十岁的黄脸婆。每个亲戚见了我都要问："你是不是生病了，脸色这么难看？！"我都无语凝噎，气色竟然这么差，那就吃点药膳调调吧。后来我就用生姜羊肉汤加乌鸡白凤丸一起熬，结果我这无心的举动竟然拯救了我的鼻子。在吃了20多天的乌鸡白凤丸加生姜羊肉汤后，我的鼻炎竟然奇迹般的好了。我激动地给我深圳的老师打电话，告诉他这个喜讯，他说我这是踩了狗屎运，歪打正着。不过不管怎么回事，到现在已经快10年过去了，我的鼻炎再也没有犯过。更让我喜出望外的是，我后来在硕、博期间所跟的导师,在过敏性疾病方面都非常有建树,特别是我的博导国医大师王琦教授,他用中医药治疗过敏性疾病的成就享誉全国。而我在两位老师的教导下,硕士期间主攻过敏性哮喘,博士期间主攻过敏鼻炎、荨麻疹、湿疹等过敏性疾病。

这10年的求学,我几乎把所有的过敏性疾病都得了一遍,除了过敏性鼻炎,我还得过急性荨麻疹、急性湿疹、过敏性咳嗽,而我也拿自己当小白鼠,一次次治,一次次积累经验,这也使得我在过敏性疾病方面越学越感兴趣,越治越爱治。而我的门诊也长期被各式各样的过敏性疾病患者占领着,也有很多企事业邀请我针对过敏性疾病进行专题分享报告。还有一次,厦门市总工会邀请我进行一场中医药防治过敏性疾病的专场讲座,结果好评如潮,一大堆过敏性疾病的患者当天就去预约了我的门诊,甚至还有高三毕业生因为我的这场讲座,改变了自己的高考志愿,立志要学中医。当时,厦门市总工会的负责人得知讲座的点点滴滴后,还特地为我撰文:"打动全场的'80后'中医"。我希望自己能用这10余年的所学,让越来越多正在被过敏性疾病折磨着的过敏人,彻底地跟过敏君说分手,让过敏性疾病彻底滚蛋。

健康小百科 -

不同类型的过敏性疾病可参考本书的《资深的过敏性鼻炎患者》《边警的哀伤》《皮肤在流泪》《皮肤自带花衣裳》《涅槃重生的小女孩》。

活着

作为一个词语，"活着"在我们中国的语言里充满了力量，它的力量不是来自于喊叫，也不是来自于进攻，而是忍受，去忍受生命赋予我们的责任，去忍受现实给予我们的幸福和苦难、无聊和平庸。

——余华《活着》

2018 年 7 月份，我应厦门市总工会邀请给家政人员做了一场关于家政行业常见病的中医保健讲座。讲座结束后我给大家进行了义诊，看了不下六七十号人，其中有位黄大姐让我写下平时出门诊的地址给她，我们很简单地交流了一下，她便起身让给下一位患者了。可是当时我莫名其妙地很想再多看她一眼，于是我又回过头去，她看着我，我也看着她，我们四目相对，我突然间有种说不出来的触动，我伸出双手去握住她，她也握着我，我说了句："你的病交给我，我帮你。"

后来黄大姐真的来找我了，而且从此以后每次都是第一个来门诊。她来找我看失眠，来找我看病的时候她已经有几天没合过眼了，怎么都睡不着，口水一直涌上来，坐一趟一个小时的公交车，口水能吐满一个小塑料袋，鼻子总有一股臭味，胃很胀，还有耳鸣。我告诉她失眠得治上一段时间才有效，可能 2 个月也可能 5 个月，甚至更长，黄大姐说她相信我。可是哪有那么容易坚持的事，第一周吃完中药后还是睡不着，但口水少了，鼻子臭味没了，好在还算有变化。可是第二周就没那么幸运了，不但又没睡着，整个眼睛酸痛，浑身没劲，更可气的是其他已经好转的症状又通通打回原形。第三周仍然毫无起色，也就是说黄大姐已经接近一个月没怎么睡着了。她感觉整个人已经不能动弹了，她想着放弃吧，放弃吧！到了复诊日,她也不想坐公交车来复诊了,可是她老公打来电话说:"你要坚持,是你自己告诉我这个医生很好的,你那么信任她,怎么说放弃就放弃了,你必须去!"

她来了,来得勉勉强强,服用中药治疗后的第四周前六天完全睡不着,甚至老想吐,只有第七天晚上出现了两个小时左右迷迷糊糊的睡眠。但是即便如此,这两个小时的睡眠中,她还是能清晰地知道外界的动静。第五周黄大姐又来复诊了,她说口水多、鼻子臭、腹胀、耳鸣基本上控制了,一周已经有过半的天数能稳定地睡上几个小时了。第六周复诊时睡眠还是保持在上一周的睡眠状态,也就是基本上两天能睡上一觉。而到第七周,黄大姐传来了让我肾上腺素飙升的喜讯,她在我的患者群里发了一条信息说,她昨晚一觉睡到天亮啦,晚上 11 点多躺下睡觉,一直睡到早上快 7 点,中间也都没醒过来。她很高兴地说:"朱老师,我已经好久没睡过像样的觉了!"第八周、第九周的复诊,黄大姐如约而至,从最开始来门诊时只敢躲在小角落,双手抱着自己,等朱老师来上班,到第九周黄大姐已经能够非常自然和大方地走到诊室门口等我来了。第八周、第九周她的睡眠基本上每天都能保持在 6～7 个小时。现在已经一年多过去了,黄大姐已经能睡上安稳觉了。

那天找我义诊的人那么多,可是我唯独想再多看她一眼,跟她握个手,我自己也说不上为什么?黄大姐很可爱,每次见到黄大姐,她都很高兴地对我微笑,抓好药后都要折回诊室跟我说再见,每次我也起身去拥抱她。我很喜欢她,也很欣赏她。我想如果她生在一个比较正常的生活环境里,她今天的表现会比我优秀多了。人在自己极端落魄的时候常常想到自保,可是这个黄大姐不是,她敢于担当。她年轻的时候没识几个字,丈夫好赌不工作,家里还有两个孩子嗷嗷待哺,她必须去赚钱。于是她开始卖假烟,每天都穿上男人的衣服,化妆成男人的样子,把脸弄得黑乎乎的去谋生。有一天,她骑着摩托车拖着一箱假烟在等红绿灯,突然来了个老大爷倒在她面前,大姐吓了一跳,她赶紧等绿灯亮了就跑,她不是逃跑,而是把假烟卸下来寄在别人的店里,因为旁边就是公安局。卸货后,她又赶紧骑回来,问老大爷怎么样,老大爷说就是她撞的,要叫她赔钱,她着急地跟老大爷商量着能不能去医院检查下身体有没有哪里磕碰到，后来僵持了一下，老大爷还是跟着去了医院，医生做了检查，说没有问题，但老大爷说这些费用必须由她来承担了。她说好，东拼西凑借了3000多元钱把医药费给垫上了。要知道，十几年前的3000多块那是很大一笔钱呀！为了还上这笔意外的债务，大姐花了三四年的时间。

眼看着日子要好起来了，终于还清这笔欠款了，大姐赚起钱来也更起劲了，可是她的先生还是一如既往的好吃懒做、嗜赌如命，常常把她存下来压箱底的钱偷去赌博。后来黄大姐再也忍受不了这种生活了，她想到了服农药来结束生命，可是没死成，被丈夫及时送到医院去洗胃，这条命总算是给捡回来了。多年来颠沛流离的生活，让她落下了失眠的病根。十余年来她饱受失眠的折磨，连续几个晚上通宵而无法入睡对她来说更是家常便饭，可是她哪有时间、哪有钱去为自己的睡眠做点什么？她唯一要做的是要活下去，带着两个孩子坚强地活下去。后来黄大姐在朋友的介绍下去了福州做保姆，学会几个简单的汉字，遇到不会的字，她也会一个个去查字典，或去问别人，因此十多年下来靠着自学，她已经能够完整地看完一本书，也学会了用手机打字。很平凡的女性，却又那么不平凡，即便在自己命运不济的时候，她依然有一颗正直的心，向上的心。

健康小百科

失眠的详细介绍请参考《我为妈妈治病》这篇文章。

保"胃"您的健康

中国俗语云:"民以食为天。"中医人讲:"得胃气则生,无胃气则死。"不管是老百姓口中的"食",还是中医人口中的"胃气",无不透露着"胃"在人生命中的重要作用。试想,如果胃病了,罢工了,那么维系人生命的源泉就中断了,人的健康情况将受到严重威胁,因此"胃"的健康问题不容忽视。

那么胃病为什么会"找上门"呢? 主要的原因,首先是饮食不规律。很多年轻人自认为自己有个"铁饭碗",怎么折腾都不会坏,殊不知长期的三餐不定时、不吃早餐,或饥一顿饱一顿,打乱了胃正常的工作规律,胃正常运转的功能就会出现混乱,导致胃疲惫不堪,久而久之就会积劳成疾。

其次是暴饮暴食或饮食过寒过热。有的人见到美食便不加节制地吃,常常吃到撑,甚至吃到吐,如此便会大大加重胃的负担,损伤胃的正常功能。而过凉过热的饮食也会引起胃黏膜的损伤,比如过热的食物会直接损伤胃黏膜,而寒冷的食物则可能通过刺激迷走神经,使得胃酸分泌大量增加,进而损伤胃黏膜或溃疡面等。当然除此之外,浓茶、咖啡、烟、酒和辛辣食物,幽门螺杆菌,或者不良的情绪等都会直接或间接地损伤珍贵的胃。

胃病,是多种发生在胃的疾病的统称。不同类型的胃病可以表现出相似的症状,比如出现胃胀、胃痛、嗳气、反酸,甚至恶心、呕吐等。生活中常见的胃病有急、慢性胃炎,胃溃疡、十二指肠溃疡,胃食管反流病,胃下垂,胃部肿瘤等。而胃病又常常在我们不知情的情况下就已经找上门来,给我们的身体带来了无尽的痛苦与折磨。

我还在北京读书的时候,有一天我妈妈特别着急地给我打电话,说她胃痛得厉害,好像胃里装了一个盘子一样,把胃撑得好大好大,胃还很胀,感觉吃的东西都消化不了。昨晚躺在床上翻来覆去,感觉胃里有一股气连带着食物往上涌,但是又一直吐不出来。妈妈就索性爬起来,蹲在马桶边上,使劲地抠吐,结果食物一下子涌了出来,食物残渣当中还带了点血。我妈妈是"见血死"的人,一看到吐出来的东西当中竟然还有血,就担心自己是不是得了可怕的病。所以早上一起来就给我打电话。听了妈妈慌慌张张的描述后,我已经能设身处地地体会她的恐慌了。由于我之前的本科导师非常擅长治疗脾胃病,一个早上有将近一半的病人是因为脾胃病前来就诊的,因此我在本科期间就见识了不少的脾胃病。我听着她的描述,其实心里已经组好处方了,在《金匮要略》当中就有一句:"水饮,心下坚,大如盘,边如旋杯者,枳实白术汤主之。"还有一条:"呕而肠鸣,心下痞者,半夏泻心汤主之。"因此,当时我考虑就用这两个处方做加减,于是我写好处方后,便发给妈妈,让她立刻去买药煎来吃。妈妈反馈说,服药还不到半个小时的时间,就感觉把胃撑得大大的那块"盘子"已经消失了,吃了一帖半的药后,所有的症状就消失殆尽了。我心里那个高兴呀,经方就是那么给力。

当我毕业后独立坐诊时,也碰到了许多脾胃病的患者,其中有几个患者至今让我记忆深刻。有个跟我同岁的服装厂总经理,因为家族企业的不断扩张,他们把目标定位在了厦门,由于新厂子才刚开业,因此公务十分繁忙,常常有上顿没下顿,饥一餐饱一餐,而晚上又常常在加班后吃夜宵。久而久之,胃病就不请自来了,她的胃病只有一个突出的症状,就是疯狂地打嗝,而且嗝声超级响亮,因为不停地打嗝已经影响到她正常的社交,她才不得不来寻求医生的帮助。她除了打嗝,稍微有点胃胀外,其他没有任何不舒服的地方,因此我就想用旋覆代赭石汤加减来治疗。《伤寒论》原文中就有记载:"伤寒发汗,若吐若下,解后,心下痞硬,噫气不除者,旋覆代赭石汤主之。"于是就给她开了三帖旋覆代赭石汤加减,后来据她反馈,吃完三帖,她就很少再打嗝了。可是在春节期间,她因为跟老公回台湾过年,又开始饮食不规律,打嗝又发作了,虽然没有再找我,但是按照我开给她的原方去吃,依旧有效。而这位年轻有为的女老板,后面介绍了很多她的员工、亲戚来找我治疗。最有趣的一次是她的老公、女儿、保姆、姐姐、姐姐的两个女儿、朋友,还有她的几位员工都在我的门诊中相遇了,我俨然成了他们厂的健康顾问了。

胃病不是只盯住大人,也有很多小孩子从小就被胃病折磨着。比如我的门诊中就有一个十一二岁的小男孩,人长得非常高,但是四肢瘦得就跟竹子一样,三天两头因为胃不舒服而请假。有一次,我刚从马来西亚外派回国,刚恢复门诊的第一天,她妈妈就带他过来看病了。当时小孩子不停地犯恶心,有好几次我感觉他马上就要吐出来了,但是硬生生地把吐出来的东西咽下去了。这个小朋友的胃就是这么脆弱,三天两头胃就不舒服,吃的有点不对,就全吐出来了。我也担心他真的吐出来,所以就赶紧先给他看,将几个我常用的脾胃处方有选择性地糅杂在一起作为新的处方开给他。小男孩妈妈赶紧带他回去,开始煎药给他喝,喝了第一碗没一会儿就全吐了,赶紧又给熬了一碗,这回慢慢地喝就没再吐了。小孩吃完药,胃也就舒服了,没再吐了。而他慢性湿疹的妈妈、慢性鼻炎的爸爸也是我的老病号,就是因为先治好了他妈妈的湿疹,才会有他和他爸爸来我门诊寻医问药的故事。

生活中有各种各样的胃病,每种胃病所带来的痛苦也各不一样,但是无一例外,所有的胃病都是胃被伤害的结果。胃是维系生命源泉的一个至关重要的器官,没有胃的健康就没有未来的健康。因此,我们每个人都应该积极地保"胃"自己的健康。

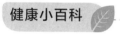

健康小百科

痞满

痞满是指中焦气机壅滞、升降失司所致的自觉胃脘痞塞、胸膈满闷的一类病证。痞者,闷塞之感,满者,胀满之意,痞满按部位分为胸痞、胃痞等,本篇主要讨论胃痞。胃痞古称"心下痞",多见于胃脘部。胃痞的临床特征是自觉胃脘痞塞胀满,触之无形、按之柔软、压之无痛,它是一种最常见的脾胃病证。

1.痞满诊断要点[1]

(1)以自觉胃脘部痞塞胀满为诊断主要依据,并有按之柔软、压之不痛、望无胀形的特点。

（2）发病缓慢，时轻时重，反复发作，多由饮食不节、情志抑郁、受寒饮冷、酗酒嗜烟、过度劳累等因素诱发。

（3）常伴有饱胀、食少、嗳气，病延日久可见气血亏损症状。

2.治疗

痞满是一种症状特点，临床上，消化系统疾病主要表现为胃胀、满闷不适的情况，都可以按照痞满来论治。中医对痞满的论治主要分成实痞和虚痞两大类型，其中实痞包括湿热蕴胃（黄连温胆汤）、寒热错杂（半夏泻心汤）、饮食内停（保和丸）、痰湿中阻（二术二陈汤）、肝胃郁热（越鞠丸）；虚痞包括脾胃虚弱（六君子汤）、胃阴不足（益胃汤）。

朱医生说：本篇所论述的三个病例都可以按照痞满来论治，只需要根据症状的侧重点不同来进行适当的加减配伍。例如案例一中的胃胀大如盘，案例二中的胃部不适常见呃逆不止，案例三中的胃胀满不适、恶心呕吐，都是以专门治疗胃部胀闷不适的专方——半夏泻心汤作为基础方，并根据具体症状的不同加上其他相对应的药物。案例一在基础方的基础上加上了枳术汤，案例二加上了旋覆代赭石汤，案例三加上了桂枝加桂汤。

3.注意事项

（1）保持乐观的情绪，舒缓心情。

（2）忌生冷或刺激性食物，少食肥甘。

（3）起居劳作有度，注意休息，不要熬夜。

（4）饮食规律，不可暴饮暴食。

（5）药膳食疗：四神猪骨汤（茯苓 10 克、芡实 10 克、山药 10 克、莲子 10 克、猪骨头 250 克）。

参考文献

［1］田德禄,蔡淦.中医内科学［M］.上海:上海科学技术出版社,2006.

倒下去和站起来

有段时间,我的门诊中总有一个瘦高老头在诊室门口徘徊,时不时还探个脑袋进来看一看究竟。我也很纳闷这是谁? 他想干什么? 结果这个瘦高老头一徘徊就徘徊了大半个月,我还以为是医院因为我是新来的医生,所以特地派人来观察下我的出诊情况,所以我就没太在意,他想看就看吧。结果有一天,这个病人直接就进到诊室里来了,一直站着,也不跟我说话。跟诊的学生问:"你是来看病的吗?"他也直接摆手说:"我不看病,就是来看看。"自从这个瘦高老头进来诊室观察我后,我就有点郁闷了,因为一直有个人站在我对面看着我,我与他的距离也不过 2 米,他既不是医院的工作人员,也不是来找我看病的,我又不认识他,那到底这个瘦高老头是想干什么呢? 我心里还是有点毛毛的。结果这样被人观察的生活过了快一个月的时间,有一次门诊我中途想出去上趟洗手间,回诊室的时候看到这个瘦高老头看着我,我微笑点头以示礼貌,瘦高老头也笑了,在我靠近他时瘦高老头说了句:"我观察你很久了,你对病人很不错,我想带我太太来找你看病可以吗?"

啊? 我没听错吧,原来观察我这么久,只是为了给太太把把关,挑选一个他认为靠谱的医生帮忙治病。居然还有这么执着、这么细心的病人?! 听到瘦高老头观察我快一个月竟然是这个意图后,我心里的这块石头就落定了,爽快地回答说:"行呀,您太太是怎么了?"他也不多说,就回了句:"我把她带过来,你看下就知道了。"周四下午的门诊,瘦高老头推着一个轮椅进来了,轮椅上坐着的应该就是他的太太(阮阿姨)了吧。我详细地询问了阮阿姨生病的始末,才知道原来是 3 年前有天晚上,阮阿姨突然间头剧痛无比,感觉全身没有力气,说话也不利索,整张脸就像喝醉酒一样红彤彤的,瘦高老头就赶紧把阮阿姨送到医院去。到医院时阮阿姨已经不省人事了,当时血压已经飙升到高压 200 mmHg 了,具体数值瘦高老头已经记不太清了。当时急诊科医生初步诊断是脑溢血,相应的治疗措施都用上了,抢救了几天,这条命是保住了,但是留下了卒中后遗症,左侧身体偏瘫。出院后,就开始了漫长的中风后康复治疗。据瘦高老头回忆,这两年多的时间里,他们去了很多家大医院,一直在进行各种康复训练,但是阮阿姨偏瘫的手脚就是一点起色也没有,甚至抬手抬脚都很吃力。

瘦高老头说,他听朋友介绍厦大医院针灸科新来了一个医生,针灸中药都还可以,建议他蛮去看一眼。说实话,瘦高老头之前去的都是大医院,找的也都是专家,对我这个小医生还真没看上眼,因此才会有之前长达一个月的观察期。了解完病情后,我就让阮阿姨自己拄着拐杖走两步试试,她试了几下还是无法站立,急得眼泪打转,说:"我不会走。"看着阮阿姨着急的样子,我心里也非常的难受,因为阮阿姨跟我妈妈同岁,所以看到她就像看到自己的妈妈一样。我也不确定,像她这样针灸、中药、康复治疗都已经试了两年多却没有改善的中风偏瘫患者,通过我的针、药是否还能好转?但是当时那一刻,我就想告诉阮阿姨,我来帮你,我们一起努力。

我为她针灸加中药治疗了两周多。在第三次复诊的时候,瘦高老头高兴地对阮阿姨说:"你拄着拐杖走给朱医生看下。"结果我看到阮阿姨很麻利地拄着拐杖,一瘸一拐地走了起来,能明显看得出来她的左手使不上劲,但是左脚的力量已经恢复得很棒了。就这样,她从我的办公桌走到病床,足足走了快 4 米。我的学生帮我录下了这个让人兴奋的画面,我看到阮阿姨开心地坐在病床上,我嘴里说着"你太棒了"的时候,阮阿姨露出了害羞的笑容,但是在场的病人无不为之感到高兴。大家三三两两地说:"太好了!"现在还剩下左手的康复问题,我想中风倒下去很快,但是要重新站起来却并非那么容易。这时候又赶巧不巧,碰到我要外派去马来西亚教学两个月。阮阿姨被迫终止了治疗,我只能嘱咐她在家里多做手部的锻炼。等我两个月回国后,瘦高老头又带着阮阿姨来治疗了,中间不管刮风下雨,瘦高老头和阮阿姨都雷打不动,第一个来诊室报到。经过很长一段时间的治疗,现在阮阿姨的左手力量比以前强多了,可以用左手拿着苹果、橙子之类的。

对于阮阿姨能够重新站起来,我是既惊喜又意外。确实,我并没有十足的把握一定能做到什么,毕竟阮阿姨已经治疗了两年多都没有效果,所以我只抱了50%的希望,但是我尽了100%的努力。根据《2016年脑卒中流行病学报告》,现在我国大约有脑卒中患者7000万人,每年脑卒中死亡人数为165万人,每12秒即有一个中国人发生脑卒中,每21秒就有一个中国人死于脑卒中,每年因脑卒中而死的中国人占所有死亡人数的22.45%。其实,如果预防得当,80%的脑卒中是可以避免的。毕竟倒下去很容易,但是重新站起来太难太难,因此,强烈建议有"三高"及不良生活习惯的人们好生保养,控制饮食,多运动,养成良好的作息习惯,做好预防工作。

健康小百科

中风

中风,又称卒中,是以半身不遂、肌肤不仁、口舌歪斜、言语不利,甚则突然昏仆、不省人事为主要表现的病证。因其发病骤然,变化迅速,有"风性善行而数变"的特点,故名中风。中风发病率高、病死率高、致残率高,严重危害着中老年人的健康。西医学中的急性脑卒中属本病范畴,可参照本节辨证论治。

1.中风诊断[1]

(1)急性起病,发展迅速,具备"风性善行而数变"的特点。

(2)具备突发半身不遂、肌肤不仁、口舌歪斜、言语謇涩、神志昏蒙主症中的2项,或主症1项加次症2项,如头晕、目眩、头痛、步态不稳、呛水呛食、目偏不瞬。

(3)症状和体征持续24小时以上。

(4)多发于年龄在40岁以上者。

头颅MRI或CT扫描发现责任病灶,有助于本病的诊断。

根据病灶性质,可分为缺血性中风和出血性中风;根据病情程度,可分为中经络(符合中风诊断标准但无神志异常)和中脏腑(符合中风诊断标准但有神志异常);根据病程时间,可分为急性期(发病后 2 周以内,中脏腑可至 1 个月)、恢复期(2 周至 6 个月内)和后遗症期(6 个月以上)。

小贴士:如果平时就有高血压,又突然出现头晕、头痛、手抖、步态不稳、呛水呛食等症状,则一定要警惕中风的发生,应立刻在家人的陪同下去医院进行急救,以免病情进一步恶化,导致生命危险及将来的后遗症。

2.治疗

西医药物治疗[2]:抗血小板聚集(阿司匹林)和抗凝治疗(华法林)。对已有脑卒中合并高血压患者,在脑卒中急性期,血压的控制应按照脑卒中的指南进行,对慢性或陈旧性脑卒中,其血压治疗的目标一般应达到<140/90 mmHg,高血脂、糖尿病患者,其降压目标应达到<130/80 mmHg。对于脑卒中的降压治疗,原则是平稳、持久、有效控制 24 小时血压,尤其是清晨血压。降压药应从小剂量开始,密切观察血压水平与不良反应,尽可能将血压控制在安全范围(160/100 mmHg 以内)。患者在降压治疗时应从小剂量开始,切忌降压太快,以防脑供血不足。对急性缺血性脑卒中发病 24 小时内血压升高的患者应谨慎处理。已有高血压、糖尿病、高血脂等疾病的患者有必要采取以下药物治疗:阿司匹林、β 受体阻滞剂、血管紧张素转换酶抑制剂、他汀类药物。

中药治疗[1]:中医学将中风分成中经络和中脏腑两大类型。

(1)中经络分为:①风阳上扰(天麻钩藤饮);②风痰阻络(半夏白术天麻汤);③痰热腑实(星蒌承气汤);④气虚血瘀(补阳还五汤);⑤阴虚风动(镇肝熄风汤)。

(2)中脏腑分为:①阳闭(羚羊角汤合用安宫牛黄丸);②阴闭(涤痰汤合用苏合香丸);③脱证(参附汤)。

朱医生说:人人都应该掌握中风先兆的症状,尤其是有高血压的中老年人。当出现中风先兆后应该立即警觉起来,平时有便秘的,切忌在出现中风先兆后强行排便,以防颅内压过高,引起脑出血。平时要注意监测血压,血压过高时,应该适当使用降压药;血压过低时,则应该停用降压药。在出现中风先兆后,我常用的急救方包括大柴胡汤、大承气汤、黄连解毒汤(仅供参考,若要尝试使用也应该在医师的指导下进行)。

3.注意事项

(1)控制血压。保持情绪平稳,少做或不做易引起情绪激动的事,如打牌、搓麻将等。

(2)饮食清淡有节制,戒烟酒,保持大便通畅;适量活动,如散步、打太极拳等。

(3)注意中风的先兆征象:一部分病人在中风发作前常有血压升高、波动,头痛头晕,手脚麻木无力等先兆,发现后要尽早采取措施加以控制。

(4)注意气象因素的影响:季节与气候变化会使高血压病人情绪不稳,血压波动,从而诱发中风。在这种时候,更要防备中风的发生。

参考文献

[1] 张伯礼,吴勉华.中医内科学[M].北京:中国中医药出版社,2017.

[2] 张明群,王炎峰,匡培根.心脑血管及相关疾病综合防治手册[M].北京:人民卫生出版社,2009.

皮肤在"流泪"

　　你见过会"流泪"的皮肤吗？我的门诊经常会出现一些很特别的患者，这些患者的皮肤时常在"流泪"。为什么称这些患者的皮肤在"流泪"呢？因为他们的皮损部位总是会渗出黏液来。那又为什么会渗出黏液来呢？因为他们得了湿疹。一般来说，湿疹分为急性期、亚急性期和慢性期。在湿疹的急性期，皮损具有渗出的倾向。急性和慢性的区别常常是以病势的急缓和病程的长短来进行鉴别的。按道理来说，皮损有渗出倾向的急性期湿疹，持续的时间应该不会太长，可是现实生活中有不少的湿疹患者，皮损处在急性期的时间可长达数年之久。

　　2017年，我接诊了一个女患者晓晓（化名）。晓晓是厦大的在读研究生，她在厦门求学期间，因为被虫子叮咬而引发了虫咬性皮炎。刚开始，她和她的接诊医生都不以为然，只是简单地针对虫咬部位涂抹了一些药膏。药膏一抹，皮损部位的红肿瘙痒很快就缓解了，但是过几天再涂同样的药膏却没有太大的效果了，而且皮损面积变得越来越大，外用的药物也随之换了一种又一种，但是效果却越来越不明显了。最糟糕的是，除了最初被虫子叮咬的皮肤红肿、瘙痒、渗液外，身体其他部位也陆陆续续长出了一模一样的皮损，一直无法愈合。当晓晓把自己的情况告诉家人后，家人就让她赶紧回浙江老家接受治疗。在浙江的某三甲医院，晓晓的皮肤病被诊断为湿疹，浙江的医生和厦门的医生开了类似的外用药。可是说来也奇怪，虽然涂的是类似的外用药，在浙江的那半个月时间里，晓晓的皮损显著改善，瘙痒减轻，不再渗液流黄水了，皮损面积也缩小了。

　　看到晓晓的皮肤恢复得差不多了，家人也就放心地让她回厦门继续求学了。可是刚回厦门几天，晓晓的湿疹又大爆发了，四肢部位的皮肤对称性地出现了多处潮红、瘙痒、渗液,而且越痒就越去挠,越挠皮损就越严重。晓晓跟家人说明了情况,晓晓的父母很是着急,特地又去浙江的某三甲医院皮肤科挂了个专家号,帮女儿把情况跟医生反馈了下,也给医生看了女儿的皮损照片,浙江的医生给晓晓开了内服和外用的药后,晓晓的父母立刻就把药寄到厦门给晓晓。可是这次的药效没有那么理想了,虽然药膏也抹了,西药也吃了,但是湿疹并没有缓解,而且越来越严重了,湿疹的面积不断扩大,皮损的部位也增加了好多处。看到女儿这样子,晓晓的父母很担心,甚至想让女儿先休学回家调养一段时间,如果回厦门湿疹再爆发,就直接退学回浙江读研究生!

一次机缘巧合,我去晓晓所在的学院义诊,当时晓晓也来到了义诊现场,我起初以为晓晓是义诊的志愿者,是来维持现场秩序的,因为晓晓长得太漂亮了,又打扮得很精致,因此乍看之下确实容易让人误解,不会想到她是要来找我看病。结果晓晓很激动,一进来就说她有湿疹,四肢部位特别多,而且皮肤一直在流黄水,一边说着一边把自己的袜子脱掉,再把贴在皮肤上的创可贴撕掉。结果由于黄水干燥了,把创可贴粘在了皮肤上,因此把创可贴撕掉后,皮损有点出血,黄水也渗出了一些。正因为皮损处不停地渗出黄水,黄水干燥后会把衣服粘在皮肤上,脱衣服的时候,常常会把痂壳给扯下来,这样一来皮损就一直无法愈合。后来晓晓就想到了用创可贴把四肢的皮损处给包起来,这样就可以避免衣服粘在皮肤上。只要每次要撕掉创可贴的时候,拿点水把创可贴和皮肤粘住的部位弄湿,再一点点撕开就行了。当时跟我出诊的学生还半开玩笑地给晓晓取了一个"创可贴女王"的称号。

晓晓的皮肤从最初的虫咬性皮炎发展到现在的湿疹,已经反反复复发作了两三年的时间了,而且晓晓只要一到厦门,湿疹就永远处在急性期。于是我以慢性湿疹急性发作作为切入点,给她开了一星期的中药。一个星期过去了,晓晓怒气冲冲地来复诊,她提高了声调说:"朱医生,一星期的药吃完了,一点好转都没有,你当时不是说会慢慢好起来的吗,怎么我都吃了一个星期了,也没见好转?"我没有跟晓晓对着干,因为毕竟她才是生病的人,只要是人,生病了总是会着急的,所以有点情绪也很正常。我还是鼓励晓晓再坚持看看,我又不是神医,用手摸一下她的皮肤,她两三年的皮肤问题就会好了。凡事都有一个循序渐进的过程,毕竟她的皮肤问题也有点日子了,所以我觉得治疗一个星期真不算长,也许再坚持吃一段时间,说不定哪一天效果就出来了呢?

虽然道理我说得很清楚了,但是晓晓的表情还是将信将疑,勉强又拿了一个星期的药回去吃。七天过后,晓晓再来复诊时,态度稍有点不一样了,她的皮肤这周已经干燥结痂了,她也告别了创可贴,所以她有点开心。但是从皮损的干燥结痂到完全长出新的皮肤,再到湿疹不再复发,却还有一段路要走。接下来,晓晓就坚持一直在我这边治疗,每隔7天来一次。晓晓的皮肤每次来复诊时都有新变化,而当初陪晓晓来看病的男朋友也在晓晓的皮肤快要痊愈的那一周,带了香喷喷的厦大勤业餐厅特制面包来给我当爱心晚餐。晓晓皮肤的改善加上温馨的晚餐让我心里很是满足。虽然这个面包就几块钱,但这却是患者对我的认可。

印象中,晓晓一共在我这里治了快两个月的时间,她的湿疹才彻底控制住,后面我大概每隔一个月就给她发条信息了解一下她的湿疹情况,连续问了六七次,持续了快半年的时间,晓晓的湿疹没有再发作过,而那一段时间她一直待在厦门。在一年半后,有一次我去海韵校区上校选课,偶然碰到了晓晓,聊起了她的湿疹,晓晓说这一年半的时间她的湿疹也没有再发作过了。

湿疹是一个病因很复杂的疾病,常常是由内因、外因相互作用的结果。内因可以是精神紧张、失眠、过度疲劳、情绪变化、内分泌失调等,而外因包括生活环境、气候变化、食物等均可导致湿疹的发生。如果说相较于西医,中医有什么特别能拿得出手的优势病种,我想湿疹一定是其中一个。

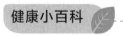 健康小百科 -

湿疹

湿疹是由多种内外因素引起的一种具有明显渗出倾向的急性、亚急性或慢性过敏性炎症性皮肤病。其发病原因不明确,可能和机体的过敏性体质有关,外界因素如饮食、气候、生活用品等也可成为本病的诱发因素。皮疹呈多形性损害,瘙痒剧烈,易复发。

1.湿疹的诊断[1]

(1)病史:病程经常呈复发加重、缓解的慢性过程,发病前常无明确的外因接触史。

(2)临床表现:急性阶段皮疹常较广泛,可表现为红斑、丘疹、丘疱疹等多形性皮肤损害,继而出现糜烂、渗出。病程迁延至慢性阶段,皮损常呈浸润、增厚、干燥及色素沉着等,且边缘较清。急性期常无固定好发部位,慢性期常局限于小腿、前臂、手、耳后、头皮、乳晕、肛周及外阴等部位。

(3)局部常伴明显瘙痒。

(4)病情易反复发作,迁延数日。

(5)有可疑的外因接触史者(如手部疹),可做皮肤斑贴试验以协助查明病因。

小贴士:湿疹常呈慢性反复发作,其皮损大都对称分布,可表现为多形性皮损,然后出现糜烂、渗出,后期呈苔藓样变,瘙痒明显。湿疹的形成与过敏性体质密切相关,因此在治疗湿疹的同时应该兼顾调理过敏性体质,以防复发及衍生其他类型的过敏性疾病。

2.治疗

(1)西药[1]:

①局部疗法:依皮损发展阶段的不同表现选用适当药物和剂型。急性期以红斑、丘疹、丘疱疹表现为主者,可外用炉甘石洗剂、皮质激素霜,如氢化可的松霜等;有糜烂、渗出者可以用3%的硼酸溶液湿敷。亚急性者外用糊剂、霜剂,如硼锌糊、糠酸莫米松霜等。慢性者外用皮质激素软膏或搽剂,如卤米松、曲安耐德软膏。

②全身疗法:酌情选用一两种抗组胺类药物,如去氯羟嗪、赛庚啶、酮替酚、西替利嗪、氯雷他定、咪唑斯汀、依巴斯汀等。

③静脉封闭疗法:盐酸普鲁卡因250~500 mg加生理盐水500 mL,静脉缓慢滴注,每日一次,10天为一疗程,适用于皮损广泛的慢性湿疹或急性发作的患

者。治疗前需做普鲁卡因皮试。

（2）中药[2]：湿疹对应中医外科学的湿疮，可分为湿热证（常用方剂龙胆泻肝汤、萆薢渗湿汤合二妙丸加减）和血虚风燥证（四物汤合萆薢渗湿汤）。

朱医生说：湿疹虽归属于皮肤类疾病，但其发生与患者的过敏性体质密切相关，而且很多慢性湿疹的患者还伴有焦虑、失眠等问题，因此，临床上对于湿疹的治疗，我常以中药内服调理为主，外用药依实际情况可用可不用。通常慢性湿疹的治疗要一个月左右的时间，有些病程较长的患者，治疗时间也相对较长。当慢性湿疹的皮损有所改善时，患者的睡眠问题、情绪问题等也会跟着好转。

3.注意事项

（1）去除可疑诱因，如避免局部刺激、忌饮酒、忌食辛辣等刺激性食物、忌擦高浓度外用药等。

（2）衣物选择纯棉织物，清洁宽松。居室干净通风，经常清洗被褥等床上用品。

（3）注重皮肤护理，每日至少温水沐浴一次，沐浴后外用润肤剂/保湿剂等，一般每日一两次。

参考文献

［1］北京协和医院.皮肤科诊疗常规［M］.北京：人民卫生出版社，2012.

［2］顾伯康.中医外科学［M］.上海：上海科学技术出版社，1986.

皮肤自带花衣裳

世界卫生组织（World Health Organization，WHO）的数据表明，目前全球有 22%～25% 的人患有过敏性疾病，并以每 10 年 23 倍的速度在增加。这是什么概念呢？也就是说，每 5 个人当中就有一个"过敏人"。这种发病率已经接近流行病程度的疾病到底有多可怕？过敏不仅会让当事人深受其害，还有可能通过"传宗接代"的方式遗传给孩子。有数据表明，只要父母双方中有一方患有过敏性疾病，将来子女患有过敏性疾病的概率高达 40%，而如果父母双方均过敏，则子女患有过敏性疾病的概率将高达 60%。

我有个同事是资深的"过敏体"，不但患有过敏性鼻炎、过敏性哮喘、湿疹，还明确查出来对粉尘、尘螨、虾、鸡蛋过敏。她在怀大宝的时候，IgE 值据说是正常阈值的 60 多倍。她在怀胎十个月时可谓提心吊胆，生怕把自己的过敏遗传给孩子，在整个孕期格外小心，明确会过敏的东西绝对不碰。到了分娩的那天，看到自己的孩子健健康康地生下来了，她悬着的心也就有着落了。可是我觉得她高兴得太早了，这才什么时候，刚生下来的小孩，没有成长一段时间再观察看看，哪能知道他到底有没有过敏性疾病，或者对哪些东西过敏呢？

这不，她的儿子到了 4 个多月的时候就暴发了婴儿渗出型湿疹，几乎面目全非，好不容易熬到 1 岁多，湿疹逐渐康复了，一家人终于可以松一口气了。可是好日子才过了一年多的时间，她 3 岁多的儿子竟然有天晚上突然间喘起来，嘴唇青紫，呼吸声重。作为资深的过敏性哮喘患者，我的同事一下子就反应过来，自己的儿子可能是急性哮喘发作，便立刻把他送到医院去，果然诊断结果就是儿童急性支气管哮喘。结果证实，同事的"过敏体质"还是遗传给了自己的儿子。同事非常自责,可是又能怎么办呢? 在国家二胎政策放开后,小两口却因为这个"传家宝"一样的"过敏"而十分纠结,他们真的很害怕再生出一个"过敏"宝宝。

可是双方的父母都非常的积极,他们一直鼓励着这小两口,让他们趁年轻赶紧再要一个孩子。同事的父母甚至还开玩笑说:"过敏这种事也是看运气的,你看我们两个都活到这把年纪了,也没有什么过敏,但我们不还是生了一个过敏女儿吗? 这种事情不一定的,不要被还不知道会不会发生的事给套牢了。"在家人持之以恒的鼓励下,小两口也开始积极地造人了。这次生了一个女宝宝,儿女双全,全家人高兴得不得了。可是没几天,月嫂就发现,这个女宝宝怎么天生自带"花衣裳"呀,全身超过八成的皮肤都是融合成片的红丘疹。家人不以为然,觉得可能是胎毒发出来了,过几天就会好了。可是过了几天,小棉袄(化名)的皮肤问题不但没有好,反而更严重了,几乎全身的皮肤都出现了发红、糜烂、渗黄水,还夹杂着痂壳。

全家人都有一种不好的预感,把小棉袄抱到医院的儿科去看,医生说这是婴儿湿疹,没关系的,很多小朋友都会有的,先拿盒地锌油回去用用看。这药膏真的很管用,才抹了两天,皮肤就跟已经好了一样,变得很光滑。可是停药后的第一天,"花衣裳"皮肤又"重出江湖"了,同事赶紧又把药膏给小棉袄用上。药膏是用上了,可是这次的效果却一点也不理想,小棉袄的湿疹还是势不可挡,而且很快就恶化了,变得面目全非:两边脸颊、耳朵、下巴、脖子、前胸、后背、双手、双脚全是融合成片的红丘疹,很快就形成片状糜烂、渗黄水,几乎看不到一点正常的皮肤。用于治疗小棉袄的药膏换了一种又一种,可是即便如此,5个多月大的小棉袄依旧被湿疹折磨得体无完肤。看到小棉袄全身80%以上的皮肤都在糜烂、流脓,每天晚上睡不到几分钟就痒得醒过来用力抓挠,我的同事内心快承受不住了。她就像一只乱撞的苍蝇,听到谁湿疹治得好,哪个药膏有效,不管多远都要去看,她给我看的备忘录里记录了小棉袄用过的所有药膏的名称,甚至还托朋友特地去首都儿科研究所及国外代购湿疹的特效药膏。

有一天,她在另一个男同事的推荐下,来到我的中医门诊找我治疗。其实她完全就是病急乱投医,并不是我治不了湿疹,而是她根本就没有接触过中医,她整个家族的人都没有吃过中药。所以第一次来我门诊看病，我给小棉袄开了一周中药后，她的大家庭开了个紧急会议，全家人一致投反对票，都认为中药是万万吃不得的。理由是中药的不良反应不明确，中药是否会引起肝肾功能或身体其他方面的损伤目前尚无定论。这么小的婴儿就更不能吃中药了，把胃喝伤了怎么办?! 因此在全家人的反对声中，我这位初次相识的同事与我失去了联系，她的丈夫更是干脆利落地把我开的 7 帖中药全部扔到垃圾桶去了。

又过了快一个月的时间，小棉袄的情况愈演愈烈，因为皮肤十分瘙痒，小棉袄晚上根本就睡不着觉，一直哭闹，脸上、身上本身就糜烂的皮肤被小棉袄抓得更加面目全非了。兜兜转转后，"失联"一个多月的同事抱着小棉袄再次来到我的诊室，也把之前家庭会议的结果给我传达了一遍。她说她是顶着巨大的压力，排除万难，偷偷抱着孩子出来找我看的，希望我能尽全力去帮助她，她真的是走投无路了，所以就算中药的不良反应不确定，她也要试试，不过有个条件就是能不能不要吃中药，而是用中药来泡澡?

外治之理亦内治之理，我想病人如果从来没有吃过中药，而家里也没有看病吃中药的先例，那确实应该让人家先有个接触和适应的过程，毕竟喝药的是全家的掌上明珠，是一个刚刚 5 个月的小婴儿。因此，当时我就给小棉袄开了一周外用的中药，让同事拿回去给小棉袄泡澡。带着中药回去的同事并没有得到家里人的认可，全家人除了月嫂外，没有人愿意帮助她一起熬药给小棉袄泡澡，家里一直处在冷战的状态。她真的是处在两难的境地，一方面，她不想因为用中药给小棉袄治病而导致家里人不开心；另一方面，作为母亲，如果中药真的是一个潜在的希望，她不想连试都不试就这样放弃了一个可能性。

可是刚泡了一天中药，小棉袄的皮肤问题就明显加重了，仅存的一小块好皮肤也全部起了红丘疹。这下子整个家庭的紧张关系被推向了高潮，家庭的微信群里更是对我的同事和我这个"医术拙劣"的医生进行了炮轰。扛不住的同事，赶紧跟我反馈了病情，问我要不要立刻停药？我看了下皮损，似乎皮损的面积更大了点，但是原先潮红糜烂的地方并没有恶化，这不足以作为立刻停药的依据。我坚持让她再多用一天，再下结论。这一天实在是够漫长的，我的同事过一会儿就给我发信息，把家庭微信群的信息实时传递给我，中心思想有两个：一是中药怎么可能有效，西药都搞不定的疾病，中药更是不行；二是这年轻的中医不行，怎么能信她的鬼话。

或许是身体累了，心也太疲惫了，我的同事反倒睡了一个安稳的好觉。第二天起来，月嫂示意她，快看看小棉袄，昨天起来的小红疹退下去了，原先的皮损也没有再流脓了。这算是一个小进步吧，但家里人对这暂时的微小改变不屑一顾，家庭的氛围依旧很紧张。就这样一直泡完 7 天的药浴后，小棉袄的睡眠质量明显改善，夜间也很少再出现不停挠皮肤的现象了，全身的皮损都已经干燥，皮损大部分在收口了，其中有三成的皮损已经愈合，长出了光滑的皮肤。家人至此变得很中立，既不反对也不支持。我的同事按时来复诊了，由于上周药浴的效果确实不错，因此我的同事也开始相信这个她全家从没有用过的中药，可能真的最终能治好她女儿的湿疹。于是我大着胆子建议她，内服加外用一起配合着来，效果应该会更好。同事问我，中药外用效果已经不错了，为什么一定要内服呢？我告诉她："因为你本身就是过敏体质，你的大儿子也患有过敏性疾病，你的小女儿一出生没多久就暴发了这么顽固的湿疹，说明你的大儿子和小女儿都遗传了你的过敏体质。过敏体质需要调理，仅仅通过外用，改变不了过敏的土壤。只有调理体质和治病双管齐下，才有可能根治她的湿疹。"我想我的同事听进去了我的这一番解释，她答应开始试试中药内服。

刚开始喝中药的时候，小棉袄拉出来的大便都是黑的，因此家人十分担心，而且跟当初刚开始泡中药浴时一样，第一天皮肤问题好像加重了，一家人又开始对中药的疗效不淡定了。但是有过第一次经验后，我的同事还是坚持着再吃几天看看，果真等到第三天，皮损就改善了。就这样，小棉袄的皮肤一天天地改善，原来惨不忍睹的皮肤脱下了"花衣裳"。经过一个多月的中药调理，痊愈后的小棉袄皮肤好极了。原本因为女儿的湿疹，同事只敢晒女儿的背影图，现在湿疹好了，同事终于敢晒小棉袄的正面照了。这个襁褓中的婴儿现在已经会走会跳了，至今她的湿疹也都没有再犯过。

当看到一个从来没有接受过中药治疗的患者，由最初的排斥、不信任，慢慢地发展为将信将疑,直到最后转变为信任,愿意坚持中药治疗,真的令我非常欣慰,因为我所学的知识帮助到了患者。我的中医之路还很长,将来一定会遇到很多不相信中医、不相信我的人,我想我所能做的不是去抱怨,不是去争吵,而是踏踏实实地把每个病人治好。我相信好的疗效就是最好的宣传、最好的广告,将来一定会有越来越多的人,不管是急性病还是慢性病患者,愿意去选择寻求中医药的帮助。

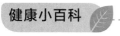

婴儿湿疹

婴儿湿疹,顾名思义是一种发生于婴儿时期的湿疹,是 1 岁以内的宝宝常见的一种皮肤病,以局部皮肤丘疱疹伴剧烈瘙痒为特征,反复发作,有渗出倾向。

1.婴儿湿疹临床表现[1]

起病大多在出生后 1～3 个月,病情轻重不一,6 个月以后逐渐减轻,1 岁半以后大多数患儿逐渐自愈。一部分患儿病情迁延至幼儿或儿童期。皮疹多见于头面部,如额部、双颊、头顶部,以后逐渐蔓延至颏颈、肩、背、臀、四肢,甚至可以泛发全身。初起时为散发或群集的小红丘疹或红斑,以后逐渐增多,并可见小水疱、黄白色鳞屑及痂皮,可有渗出、糜烂及继发感染。因瘙痒,患儿烦躁不安,夜间哭闹,睡眠受到严重影响。

小贴士:婴幼儿湿疹的发病率较高,如果父母双方或一方有湿疹或其他过敏性疾病,则要高度重视孩子在婴幼儿阶段的皮肤问题,如果孩子出现皮肤瘙痒,夜间哭闹不安,皮肤初期散在或泛发小红丘疹,并逐渐增多,出现渗液、糜烂时,应考虑婴儿湿疹的可能性,并尽快送去医院做进一步诊断、治疗。

2.治疗[2]

(1)西药:

1)内服药物疗法:常用非特异性脱敏疗法和抗组胺药物。

①非特异性脱敏疗法:可选用 10% 葡萄糖酸钙、维生素 C 静脉注射。

②抗组胺制剂：可选用一两种抗组胺药物交替使用，如氯苯那敏（扑尔敏）、苯海拉明、酮替酚、赛庚啶、氯雷他定（克敏能）等。对急性泛发以及对多种治疗方法效果不佳者，可考虑短期使用皮质类固醇激素，如泼尼松 5～10 毫克，每日两三次口服。

2）局部疗法：根据皮损情况选用适当剂型与药物，亦可选用清洁、止痒、抗菌、抗炎、收敛及角质促成剂。

①急性湿疹：无渗液或渗液不多时，可用冷湿敷，亦可外擦炉甘石洗剂或氧化锌油。渗出多时可用 3％硼酸溶液做冷湿敷，在渗液减少后可交替使用皮质类固醇乳剂和油剂。

②亚急性湿疹：有少量渗出可湿敷，皮损干燥后则用糊膏或含有皮质类固醇的乳剂等。

③慢性湿疹：应用皮质类固醇乳剂，配合焦油类制剂较好，如糠馏油、黑豆馏油、煤焦油类剂型。慢性肥厚苔藓样化范围小的可用肤疾宁硬膏外贴，也可用局部封闭疗法，但易复发，不宜轻易采用。

（2）中药：根据不同时期的湿疹表现而用药不同。急性湿疹：湿热重，有红肿、渗出时，方用龙胆泻肝汤或消风导赤散加减。亚急性湿疹：风热型有红斑丘疹、脱屑时，方用消风散加减或胃苓汤加减。慢性湿疹：血虚风燥，选用四物消风散加减或地黄饮加减。

朱医生说：婴儿湿疹易反复发作，不建议使用激素类药物，可外用纯中药制剂配合中药内服，内外兼施，效果一般比较理想，不易复发。湿疹、鼻炎、哮喘、荨麻疹等虽然表现的症状不同，但是本质都源于患儿的过敏体质这块"土壤"，通过中药内服可改善其过敏体质，并有助于预防其他过敏性疾病的发生。

3.注意事项

（1）避免接触过敏原，易致敏食物（如牛奶、蛋黄、蛋白、鱼虾、花生等）不宜过量食用，以保持正常消化。

（2）衣物选择纯棉织物，清洁宽松。居室干净通风，经常清洗毛绒玩具。

（3）注重皮肤护理，每日至少温水沐浴一次，沐浴后外用润肤剂/保湿剂等，一般每日一两次。

（4）患有婴幼儿湿疹的患儿家长，应主动学习湿疹的相关知识，掌握基本的婴儿湿疹防护措施。

参考文献

［1］陈育智.儿童支气管哮喘的诊断及治疗［M］.北京：人民卫生出版社,2010.

［2］邹典定.现代儿科诊疗学［M］.北京：人民卫生出版社,2002.

定时呕吐的产后妇女

结了婚要是例假超过一个月没来，又出现呕吐的现象，估计七大姑八大姨，就要催着你赶紧去医院检查看看是不是怀孕了。可是如果生完孩子还每天呕吐，估计她们也要催着你上医院看看了。2018 年我就接到了一个很奇怪的病例，这位女性怀孕的时候几乎没有出现过呕吐的情况，可是说也奇怪，生完孩子半个月后，每天早上六七点钟她就开始准时呕吐，而且极度怕冷。如果吐完再躺床上睡一会儿就开始噩梦不断，但是一到了下午便开始缓解，天天如此。

病人小曾（化名）是中医院的一位护士，出现了这种情况后，她就赶紧请自己所在科室的主任帮忙诊疗，但是吃了一些药后情况也没有得到明显改善。于是她就去自己所在医院的一个名医传承工作室找中医大夫帮忙看下，当时医生看到小曾的舌苔黄厚黄厚的，每天又如疟疾般按时醒来恶心呕吐，于是就考虑用柴胡系列的处方，用了之后舌头那一层黄厚苔确实脱去了，新生的舌苔也好看多了，整个人轻松了许多，可是还是会呕吐。后来又去找这个中医主任看，还是开了原处方，只是稍微调整了一下，可是这次再用药后，症状就没有丝毫改善了，而且黄厚苔又卷土重来了，厚厚地堆积在舌面上。反复调理了一个多月后，效果还是不明显。后来就请了小曾所在医院的多个科室主任一起参与会诊，也做了一系列病因排查，各种检查轮番做了一遍，前前后后又吃了一个多月的中药，但是还是无法改善每天早上起来全身怕冷发抖、恶心呕吐的情况。

两个多月过去了，小曾被疾病拖得身心俱疲，月子里生了这个病，家里人都特别担心小曾会落下病根子。这时小曾想去更大的医院看一下，就联系了之前在大医院实习过的牙科医生表哥。小曾表哥听说了小曾这个情况后，心里也非常难受,但是当时就立刻想到了考研时一起并肩作战的同桌,也就是我。于是还远在泰国教中医的我,接到了小曾表哥发来的信息和各种检查报告,之后发现还是让小曾自己跟我单线联系最好,于是小曾就详详细细地交代了她整个病程和治疗经过。我也看了小曾发来的之前医生开的处方,我觉得开得都没毛病,我第一时间也会想到用柴胡剂,关键是她用了之后只是前两天缓解,后再无疗效,那我还能开什么药呢?

说实话我一点也不想接这个病例,首先,首次诊断无法当面看,有可能会遗漏一些重要信息;其次,也怕自己会一样陷入困境。可是我的心里特别不服气,一直跃跃欲试,后来我就脑子一热接了这病例。这下可好,前两回出招全以失败告终。这下我可懵圈了,立刻打了国际电话求助我的老师,结果我老师无情地拒绝了我,让我自己想办法。我思考了好多天,不知道翻了多少书,死了多少脑细胞,这中间无数次想放弃,我觉得自己已经搞不定了。可是我的心里还是不甘心,就一个人在泰国皇太后大学的教学楼内一圈一圈地走,一圈一圈地想着、分析着,结果竟然忘记了当天是周五,晚上没有回宿舍的穿梭巴士了。要知道皇太后大学可是建在森林里的呀,我想徒步走回去几乎不可能,而且初来乍到,我连宿舍和教学楼的路线都还没摸清楚。可是看了看周围已经没有什么人了,谁能在这时候带我回宿舍呢?即使很无奈,我也只能硬着头皮,摸着石头过河了。我在森林里走呀走,走了很久,道路两旁黑漆漆的,除了树还是树,连路灯都不多,我只能用手机照明。因为今天一直在跟病人沟通病情,所以手机快没电了,我真的感觉自己今晚要睡在马路上了。正当我快绝望的时候,一辆摩托车一直在按喇叭,车上的两个女生问我需要帮助吗。我简直快哭了,肯定需要呀!后来我就在这两位女生的帮助下回到了宿舍,她们听说我试图走回宿舍时,都哈哈大笑,觉得我太天真了,想得太简单了。

在穷途末路时,我想到了老师在我入师门时说的一句话:"你要'呆若木鸡'。""呆若木鸡"的另一种理解就是智珠在握,咬定青山不放松。最后我赌了一把,重新开回已经被其他医生开过而且证实无效的柴胡剂,但是来了个大杂烩,融合了好几个处方,大胆地开给病人。结果病人吃了药后症状更加严重,浑身颤抖。天知道我看到这个信息时有多高兴,因为"颤乃解",刘渡舟老先生就有个病案,也是少阳阳明同合病,最后"颤乃解"。所以我就很欢快及肯定地告诉她:"明天你会好起来的,我们拭目以待。"果不其然,第二天和第三天患者不怕冷了,也不呕吐了,可是她又说她喉咙痛,肌肉酸痛,感觉感冒了,但我还是没改变思路,让她继续吃药,因为她的舌苔已经基本恢复正常了。只有一个原因,就是疾病长期折磨引起的心理上的后遗症。后来症状全部消除后,病人再让我开个处方调理身体时,我就只开了八珍汤来调理产后气血亏虚来善后。现在病人能够正常上班了,也一切安好,不呕不冷,我这颗小心脏才踏实下来。而且更让人感动的是,日后我几乎承包了小曾家庭中各色人等的健康事宜,她几个月的女儿生病、老公身体不舒服也全部来找我看。有一段时间,我的诊室被一群远道而来的俏护士们给承包了,小曾还特地寄了9个样式不一的杯子给我,希望我们的医患情谊能长长久久。

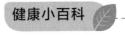

健康小百科

呕吐

《中医内科学》将呕吐定义为因胃失和降、气逆于上,而胃内容物被迫从口而出的病证。呕吐可以单独出现,亦可见于多种急慢性疾病中。西医学中的急慢性胃炎、幽门梗阻、食源性呕吐、神经性呕吐、十二指肠壅积症等可参考本病证辨证论治[1]。

1.呕吐的诊断[1]

(1)临床以饮食、痰涎、水液等胃内容物从胃中上涌,自口而出为主症,也有干呕无物者。

(2)常兼有脘腹疼痛或胀满不适、恶心纳呆、泛酸嘈杂、腹泻等症。

(3)体格检查依据疾病不同,可出现上腹部或中上腹压痛阳性,出现胃肠型、蠕动波及震水音,肠鸣音亢进或减弱等体征。

(4)起病或缓或急,常先有恶心欲吐之感,多由饮食、情志、寒温不适、闻及不良气味等因素而诱发,也有由服用化学药物、误食毒物所致者。

上消化道造影、电子胃十二指肠镜检查、呕吐物的实验室检查、颅脑 CT 或 MRI 等,有助于不同疾病的鉴别诊断。

小贴士:当出现规律性的恶心、呕吐时,一定要及早就医,进行疾病排查。呕吐可作为单独性的疾病,也可以作为一个症状出现在急慢性疾病中,因此切不可大意。当育龄期妇女突然反复出现恶心、呕吐的症状时,首先要进行早孕排除。

2.治疗

(1)西医:主要结合不同疾病引起的呕吐来进行辨症处理。

(2)中医[1]:《中医内科学》中对呕吐的治疗主要围绕六大证型展开论治:外邪犯胃(常用方剂藿香正气散)、饮食停滞(常用方剂保和丸)、痰饮内阻(常用方剂小半夏汤合苓桂术甘汤)、肝气犯胃(常用方剂四七汤)、脾胃虚寒(常用方剂理中丸)、胃阴亏虚(常用方剂麦门冬汤)。

朱医生说:本篇中所提及的产后妇女,在月子期间出现每天早晨六七点钟规律性呕吐水液的现象,而且该妇女十分怕冷,冷到有时浑身打战。这种规律性的特征,非常像中医的邪入少阳半表半里所体现出来的一个特征,因此在治疗她的这种规律性呕吐时,我采用了小柴胡汤作为基础方。少阳胆腑郁热最容易犯胃,胃气上逆最容易出现呕吐,因此中医学中又有少阳病喜呕之说。对于患者表现出来的倦怠乏力、四肢不温、喜热饮以及怕冷的这些症状,我又配合理中丸进行对症处理。采用小柴胡汤与理中丸合方治疗的当天,患者全身颤抖的症状更加剧烈,似乎药不对路,实则邪有出路,通过药物的协助来振奋人体的抗病力而驱邪外出,患者的病情很快就趋于好转了(此方仅供参考,请在医生的指导下进行治疗)。

3.注意事项

(1)起居有常,生活有节,避免风寒暑湿外邪的侵袭。

(2)保持心情舒畅,避免精神刺激,尤其肝气犯胃者应当注意。

(3)饮食方面也应注意调理。脾胃素虚者,饮食不宜过多,同时勿食生冷瓜果等,禁服寒凉药物。胃中有热者,忌食肥甘厚腻、辛辣香燥、醇酒等物,禁服温燥药物,戒烟。

（4）呕吐不止的病人,应卧床休息,密切观察病情变化。服药时,尽量选择刺激性气味小的,否则随服随呕,更伤胃气。服药方法,以少量频服为佳,以减少胃的负担。根据病人情况,以热饮为宜,并可加入少量生姜或生姜汁,以免格拒难下,逆而复出。

参考文献

［1］张伯礼,吴勉华.中医内科学［M］.北京:中国中医药出版社,2017.

"我的学生"毕业了

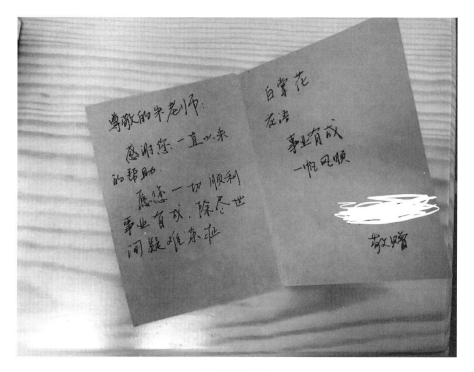

学生送的贺卡

在综合性的大学里教中医有一点好处就是：可以认识不同专业的学生，丰富自己的知识面。可能一次校选修课上，在座的 100 位同学当中，就有二三十个不同的专业，如数学、机电、化工、音乐、传媒、艺术、会计等。一群不是学中医的人，因为兴趣爱好而聚在一起来学习中医，大家的观点五花八门，还挺有意思的。

我的门诊也经常会有很多不同专业、不同肤色的学生过来看病。有一次快要下班了，一个女生捂着嘴巴，由一个男生陪同着来到我的诊室。原来女生在我们医院的口腔科做正畸，因为手术的时候嘴巴要一直张着，所以手术完她的颞颌关节处非常痛，咬合的时候会咔嚓咔嚓地响，而且用力咬东西或张口说话时颞颌关节处的疼痛就会加剧。口腔科的医生就推荐她来针灸科做下治疗。我按压她听宫穴的时候她感觉异常的疼痛，于是我就拿了根两寸的针扎入她的听宫穴，留针半小时后出针，患者明显感觉颞颌处的不适感减轻了。因为我一周就两次门诊，这次扎完了就得等下周了，所以

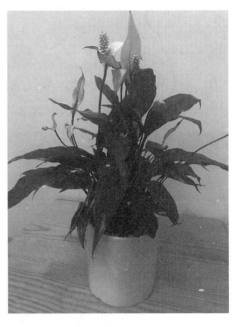

学生送的白掌花

我就开了 3 帖中药给她带回去喝，巩固疗效。

吃完 3 帖药后，女学生又来了，我还以为她颞颌处的疼痛没有缓解，结果她说："朱老师，我给您带个病人过来了，我自己已经好得差不多了，就还有一点点不适，但是吃东西、说话、张嘴基本上都不痛了"。我很好奇这个病人不会是陪同她一起来的那位男生吧。果不其然还真被我猜中了，这位男生很羞涩地坐下来说："朱老师，我这毛病还挺不好意思说出口的。"他这话一说出来，我就猜出八九不离十是男科问题了。于是就顺势引导他，看病没有分好意思看的病和不好意思看的病，来了诊室都是要解决问题的，大大方方说出来就好了。

学生听我这么一说，心里倒是放松了许多，但还是支支吾吾，一两个字一两个字地往外蹦，听得我也十分费劲，但是大抵上还是明白他的困扰是什么了。原来这位男孩子自从上研究生以来，快一年多了，一直觉得下腹、两侧腹股沟处及睾丸部位坠胀隐痛，常常在久坐或骑自行车的时候疼痛明显加重。近来，这种腹股沟及睾丸处的坠胀疼痛严重到只要屁股一沾到椅子上立马就痛起来，而且越坐越痛，但是踢球的时候这种痛感就会消失。除此之外，这个男孩子还十分的焦

虑、敏感、性欲很强,常有遗精的现象。这一年多也找了很多医生看,有些医生认为是慢性前列腺炎,有些医生也说不上个所以然来,中药、西药倒是都吃了不少,但是就是没有缓解。

因为我的博导国医大师王琦教授擅长诊治男科病,所以我读书跟诊的时候,倒是也跟着老师诊治了不少类似这样症状的患者,我心里也有了一个大概的方向,但是还是希望对方先去做个前列腺炎检查。很快,前列腺液检查结果就出来了:卵磷脂小体(＋＋),白细胞(－)。我根据检查结果和患者的症状,给出的诊断是慢性非细菌性前列腺炎/慢性盆腔疼痛综合征。这也是一种让男科医生很头疼的病,不但会引起患者身体的各种不适,而且对他的心理健康和患者的生活质量也会造成严重的影响。我也跟患者说明了这种病的基本信息,并告知他治疗这种病需要打持久战,要做好心理准备。

这位男孩子倒是实诚,说:"朱老师,我还有半年多才毕业,只要毕业前您能帮我治好就行了。"于是这一对来自化学院的小情侣就成了我门诊的常客,周周都来,一次也没落下。大概过了一个多月,患者的疼痛就明显减轻了,而且遗精的次数也减少了,吃完一个多月中药,就放寒假回家过年了。这位男同学就把药给停了,可是病还没彻底治好又停药了这么长时间,因此当初的症状又慢慢复发了。于是患者又跑来复诊了,这次患者是铁了心要在参加工作前把病治好,因此不管药多苦多难喝都一直坚持治疗,整整又喝了两个多月的药,症状才基本都控制住了。小情侣俩很用心,得知我马上要停诊外派马来西亚了,许久没来的两个小家伙说:"朱老师,我们马上就毕业了,也许等你这次外派回来也见不到我们了,不知道这次分别以后什么时候能再见,所以今天不管怎么样都要过来见你一面。"两个小家伙还带了一盆白掌花来,他们就这样一直等我看完最后一个病人才把花送给我。装白掌花的袋子里有两人一起写的一封信,看得我热泪盈眶。

当我在马来西亚的时候,正好我申请的学校周转房批下来了,需要去现场选房子,可是我人还在马来西亚,肯定是回不去的,我的学生又都在翔安校区,本部并没有直系的学生。因此,我就冒昧地请这对小情侣帮我去选下周转房,这期间我的妈妈还特地过去现场实地考察了一下,都是由这位女孩子帮着带我妈妈去现场考察的。她们转了一上午的时间,小女孩还请我妈妈在勤业餐厅吃了一顿丰盛的午餐。选定房子之后,小女孩领了一大串钥匙去帮我检查房子,于是她成了第一个参观我房子的人,比我自己还要早上1个多月。虽然我从来没有给他们上过一堂课,但是在我的眼里,我一直把他们当作自己的学生,格外亲切。

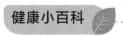

慢性非细菌性前列腺炎/慢性盆腔疼痛综合征

1.临床表现[1]

本病主要见于20～45岁的青壮年男性,一般无泌尿系统感染病史,主要症状有:

①与排尿无关的盆腔疼痛:会阴、阴囊、阴茎、尿道、耻骨上等一个或多个部位的疼痛不适。

②梗阻症状:排尿困难、排尿踌躇、尿线无力、尿线中断、"脉冲"式排尿、尿末滴沥等。

③尿路刺激症状:部分病人有尿急、尿频、夜尿增多等。

此外,多数患者还常常伴有不同程度的紧张、焦虑等精神心理反应。有研究认为,与正常人群相比,前列腺痛患者更喜欢主动陈述自己与焦虑有关的躯体不适和疼痛,表现为过度紧张的行为类型,并认为紧张是前列腺痛患者临床表现的一大特征。

2.治疗[1]

目前对本病的治疗尚无特异性方法,由于前列腺痛未证实有细菌感染,因此使用抗生素治疗是没有效果的,是无益的;手术治疗也未证实有明确的治疗效果。而由于膀胱颈部和前列腺平滑肌富含 α-肾上腺能受体,故应用 α-受体阻滞剂对大多数前列腺痛患者治疗有效,对膀胱颈/尿道痉挛综合征患者疗效更好。主要应用 α_1-受体阻滞剂、解痉药、镇静药来缓解症状。上述药物可单独也可两种药物联合使用。

朱医生说：紧张、焦虑往往是慢性非细菌性前列腺炎/慢性盆腔疼痛综合征的突出临床特征。在安静或者闲暇时，患者盆腔疼痛症状变得尤为显著，因此临床上我常常将调节整体状态、情绪和局部症状同时进行。我的老师王琦教授曾经在《中医药通报》上发表过一篇名为"第二十四讲 关于治疗慢性非细菌性前列腺炎/慢性盆腔疼痛综合征病案的讨论"，里面使用了复元活血汤加减治疗该病，疗效显著，现在将具体处方分享给大家："柴胡 12 g，天花粉 20 g，当归 10 g，桃仁 10 g，红花 10 g，熟大黄 6 g，马鞭草 20 g，败酱草 20 g，三七粉 3 g（分两次冲服）[2]。"

3.注意事项

（1）养成良好的个人生活规律，培养广泛的爱好，转移注意力，调整自己的精神和情绪，正确对待疾病，建立战胜疾病的信心，防止过度紧张。坚持适当的体育锻炼和体力劳动，增强体质。

（2）养成良好的个人卫生习惯，避免憋尿，预防便秘。

（3）进行盆底部肌肉锻炼，如缩肛，有助于缓解疼痛等症状。

（4）戒酒，尽量避免饮用含有酒精的饮料，饮食方面应注意节制辛辣，以防止因饮食不当而导致复发或加重。

（5）生活中应避免受凉，适当节制性生活并做到有规律的性生活，避免久骑久坐。

（6）积极配合治疗，严格遵守医嘱，坚持用药和足程治疗。

参考文献

［1］郭军，张春影.实用前列腺疾病中西医诊治［M］.北京：人民卫生出版社,2005.

［2］郑燕飞，王停，倪诚，等.第二十四讲 关于治疗慢性非细菌性前列腺炎/慢性盆腔疼痛综合征病案的讨论［J］.中医药通报，2015,14(6):4-9.

剑走偏锋

特别提醒：个案的成功不代表中药已经可以用于所有新生儿黄疸的治疗，临床上还需要积累大量的数据来进一步验证。本病可引起"核黄疸"，可致新生儿神经系统损伤甚至死亡，请及时至正规医院进行诊治。

中药在很多成年人眼里，是既难喝，又难闻，又不方便的，更不要说小朋友了。我相信对绝大部分小朋友来说，让他们喝中药比让他们打针还要可怕。毕竟成长在这个年代的小朋友物质条件实在是太好了，在那么多的美食面前，小朋友们都还要挑三拣四，又怎么能接受又黑又臭又不好喝的中药呢？

在我的大家庭里，我的外婆隔三岔五都会倒腾点草药方熬了给大伙儿喝，所以家里的小朋友们从小到大或多或少都喝过草药汤，但是这种民间的单味草药或者两三味草药，跟我后来接触到的中药复方还是差别比较大。除我之外，我那些一起长大的兄弟姐妹们，虽然都会喝点下火凉茶、枇杷叶汤之类的，但是对正儿八经的中药很是抗拒。我想我如果没有学中医，我对中药的态度跟他们可能是差不多的。但是谁让我学了中医呢？自打学中医的这 12 年来，我除了拔牙和生孩子外，所有大大小小的病都是用中药搞定的，还有很多西医医生告诉我不可能治好的病，最终中医中药帮助了我。

也许是出于职业病的因素，也许是真的非常信任中医的疗效，我对自己至亲的人，从来都是首选用中医药来解决健康问题。我女儿从出生到现在，几乎都是用中药来防病治病，除非在国外没办法获得中药，才会退而求其次吃点西药。但是这并不代表我女儿喜欢吃中药，相反她很害怕吃中药，每次感冒她都会说："妈妈，我不要吃中药！"而每次她调皮捣蛋的时候，我只要使出"你再不乖，我就给你吃中药"这个撒手锏,她就会乖乖就范。

我女儿刚生下来第二天,护士在帮我女儿检测黄疸时,发现她的黄疸指标偏高了,因为当时才生下来两天,所以护士就让我们先观察观察,多让孩子晒太阳。第三天的例行检查,护士发现我女儿的黄疸指标更高了,而且整个眼白全黄了,皮肤也是黄黄的。因为我是 O 型血,我丈夫是 A 型血,所以护士担心我们的孩子是不是发生了 ABO 溶血性黄疸。但是我觉得新生儿黄疸是很正常的,黄疸自己会慢慢退下去的,因此到了第四天,我已经做好要出院的准备了。结果护士进来说:"你今天可以出院,但是你女儿要转到新生儿重症监护室,你女儿用经皮测胆红素仪测出来的胆红素太高了,现在赶紧让你的家人带孩子去新生儿科抽血检查下。"

听到这话我整个人非常难受,有点喘不上气来。在等待抽血检查的这一个小时里,我非常的痛苦,忧心忡忡。最后的结果是血清胆红素值比正常范围的最高值高了很多(因时隔好几年,具体的数值我记不清了)。护士强烈建议我们住院治疗,输蛋白、照蓝光。可是当时我心理上接受不了,我不想让我女儿才生下来几天就与家人分离,独自去面对治疗,我们只能隔着窗户看她一小会儿,而且万一蓝光照得太过了,也会引起皮肤损伤;如果她动来动去,照到了眼睛怎么办?我想了种种可能,心里还是接受不了,虽然护士长把情况的严重性跟我们说得很清楚了,但是我没办法下定决心。于是我下床走到一个角落,给我的老师拨通了电话,我想听听他的意见。而我老师说也可以先用中药治疗试试看,如果情况没有好转就立刻送到医院治疗。

我的老师给了我中立的建议,最后的决定还是要我自己来做。与护士台不到 10 米的距离,我走了很久,一方面确实是刚生完孩子,体力没有恢复;另一方面,我还没有十足的把握做出最后的决定。护士长很耐心地把事情的严重性跟我重申了一遍,她说如果现在不及时治疗,胆红素过高,经过血脑屏障,一旦发展至胆红素脑病,对大脑的损害是不可逆的,这个孩子也就毁了。而如果住院治疗,其实效果很理想的。我听进去了,但是我选择了出院,我要自己治,于是我给我的老公发了药方,让他抓了 7 帖中药,我们就开车回到老家了。整个路途,我都忐忑不安。我的妈妈非常给力,在月子期间虽然花了高价钱请了月嫂,但是对我和孩子的事她都亲力亲为。每天早上5点多,我妈妈就起来把中药泡好,熬成20毫升的药汤并装在奶瓶里。每次孩子哭了要喝奶前,就让她先喝药,喝完过一会儿才喝奶。有几次药熬多了,我妈妈还很自责,她怕药不够浓,药效不好,可是小婴儿的药量才一点点,确实是很难拿捏准确这20毫升或是30毫升。

　　我妈妈每天眼睛一睁开的第一件事,就是看看小宝宝的眼睛还黄不黄。月嫂每天最关心的就是孩子大便拉得够不够多。我除了关心妈妈和月嫂关心的事,我还关心宝宝晒太阳了没,晒的时间够不够。因为得了黄疸,除了药物治疗外,还要多拉多排多晒太阳,这些辅助方式也能带走一部分胆红素。刚开始喝中药的前几天,宝宝的眼睛还是很黄,似乎没有什么变化,但是好在症状也没有加重。快一周的时候,宝宝的眼白开始慢慢清澈了。到了第10天的早上,我妈妈很激动地哭了,她说:"你看宝宝的眼睛不黄了! 宝宝的眼白看着全是白白的!"我赶紧起来看了一下,宝宝的眼白确实一点黄疸的痕迹都没有了,我就让妈妈和月嫂一起把宝宝抱到社区妇幼保健站,去测下黄疸,当时测出来的结果是正常范围内的偏高一点,暂时还不能打疫苗。于是我又让宝宝吃了3天中药,晒太阳晒得更勤了,3天后再去妇幼保健站测黄疸,结果已经都正常了,可以接种疫苗了。

　　这就是我的孩子,刚出生4天就开始喝中药的宝宝。往后的岁月里,她大大小小的毛病基本上都是用中药搞定的,可是她真的很讨厌喝中药,因为她已经不是只有4天大的宝宝了,一岁、两岁、三岁……现在的她已经知道什么好喝,什么不好喝了,所以对这种黑黑的,又苦又难闻的中药,她肯定是很抗拒的,抗拒到将喝中药跟打针画上了等号。但是她的潜意识里其实知道喝中药能治病,所以每次家里人不舒服了,比如她外婆咳嗽了,她会说:"快喝中药吧,喝完咳嗽就好了。"在跟随我去马来西亚教学期间,她认识了一个跟她差不多大的小朋友,于是经常去小朋友家串门,每次看到那个小朋友还有个弟弟,她就很羡慕。有一次,她跟我在沙发上玩的时候,就很认真地说:"妈妈给我生个小弟弟吧。"我说:"妈妈最近事情特别多,很累,身体有些不舒服了……"她说:"那你吃中药呀,吃完中药我就有弟弟了。"

虽然她还很小,很多事情还不明白,但是我相信我已经把中医的种子播种在她的心里了。我相信这颗小种子将来会发芽,然后慢慢长高、长大。也许她将来不会从事中医,但是我相信她对中医会有一个更客观的认识,不会人云亦云,觉得中医就是一个"慢郎中",只能调理调理身体罢了。在我眼里,中医和西医本质上并没有差别,因为大家的存在都是为了治病救人,中医、西医各有所长,也各有所短,大家取长补短便是了。如果大家能优势互补,我相信这将会是老百姓的福音。

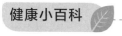 健康小百科

新生儿黄疸

新生儿黄疸是由胆红素在新生儿体内积聚引起的皮肤或其他器官黄染。新生儿血中胆红素超过 5 mg/dL(成人超过 2 mg/dL)即出现肉眼可见的黄疸。部分高未结合胆红素血症可引起胆红素脑病(核黄疸),一般会留有后遗症,严重者可致死亡。

1.新生儿黄疸分类[1]

(1)生理性黄疸:由于新生儿胆红素代谢特点,有 $50\% \sim 60\%$ 的足月儿和 80% 的早产儿出现生理性黄疸。其特点为:

①一般情况良好。

②足月儿生后 2～3 天出现黄疸,4～5 天达高峰,5～7 天消退,最迟不超过 2 周;早产儿黄疸多于生后 3～5 天出现,5～7 天达高峰,7～9 天消退,最长可延迟到 3～4 周。

③每日血清胆红素升高<85 μmol/L(5 mg/dL)。

(2)病理性黄疸:

①生后 24 小时内出现黄疸。

②血清胆红素足月儿>221 μmol/L(12.9 mg/dL)、早产儿>257 μmol/L (15 mg/dL),或每日上升超过 85 μmol/L(5 mg/dL)。

③黄疸持续时间足月儿＞2周,早产儿＞4周。

④黄疸退而复现。

⑤血清结合胆红素＞34 μmol/L(2 mg/dL)。

具备其中任何一项者即可诊断为病理性黄疸。

小贴士:孩子出生后应该勤晒太阳、多喝、多拉、多排,这样有助于黄疸的消退。如果发现自己的孩子出生后眼睛发黄、皮肤黄染、尿液较黄等现象不但没有逐渐消退,还逐日加深,应及早送到医院做检查,配合医生进行治疗。本文虽是真实案例分享,但由于作者是临床医生,有一定的风险把控能力,因此请大家不要盲目模仿。若你的孩子确诊为病理性黄疸,应该在医生的指导下进行积极的治疗。

2.治疗

新生儿黄疸治疗的目的是降低血清胆红素水平,预防胆红素脑病的发生。

(1)西医[2]:

①药物:苯巴比妥[3～5 mg/(kg·d)]用于生后7天内的新生儿。

②光疗:最常用的黄疸治疗方法。

③白蛋白。

④丙种球蛋白。

⑤换血治疗。

(2)中药[3]:对于新生儿黄疸,中医称之为胎黄,其发生与先天禀赋不足、后天调护失当有关。临床上分为常证和变证两大类型:

①常证包括湿热郁蒸(常用方剂茵陈蒿汤)、寒湿阻滞(常用方剂茵陈理中汤)、气滞血瘀(常用方剂血府逐瘀汤)。

②变证包括胎黄动风(常用方剂羚角钩藤汤)、胎黄虚脱(常用方剂参附汤合生脉散加减)。

朱医生说:朱医生女儿的黄疸是将茵陈蒿汤煎成20毫升的汤汁,让宝宝在一天内少量频服,连续服用10天左右,胆红素降至正常范畴,黄疸消失。本案例仅供参考,请宝妈们根据实际情况谨慎处理。

3.注意事项

（1）宝妈在妊娠期应注意饮食卫生，忌酒和辛热之品，不可滥用药物。如果孕母有肝炎病史，或曾产育病理性黄疸婴儿，产前宜测定血中抗体及其动态变化，并采取相应预防性服药措施，如黄疸茵陈颗粒。

（2）注意保护新生儿脐部、臀部和皮肤，避免损伤，防止感染。

（3）婴儿出生后应密切观察其皮肤颜色的变化，及时了解黄疸的出现时间及消退时间。

（4）新生儿应注意保暖，早期开奶。

（5）注意观察胎黄患儿的全身证候，有无精神萎靡、嗜睡、吸吮困难、惊惕不安等。

参考文献

［1］薛辛东.儿科学［M］.北京：人民卫生出版社，2005.

［2］常杏芝.儿科临床起点［M］.北京：人民卫生出版社，2013.

［3］汪受传.中医儿科学［M］.北京：人民卫生出版社，2009.

小仙女的烦恼

　　幸福的人都一样，而不幸的人却有各种各样的不幸。我一直觉得长得漂亮的女生都一样，她们可能这辈子只有一个烦恼，那就是太漂亮了怎么办？可是直到我遇到病人小涵后，我才知道幸福的小仙女一样会有自己的烦恼。

　　"轻罗小扇白兰花，纤腰玉带舞天纱。疑是仙女下凡来，回眸一笑胜星华。"这是我当时在诊室见到小涵时的第一印象，小涵真的算得上是小仙女一枚了，貌美纤腰，唇红齿白，很是美丽。我正疑惑这位气色这么好的小姑娘找我所为何事？不会是要把她治得丑一点吧？

　　结果小姑娘害羞地说："朱医生，我听过你的健康讲座，我知道你很会治皮肤病的。""啊？你听过我的哪一场讲座呀？"小涵说："就是3月份'中医九种体质与养生'的那一场呀！"我听了更是惊讶："现在都几月份了，你还记得我呀？"小涵很激动地说："我当然记得了，我还把你当时讲座的PPT都拍下来了，一直存在手机里。"说完，小姑娘害羞地把我拉到一旁说："朱医生你看看我的背。"当小涵把自己裙子拉链拉下来，暴露出自己后背的皮肤时，我也被吓了一大跳，这几乎是整背的黑斑呀，而且胸罩带子环绕的那一圈黑斑尤其密集。小涵说："朱老师，我前面也有，但是我不好意思给你看了，跟后背的是一样的黑斑。"小涵后背的黑斑在她白皙的皮肤上显得尤为明显，就像是皮肤自带豹纹一样，挺吓人的。

　　小涵说："这个皮肤问题困扰了我九年，从背后一个小点长到一圈，从一圈长到一片，再从一片长到整个背部，然后从后背'翻山越岭'，蔓延到前胸，汗出多了则更严重，在夏季的时候，长黑斑点的皮肤还会奇痒无比。"听了她的叙述，我怀疑是"花斑癣"，就先让她去皮肤科做了真菌检查。小涵去皮肤科做完检查后，镜检结果显示阳性,花斑癣确诊。皮肤科医生便让她直接在皮肤科治疗,给她开了4种药膏,其中一种是伊曲康唑,其他3种小涵也忘记了。于是,她就在皮肤科治了一个月。小涵发来信息跟我说明了情况,说就先在皮肤科治疗,因为这几盒药膏好几百块呢,她也舍不得丢掉,先治着,如果没效就再来找我看。

我想着小涵的花斑癣已经得到治疗了,于是就把这件事给抛到脑后了。可没想到1个月后小涵又来诊室寻我了,她有点哭鼻子,生气地说:"刚开始涂药膏,感觉汗斑好像有淡了一点,瘙痒也没那么严重了。可是后面接近一个月的时间,再涂这些药膏就没有效果了,而且因为天太热了,汗出得很多,汗斑不但无减还新长了不少。"所以她才又来找我了。于是我给她开了我自制的一种专门针对真菌感染的药膏(去癣膏)。她连着用了4管后发来照片,前胸后背汗斑皆退,皆大欢喜。花斑癣治好后的小涵开心多了,朋友圈中也开始晒自拍照、旅游照,而且也开始穿上性感的露背裙。

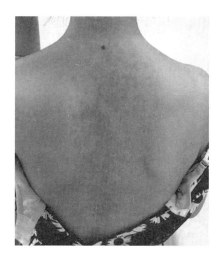

用自制"去癣膏"治疗前的皮肤

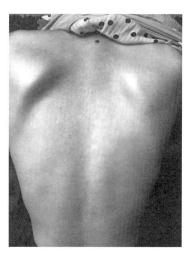

用自制"去癣膏"治疗后的皮肤

谁说美女就没有烦恼了,看来上帝真的是对每个人都很公平,只是我们沉浸其中,只顾着羡慕别人的生活罢了,其实我们自己的生活也被许许多多的人羡慕着。于我而言,拥有健康的生活便是好生活了。

花斑癣

紫白癜风因皮疹形如花斑、紫(褐)斑或白斑交叉而得名,又名"花斑癣",俗称"汗斑"。其特点是在胸背皮肤上出现紫白相间的皮疹,汗多易蔓延,搔之略有皮屑,轻微瘙痒。本病多发于成年男性,夏季加重,冬季隐而不见;好发于胸背,有时可蔓延至颈、颔、颊、腋窝、小腹等多汗之处。因在夏天炎热季节多见,俗名"夏日斑";又因出汗时斑点明显易见,极似汗渍,故又称为"夏日汗斑",相当于现代医学的花斑癣。

1.花斑癣诊断要点[1]

(1)好发于胸背、颈、肩及上臂等处,以成年男性多发。

(2)为皮损大小不一、形状不规则的斑块,边界清楚,呈淡褐色、灰褐色至深褐色,可轻度色素减退,可附少许细糠状鳞屑,无特殊不适。

(3)病程经过缓慢,冬轻夏重。

(4)一般诊断较易。遇有困难者,在真菌镜检中见成群大小不一的孢子和菌丝体;或滤过性紫外线检查见到黄或棕黄的荧光,即可确诊。

小贴士:当你发现自己或家人汗出量多,而且出汗较多的部位皮肤出现色素加深,如淡褐色、灰褐色、深褐色,或色素减退,但无特殊不适,冬轻夏重时,可考虑是否患上花斑癣,应去医院皮肤科做进一步检查,一般单用外用药就能起到理想的效果。

2.治疗

花斑癣一般无须内治,以外治为主。对于顽固性花斑癣患者,可内治、外治同时进行。

(1)西药[2]:

1)局部治疗:①2.5%硫化硒洗剂,每日外用 1 次,保留 5~10 分钟后清洗干净,持续 2 周;以后每月用药一两次,以防复发。②1%特比萘芬霜,外用有效,但口服无效,因其不经汗腺分泌。③其他:如 20%~30%硫代硫酸钠溶液、联苯苄唑、咪康唑、克霉唑霜或 50％丙二醇溶液、5％水杨酸酒精等。

2）全身治疗：①伊曲康唑，200 mg/d，顿服，连用 5～10 天。停药后易复发，故需每月一次顿服伊曲康唑 200 mg，每周用上述药物涂擦 1 次，以巩固疗效。②氟康唑，50 mg/d，顿服，连服 2～4 周；或 150 mg/w，顿服，连服 4 周。③酮康唑，200 mg/d，顿服，连服 10 天。

（2）中药[1]：以外治为主，对于顽固性花斑癣患者，可配合防风通圣散内治。

外治法：①10％土槿皮酊外擦患处，每日两三次。②密陀僧散，外擦患处。③密陀僧研细末，黄瓜片蘸药外擦，每日 3 次。④枯矾、雄黄各等份，研细末，鲜茄子切块，蘸药粉涂擦，每日 2 次。

朱医生说： 本篇案例中的女孩患有花斑癣长达 9 年，曾经使用过西药外治、内治，但效果不明显，每逢夏季出汗多的时候，斑点颜色加深、面积扩大，从后背爬到前胸，给这位女患者的恋爱择友带来极大的影响。虽然病情顽固，但朱医生仍以自制的去癣膏外治为主，并未使用内治疗法，治疗一个月后，所有的斑点退去。而且嘱咐患者将贴身衣被进行消毒或更换，至今没有再复发。

3.注意事项

（1）本病较顽固，易复发，应耐心治疗。

（2）应讲究卫生，勤沐浴更衣，防止过度出汗。患者所着汗衫、内裤应煮沸及日晒消毒。

参考文献

[1] 谭新华，何清湖.中医外科学[M].北京：人民卫生出版社，2011.

[2] 吴志华，史建强，陈秋霞.皮肤性病诊断与治疗[M].北京：科学出版社，2008.

最动听的声音

当我的女儿开始牙牙学语，对着我喊"妈妈"时，我觉得全世界都变得温柔了，这世上怎么会有这么美妙的声音呢?！当我治好了一个小女孩的哮喘，小女孩的一家人对我鞠躬说"谢谢"时，虽然就两个字，但是我觉得这两个字的分量与我的孩子学会叫我"妈妈"一样触动我心。我虽然不是专攻儿科的儿科医生，但是我的门诊却时常出现小朋友患者。我也不知道要怎样去跟这群只有几个月或者几十个月大的小朋友进行良好的沟通，更多的时候我是去倾听，认真倾听小朋友或小朋友的父母讲述，根据他们提供的一些信息，再结合小朋友表现出来的症状进行综合判断。来找我看病的小朋友要么是反复高烧不退，要么是各种不同类型的过敏性疾病，如过敏性鼻炎、过敏性哮喘、荨麻疹、湿疹、过敏性咳嗽等。

我之前在同仁堂出门诊时，曾有个长期来看过敏性鼻炎的小病号，具体年龄我记不大清楚了，但是只知道小朋友还在上幼儿园。小朋友虽然知道中药很苦，也很抗拒，但是在妈妈的鼓励下，表现得非常好，一直坚持吃了一个月的时间，鼻炎基本上都控制住了，最后一次来复诊时也恰巧是我在同仁堂最后一次出门诊，因为第二天我就要外派去马来西亚了。当时把所有的病人都看完后，我就准备下楼坐车离开了，可是这时这个过敏性鼻炎的小朋友从楼上追了下来，一直叫着："朱医生，朱医生……"我摇下车窗户，回应道："诶，朱医生在这!"他还是一直叫着"朱医生"，我起初还以为是小朋友找我有什么事，于是我就问他："找朱医生有什么事吗?"结果听到的回答还是："朱医生!"开车送我回家的同仁堂王总也开始纳闷了："这小孩一直叫你，怎么回事?"我说："我也不知道。"随后小朋友的妈妈追了下来，把小朋友往楼上拽，并说："朱医生明天就要出国了，你要是喜欢朱医生,你就赶紧告诉朱医生,你一直叫朱医生,朱医生不知道你要干什么的。"

听到小朋友妈妈说的这番话,我才一下子醒悟过来,原来小朋友一直叫我是要跟我表达这个意思。于是我冲着窗外大声说:"朱医生也超级喜欢你,你要照顾好自己,照顾好妈妈!"小朋友听到我的回应后,还是一直在用力地大叫"朱医生、朱医生……"这样持续了几分钟后,王总可能是赶时间,说:"要不我先送你回去吧!"车子开始缓缓地发动了,这时小朋友突然挣脱妈妈往前冲,大声说了句:"朱医生,我好喜欢你……"然后,小朋友就哇哇大哭了。看到这一幕,我心里五味杂陈,我不敢让王总把车停下,让我上去抱抱小朋友,因为我害怕控制不住自己的情绪。我挥挥手告别,强忍着情绪坐车离去了。

昨晚,两个小病号的妈妈给我发来了两段语音,我打开一听,一段是他 4 岁的小儿子奶声奶气地说:"朱医生,我喜欢你,我想过去看你。"另一段语音是六岁的姐姐说的:"朱医生,我咳嗽好多了,我好喜欢你。"听到这两段语音后,我眼泪都止不住了,回了一条说:"这是我听过的全世界最动听的声音。"这个 4 岁的小朋友是慢性鼻窦炎,反反复复流黄绿色鼻涕两个多月了,鼻涕一直倒流到咽喉部,在我这边喝了快半个月的中药,到昨天基本上没有鼻涕了,偶尔的一次鼻涕也是清涕,没有颜色的。而 6 岁大的女儿是支气管哮喘,之前每天要靠孟鲁司特和雾化来控制哮喘,后来在我这边调理,慢慢地停掉了孟鲁司特和雾化,现在已经二十几天没有使用过孟鲁司特和雾化了,只是靠中药来调理。眼睛、鼻子、咽喉的瘙痒已经消失了,夜间的咳嗽也减轻了。每次妈妈都会请假陪小朋友过来,遇到年底有很多事情,实在请不了假时,也会让小朋友的外婆送小朋友过来,而且每次都要现场打电话连线,参与到门诊现场的对话来,一点一滴有关孩子的信息都不愿错过。昨晚她在给小儿子喂中药时,小儿子突然说:"我喜欢朱医生。"妈妈说:"那我们把药喝完,给朱医生打个电话吧。"小儿子奶声奶气地说:"我想去厦大医院看朱医生。"

我去现场听过歌手的演唱会,也去听过交响乐、钢琴独奏,也听过老师的表扬、朋友的赞美、爱人的情话,这些声音都非常的美好,可是若要跟我的孩子、我的病人相比,我觉得孩子的一声"妈妈"以及病人的一句"谢谢",胜过世间无数。

有关过敏性鼻炎、慢性鼻窦炎、过敏性哮喘的健康小百科,请参考《资深的过敏性鼻炎患者》《不闻香臭,生无可恋》《涅槃重生的小女孩》。

大脖子学生，小胆子老师

2018 年，我几乎只经历了夏天，从年初外派到泰国教学，到年尾从马来西亚教学归来，这一年的"远方"定格在了只有夏天的东南亚国家。9 月下旬的某天，一位中医专业的学生在课后留住了我，问我是否可以参加中医社的义诊。我当时只有一个念头就是不去了吧，周末我想好好休息一下，但是又不好意思直接拒绝学生，于是出于礼貌问了学生这次举办义诊的缘由。学生告知，马校某个学院的学生母亲身患乳腺癌，几经治疗后，又再次复发并发生多处转移，家里已经被疾病洗劫一空，实在拿不出治病的钱了。而且家里除了一个在读的大学生要供养，还有两个年幼的弟妹嗷嗷待哺，父亲又在危难之际撒手离去。因此马校的 Leo Club（类似于中国的青年领袖协会）发起了全校的募捐活动，中医社则通过义诊的方式来募捐善款。

这么有意义的义诊，怎能拒绝呢？于是我答应学生参与义诊。我的义诊安排在下午，因此当天我就先在学校食堂吃午饭，打算吃过饭后直接去诊室。在食堂里，正好碰到了一个我正在教的针灸班的学生，便坐下来聊了会，聊着聊着聊到了该学生的"大脖子"。我虽然早已知道这位学生的右侧脖子有些异样，但是总担心会涉及学生的隐私，因此我这位"小胆子"的中国老师从未主动提起，正好学生今日主动提起，我便接着话茬往下说。原来她这个"大脖子"问题有一段时间了，她一开始发现便想找我帮忙治疗，但是懂事的她，知道老师最近太过于疲劳，以致身体情况欠佳，因此不愿打扰老师，想让老师有更多的时间休息。中国的老师，大马的学生，虽是成长于不同文化的师生二人，但是却心有灵犀地为对方去着想，不愿打扰彼此。食堂的偶遇，让"小胆子"的老师与"大脖子"的学生放下了各自的"不好意思"，建立起了师生以外的医患关系。

9月初,这位学生由于两颗长得一点也不"智慧"的智齿而三番两次地牙龈发炎疼痛,已经影响到了日常生活,因此鼓起勇气想去医院跟智齿"说分手"。手术前,学生还特地斋戒了8个多小时,一大早就赶到马来西亚当地的医院报到,完成了一系列的手续,也签好了知情同意书。可就在要打麻醉剂时,眼尖的护士发现学生的右侧脖子似乎偏大了一点,于是叫来了外科医生,来看看学生脖子的大小是否正常。学生说自己并没有颤抖、心悸等甲亢的症状,之前也没有做过甲状腺相关激素的检查,这位外科医生暂且给学生诊断为"疑似甲状腺功能异常"。为了安全起见,主治医生推迟了学生的牙科手术,并安排她去内分泌专科做检查。在内分泌专科检查后学生又被安排做了甲状腺的B超检查和血常规检查。

在等待检查报告时,学生显得有点不安,她自己一直以来从未关注过自己的脖子,当医生们提起她的脖子有点肿大时,她这才意识到自己的右侧脖子跟左侧的脖子相比的确有明显的不一样。右侧的脖子摸上去有个边界清晰、可移动的肿块,就像皮肤下面藏了个小馒头。血常规的报告出来了,T3、T4、TSH指标都正常,B超检查也未发现肿块,但是实际肉眼所见确实右侧脖子有个直径约4厘米的隆起,边界较清楚,不与皮肤粘连,推之可移。当地的医生建议手术切开以做进一步排查。作为中医专业的学生,她自己觉得既然不是甲状腺的问题,那么就有可能是气瘿,那就没有做手术的必要,于是她拒绝了手术的建议。

我也认可学生的诊断,帮她做了吞咽试验,也确实没发现甲状腺肿大。经过详细的病史采集后,我发现学生除了右侧脖子有囊性肿块外,性格也有些敏感,观其舌脉:舌边两侧唾液线明显,脉象弦滑,这不就是一个典型的肝气郁结的舌脉吗?于是我接着试探性地问学生平时跟同学、室友的关系怎么样?学生也很聪明,一下子明白了我的意图,很大方地表态自己平时在人际关系处理上确实总感不顺,心理压力一直很大,长期处在焦虑当中,而且月事总是推迟。从采集的信息来看,基本上可以确诊学生是患了"瘿病"。在中医学中,气瘿又叫瘿病、瘿瘤、瘿囊、影袋,我国早有记载这是以颈前喉结两旁结块肿大为主要临床特征的一类疾病,多由情志内伤、饮食及水土失宜引起,而气滞、痰凝、血瘀壅结颈前是瘿病的基本病理特点。因此对学生的这种情况，我总的调理思路以疏肝解郁、理气化痰、散结消瘿为主，治疗以小柴胡汤与桂枝茯苓丸合方加减。

刚喝完药的 2～3 天，学生右侧脖子的小肿块就有点松软了，于是效不更方，让她连着喝了 15 天。可是在喝了 10 多帖时，学生由于课业上和人际关系上再次遭遇困难，焦虑的心境重出江湖，这段时间学生右侧脖子的小肿块几乎没有改善，甚至有变大之势。初诊后半段的"滑铁卢事件"让我们师生二人都深刻体会到肝气不舒对人体的影响有多大。因为已知"大脖子"的导火索，所以我仍旧岿然不动，虽暂时看不到效果，但不随意改变自己的处方。可从学生的反应来看，她似乎觉得首诊的药已经没效了，她一直在提示我，要不要帮她换个处方。所以我必须得考虑到她的想法，因此将首诊处方顺序打乱后，重新给她开了帖"新"处方，拿到"新"处方后学生很高兴，就张罗着去抓药了。

第二阶段服药期间我也时不时地给她做一些思想工作，也鼓励她尝试着放松一点，不要对学业要求过高，对朋友的要求也低一点。她也很给力，开始每天尽量预留出一些时间做一点自己感兴趣的事，尽量放松心情，不让自己承受太大的压力。于是前前后后喝了将近一个半月的中药后，学生右侧脖子的小包块慢慢变小了，每隔 10 天左右我都会收到学生定时发来的脖子"秀"。现在她右侧脖子的包块已经消失了，她可以大大方方地秀出自己漂亮性感的脖子了。目前停药已经两个多月了，右侧脖子情况良好，目前暂未发现脖子有任何异常，而学生也很幽默地说自己现在的脖子美美的，除了有点小肥肉。学生的"脖子"很大，老师的"心"很小，彼此的小心翼翼背后却藏着互相的关爱与体谅。

健康小百科

气瘿

气瘿是以颈前瘿囊漫肿，按之软而有囊性感，似其内有气积，且其肿块可随喜怒而消长，因而得名。本病相当于西医学的单纯性甲状腺肿（包括地方性甲状腺肿、散发性甲状腺肿和高碘性甲状腺肿），好发于高原山区或沿海地区；多见于妊娠期、哺乳期、青春期、绝经期的女性。

1.气瘿的临床表现[1]

初起颈前喉结两侧或一侧呈弥漫性肿大，肿势逐渐加重，边缘不清，皮色如常，并不疼痛。望之皮紧，按之内软，若棉囊之状，可随吞咽而上下活动。肿大程度不一，轻度者须细心扪诊才能发现，中度者可见颈部略粗或明显变粗，重度者其肿大可环绕颈前及两侧，甚或垂至肩项。月经期、妊娠期和绝经期往往肿势增剧，过后可稍缩小；也往往随喜恐而消长。至中年，局部变硬粗糙，常可出现单个或多个结节。肿块小者，多无明显全身症状，过大者也仅有局部沉重感，病久者可有神疲乏力。若肿块向四周发展，当压迫气管、食管、咽喉时，可见呼吸困难、咽下不适、声音嘶哑等症。若压迫脉络，使血流不畅，亦可出现筋瘿之状。如能及时治疗，一般预后良好。

小贴士：当你发现自己的脖子一侧或两侧突然增大，一定要提高警惕，不管是不是甲状腺肿大，脖子附近的包块都值得引起重视。如果增大的肿块随着情绪变化而变化，当你高兴时肿块有变小的趋势，当你生气时又突然变大，则有可能是患上了气瘿。平时一定要调整好自己的情绪，学会修身养性。如果肿块增大还伴随着口干、多汗、手抖、怕热、多食、易饥、急躁等现象时，则有可能是患上了甲亢，一定要及时就医。

2.治疗[1]

气瘿的治疗推荐以中药内治为主，临床主要围绕以下两个证型进行论治：气结痰凝证（常用方剂四海舒郁丸加减）、邪盛正虚证（常用方剂活血散瘿汤减红花、肉桂）。

朱医生说：本篇所论述的气瘿，侧重的是甲状腺各项激素检查以及甲状腺彩超检查正常，但单侧或双侧出现脖子增大，而且随喜怒而增长的"大脖子病"。此类型的气瘿用中药治疗疗效比较理想。一般情况下，绝大多数患者通过中药干预1个月左右，其脖子肿大现象就会消失，而且情绪也会改善很多。

3.注意事项

（1）保持乐观的情绪。

（2）适当锻炼，劳逸结合。

（3）起居劳作有度，注意休息，不要熬夜。

（4）药膳食疗：三花茶（茉莉花 10 g、菊花 10 g、玫瑰花 10 g），对改善情绪有很大帮助。

参考文献

［1］中华医学会.临床诊疗指南：美容医学分册［M］.北京：人民卫生出版社，2008.

放弃治疗的甲亢病人

一提到甲亢,我就会想起大学读书那会儿,老师在课堂上讲的一个笑话。笑话是这样的:一栋两层楼的房子里住了两个病人,一楼住着甲亢(甲状腺功能亢进症)病人,二楼住着甲减(甲状腺功能减退症)病人。有一天有一只蚊子叮咬了甲亢病人,结果甲亢病人大声呼喊二楼的甲减病人:"救命啊,救命啊,有人拿着刀杀我呀!"而二楼实际上已经着火了,大火都要把房梁给烧断了,而甲减的病人还优哉地坐在沙发上,嘴里叼着一根烟,说着:"没事,这一点点小火。"

老师用一则小笑话形象地道出了:甲亢病人反应过激、情绪异常烦躁,而甲减病人则反应迟钝、态度冷淡的差异。我身边就有亲戚曾患有甲亢,天天在家发脾气,稍有不顺便雷霆大怒,后来吃了丙硫氧嘧啶片三年多,甲亢是控制住了,但是变成了甲减,性情突变,态度变得非常缓和,人也很平静,跟她说话半天蹦不出一句来。那时还很小,只觉得不管是甲亢时的亲戚还是甲减时的亲戚都十分怪异,还是不卑不亢最好。

2018 年 8 月份,有一天,我的一个老病号的妈妈给我发来一条信息和几张截屏,说,她姐姐得了甲亢,情况不太好,请我帮帮她姐姐。她姐姐跟她抱怨说:"在厦门大学附属第一医院查出甲亢,医生给开了甲巯咪唑,几天后全身出现荨麻疹,剧痒无比,而且转氨酶升高。去第一医院复诊,医生告诉他甲巯咪唑都过敏这么厉害,那丙硫氧嘧啶片不良反应会更大,建议其做碘-131 治疗,其结果是变成甲减要终身服药。"她的姐姐王女士,就去厦门中医院也问了一下,医生也给了她一样的回答。因此她十分沮丧,不知道该怎么办了,决定要放弃治疗。

王女士妹妹的女儿之前得了湿疹,一到夏天就非常严重,大面积瘙痒,看了好多医生都没好。后来也是经朋友介绍来我这里治疗,治疗了一个半月的时间就彻底好了。所以王女士的妹妹就特别信任我,亲朋好友有什么大小毛病,她都愿意先带过来找我看看。因此王女士的妹妹就跟王女士推荐了我,说:"带你去见一个中医,她应该能治,不骗人,不治是不现实的,你先听听看朱医生的意见。"

于是王女士就在妹妹的陪同下来门诊找我了。初次见王女士的时候,她的眼球已经有点凸出来了,而且脖子稍有肿大,我还没怎么说话,她已经开始噼里啪啦说了一大堆,能看得出来她非常的急躁,但是又控制不住自己的情绪,因为初诊时她已经停用甲巯咪唑 5 天了,失去了药物的控制,她的甲亢症状尤为明显。当时王女士身上的荨麻疹并未因为停药就立刻缓解,还是全身瘙痒,特别是到了夜间的时候,痒得更厉害了;而且心跳非常快,以至于她总觉得心慌胸闷,整个人觉得非常烦热,特别是两手心、额头和后脖子那一圈,觉得一阵阵的燥热;不管怎么喝水,都无法使口干的症状得到缓解,而且不管怎么喝水,尿都不多,眼睛也十分的干涩;交个材料,拿个东西,手都会抖半天;非常容易饥饿,一旦饿起来,要是没有马上吃东西,其他的症状就会更严重。白天忍受这些就算了,以为晚上躺到床上睡一觉,症状就会消停一会儿,可哪知晚上症状丝毫不逊色于白天,而且还得饱受失眠的痛苦。当时的 FT3 检查结果是 30.80 pmol/L(正常值是 3.10～6.80 pmol/L),FT4 是 104.26 pmol/L(正常值是 12.00～22.00 pmol/L)。

王女士自己在描述症状时,都忍不住自嘲,身体上这么多的痛苦,估计把我这条命送给别人,别人都要嫌弃的呀。我只是听她描述症状就花了半个小时的时间,如果不是最后主动打断王女士,我相信她还有很多话要说,而她对我暂时也是将信将疑的态度。不管怎么样,先治治看吧!于是在跟王女士沟通好后,我先给予其白虎合剂,服药 1 周多后,两手心、额头和后脖子的烦热感就消退了,口干的症状也没有了,最让王女士高兴的是,荨麻疹没有再起来过了。虽然其余的症状都还在,但是王女士已经尝到中药的甜头了,对我的信任也逐步提升。我就建议王女士在以中药为掩护、善后的基础上,搭配点西药,不需要担心会再起荨麻疹。我相信在治疗甲亢时中西药合用效果会更快更理想,于是王女士战战兢兢地开始尝试中西药并用,每天服用丙硫氧嘧啶片 3 片,与中药配合。连续服药一个多月后,王女士再来复诊时整个人都开心多了,不再絮絮叨叨了,还很开心地拿了一颗无花果送给我,并告诉我说这是她最喜欢吃的水果,她要把最喜欢吃的水果跟我一起分享。

两个半月后,2018 年 11 月 8 日复诊时,王女士 FT3 检查结果是 6.24 pmol/L,FT4 是 11.63 pmol/L,全部降至正常,而其他症状也都消除了。去厦门第一医院复诊时,她的原主治医生也很惊讶中西药结合效果这么好,而她的肝功能也恢复了正常。现在,王女士已经遵从医嘱把丙硫氧嘧啶片改成一天 2 片。但是王女士的甲功抗体还比较高,这可以说是所有甲亢患者在治疗过程中最难降的指标,因此即便 FT3、FT4 降至正常了,还需进一步治疗。而这位曾经打算放弃治疗的甲亢病人,也已经开启了另一段崭新的旅程。

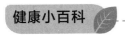

甲亢

甲状腺功能亢进症(简称"甲亢"),系指由甲状腺本身或甲状腺以外异常因素导致体内甲状腺激素分泌过多,激素进入循环血液中,引起以神经、循环、消化等系统兴奋性增高和代谢亢进为主要表现的一组疾病的总称。随着人们生活、工作节奏的不断加快,近年来甲亢的发病率有增高趋势。

1.甲亢诊断[1]

(1)临床高代谢的症状和体征。

(2)甲状腺体征:甲状腺肿和(或)甲状腺结节。少数病例无甲状腺体征。

(3)血清激素:TT4、FT4、TT3、FT3 增高,TSH 降低,一般<0.1 mU/L。T3 型甲亢时仅有 TT3、FT3 升高;仅有 FT4 或 TT4 增高而 FT3、TT3 正常者为 T4 型甲亢;血 TSH 降低,FT3、FT4 正常,符合亚临床型甲亢。

在临床上如果遇到不明原因体重下降、低热、腹泻、手抖、心动过速、心房颤动、肌无力、月经紊乱、闭经等均应考虑甲亢的可能;对疗效不满意的糖尿病、结核病、心力衰竭、冠心病、肝病等,也要排除合并甲亢的可能。不典型甲亢的确诊主要有赖于甲状腺功能检查和其他必要的特殊检查。

小贴士：如果发现自己最近吃得多、饿得快，短时间内，人突然消瘦了许多，而且脾气变得非常暴躁，总是莫名其妙地想发火，容易心慌，感觉很难呼吸，上气不接下气，爬楼梯以及平时走路时，没一会儿就会感觉到很累，则有可能是患上了甲亢。请一定要及时去医院做进一步诊断和治疗，以免病情加重，引起其他组织、器官的损害。

2.治疗

（1）西医[1]：

甲亢的治疗主要有 3 种方法：药物治疗、131 I 治疗和手术治疗，各有其优缺点。治疗前应根据患者的年龄性别、病情轻重、病程长短、甲状腺病理表现、有无其他并发症或合并症，以及患者的意愿、医疗条件、医师的经验等多种因素慎重选用适当的治疗方案。抗甲状腺药物治疗可以保留甲状腺产生激素的功能，但是疗程长、治愈率低、复发率高；131 I 治疗和甲状腺全切除都是通过破坏甲状腺组织来减少 TH 的合成和分泌，其疗程短、治愈率高、复发率低，但是甲减的发生率显著增高。药物治疗以抗甲状腺药物为主，分为硫脲类（甲硫氧嘧啶和丙硫氧嘧啶）和咪唑类（甲巯咪唑和卡比马唑）两类，同时结合患者的其他症状再选择相对应的药物。

（2）中医：中医学中并没有与甲亢相对应的病名，可参考"消渴"的辨证论治，临床上主要根据甲亢的症状进行对症治疗。

朱医生说：对于甲亢的治疗，我通常建议患者进行中西医结合治疗，单纯使用西药不良反应大，而且疗程长、复发率高，还容易引起甲减。而配合中药不但能缩短疗程，而且能减少西药的不良反应以及预防甲减。对于甲亢的中药干预，我主要围绕 3 个方面进行：一是调节内分泌紊乱；二是对甲亢常见症状，如多饮、多食、多汗、怕热、易激惹、心动过速等症状进行对症处理；三是使用中药提前预防因过度抑制甲状腺素合成而引起的甲减。

3.注意事项

(1)保持情绪稳定,不要大喜、大怒,避免发脾气。

(2)禁食海带、海鱼、海蜇皮等含碘高的食物。

(3)起居劳作有度,注意休息,不要熬夜。

(4)配合医嘱,坚持周期性治疗。

(5)少食多餐,不能暴饮暴食。忌辛辣、烟、酒、咖啡、浓茶等兴奋性饮料。补充足够的水分。

参考文献

[1] 黄从新.内科学[M].北京:高等教育出版社,2011.

远道而来的客人

　　我在读大学的时候,因为师承班选拔赛考了第一名,有幸得以跟随我们福建非常有名望的一位中医大家学习。当时我的这位本科导师病人非常非常多,多到他常常早上不到八点就得开始门诊,而且常常看到下午 1:30 才能把早上的七八十个病人看完。有很多很多福州附近的患者慕名而来,但绝大部分都为福建省内的居民,说远也远,说近也近。后来到了香港读硕士,我的硕士生导师临床也很优秀,病人也很多,慕名来找他看病的,也多是香港周边的患者。

　　可是,当我到北京读博士的时候,我第一次在我博士生导师的门诊上见识了什么叫远道而来的"客人"。博导的门诊真的是汇聚了全国各地每个角落的疑难病患者,其中有一个从新疆一个很偏僻的沙漠来北京找老师看病的。这位新疆小女孩从家门口出发,要先骑骆驼到村里,然后坐巴士到镇上,坐巴士到市里,从市里赶绿皮火车坐上一夜到乌鲁木齐,再从乌鲁木齐到北京,到了北京还得住上两天宾馆,等待老师的门诊。我当时听到这位病人描述自己来看病的这趟行程,真的是很受感动,也很骄傲我能有这样的一位老师,如此深得病人的信任,无论路途多艰辛,都要来找老师看病。而我也在老师的门诊中,见到了很多来自福建的老乡,老师的患者群不但覆盖到了全国各省份,还覆盖到了中国之外的世界,仅仅在我跟随老师出门诊的三年里,就碰到了来自新西兰、英国、迪拜、俄罗斯、加拿大、美国、哈萨克斯坦、瑞士、日本、韩国、马来西亚、新加坡等国家的病人。

　　我博士毕业的时候,王老师送了每位毕业生一本书以作留念,他给每个学生都写了一句话:"读书以得真谛,临证以获真知",而给我的赠言中多了一句:"走业医为民之路"。我始终把这句话记在心里,一心扑在临床上,踏踏实实给人看病，认认真真做经验总结。我对自己的要求也很简单，有病人来找我看，我就把每个病人认真看好就行。就是保持着这样的初衷，我把门诊工作做得很出色，也很温馨。起初都是厦大本校的学生来找我看病；后来厦大医院附近的居民也开始陆陆续续来找我看病；慢慢地，我的患者群扩大到思明区，再接着扩大到全厦门。后来漳州、泉州、龙岩、三明也有病人来找我看病了。我心里倒是十分欣慰，有这么多的病人愿意相信我。

我想，有厦门以外的病人愿意舟车劳顿来找我看病，已经十分难得了。不曾想，我的门诊开始有福建省外的病人来看了。我的学生特地让她有肺心病的爷爷从甘肃坐火车来厦门找我看病，而且还全家老少一起出动。还有学生的爸爸因为溃疡性结肠炎而饱受折磨，体重暴瘦30多斤，在云南反复寻医问药两年而未有明显改善。后学生请我通过微信帮他爸爸看病，调理了几个月后症状控制住了，他爸爸觉得我开的药对他太对症了，心里十分感谢我，执意要从云南曲靖来厦门当面找我再调理一次。厦大科技处的一位老师听说我挺会治疗荨麻疹的，就特地让她的亲弟弟从云南过来找我治疗，可是她的弟弟觉得他在厦门都看了这么多三甲医院的中医西医专家了，都没什么效果，现在也还需要通过氯雷他定片来控制，有这个必要大老远地过来看吗？后来这位老师还是反复劝说，她的弟弟才由其太太陪伴着前来治疗，经过一个多月的治疗，现在她的弟弟已经彻底停掉氯雷他定，两个多月来荨麻疹都没发作过了。

同事的妹夫得了血小板减少性紫癜，一直靠糖皮质激素来治疗。刚开始一用激素血小板就拼命往上升，但是一停药血小板就直线掉下来，而且因为长期使用糖皮质激素，同事的妹夫已经出现了水牛背和满月脸，满脸痤疮，而后期再用激素的时候效果就没有刚开始用的效果那么好了。后来，同事就建议他的妹夫一定要来厦门找我看一下，第二天他的妹夫就连夜坐着火车从山东来厦门找我看病了。现在他的激素用量已经减到原来的1/8，满月脸和水牛背的表现也改善了，其他的手抖、胃胀、夜尿多、口渴等症状都没有了，血小板也有所上升，仍在继续调理中。

另一位大一的新生听了我上中医基础理论课后，就让她得了非特异性唇炎的堂姐特地请假从四川飞过来找我看病,而且为了看效果如何,还特地在厦门多待了一周。刚开始时,只需一天嘴唇就结了厚厚的痂,说话、吃饭、微笑,只要是涉及动嘴巴的动作都会疼痛,痂不管是人为或自然掉落,第二天很快又会结起厚厚的痂。她的姐姐在华西附属医院治了很长的时间,医生说没有什么特别好的办法,只能涂点保湿水、凡士林之类的,可是却没有太大效果。而学生的姐姐在厦门吃了一个星期的中药,这7天里嘴唇都没结痂,在第10天时嘴巴也只是起了一点点皮,但是没有结痂。因此学生的姐姐也很开心,觉得自己没有白来一趟厦门,现在把药方带回家,就在四川好好吃中药吧。

还有一位校选课的交换生,在听了我的课后赶紧让她急性面瘫的妹妹从山东飞过来。她的妹妹从面瘫发作到现在已经4个多月了,这当中虽然经过了一个月的西药治疗、一个月的中药治疗,以及一个多月的针灸治疗,但是效果微乎其微,嘴巴闭嘴、鼓气时还是漏气,刷牙漏水,患者眼睛无法闭紧。在我这里经过几天的针、药结合治疗,眼睛已经能轻松闭起来了,闭嘴鼓气时漏气已经很少了,后来给她开了一个月的中药让她带回山东吃。

还有一位正在上我校选课的菲律宾学生,特地带她刚从菲律宾飞过来的妈妈来找我看病……我的门诊从开始看病到现在也遇到了不少外国友人,虽然他们绝大部分是厦大海外教育学院的学生,但是他们愿意来尝试下中医治疗,我也十分高兴。因为热爱,才不会厌倦,我想我的门诊会一直这样看下去,接收天下远道而来的病人。希望他们来到我的诊室,能够获得最大的帮助和救治,药到病除。我们虽是医生与患者,但我更愿意能像朋友、像亲人一般,希望病人把伤痛留下,把健康带回家。

 健康小百科 ┈┈┈┈┈┈┈┈┈┈┈┈┈┈┈┈┈┈┈

溃疡性结肠炎

溃疡性结肠炎是发生在结直肠的非特异性炎性疾病。通常将溃疡性结肠炎与克罗恩病统称为炎症性肠病。

1.溃疡性结肠炎的临床表现[1]

（1）慢性反复发作型：表现为慢性反复发作性腹泻，排黏液血便伴左下腹痛。

（2）暴发型：约占全部患者的 10%，发病急骤，腹泻次数可达 20 次以上，水样便，可伴血、黏液及脓液，下坠及里急后重感明显。

（3）重症：患者表现为脱水、低血钾、低蛋白血症、贫血以及发热等中毒症状。

（4）肠外表现：口腔溃疡、皮肤结节性红斑、关节痛、结膜炎、虹膜睫状体炎等。

小贴士：当突然出现反复的腹泻，大便偏稀带有黏液、血液，而且左下腹或者肚脐周围疼痛时，要警惕这并非一般的腹泻，有可能是患上了溃疡性结肠炎，需要到医院进一步检查与治疗。切忌不要"自我诊断""自我治疗"，以免耽误病情。

2.治疗

（1）西药[1]：

1）药物治疗：①抗感染治疗，水杨酸偶氮磺胺吡啶，开始 0.5 g 每日 3 次，以后增至 3～6 g/d；②激素治疗，5 日大剂量疗法，即氢化可的松 300～500 mg/d，连续用药 5 日后改为口服泼尼松；③止泻药；④免疫抑制剂；⑤胃肠外营养。

2）外科手术治疗。

（2）中药[2]：溃疡性结肠炎可参照痢疾进行辨证论治，临床上主要围绕以下几个证型进行治疗：湿热痢（常用方剂芍药汤）、疫毒痢（常用方剂白头翁汤）、寒湿痢（常用方剂胃苓汤）、阴虚痢（常用方剂驻车丸）、虚寒痢（常用方剂桃花汤合真人养脏汤）、休息痢（发作期连理汤；缓解期若脾气虚弱，则用补中益气汤，若寒热错杂，则用乌梅丸，若瘀血内阻，则用膈下逐瘀汤）。临床上患者往往同时兼具几种不同的类型，因此需结合病人的具体情况进行对症下药。

朱医生说：溃疡性结肠炎较难根治，虽然用中药治疗效果较理想，但疗程非常漫长，在我导师王琦教授的门诊上也见过一些成功治愈的案例，但病程都长达 8 个月以上，而且常会因为饮食不慎、生病等因素而再次发作。本案例中的患者虽然目前效果较理想，但是仍然需要注意停药后再次复发的风险。

3.注意事项

(1)保持乐观的情绪。

(2)充分休息,避免体力劳动过度和劳累过度。

(3)起居劳作有度,注意休息,不要熬夜。

(4)严格控制饮食:应给予易消化、无渣、少刺激性、富含营养的食品,暂停服用牛奶等乳制品。

参考文献

[1] 北京协和医院.普通外科诊疗常规[M].北京:人民卫生出版社,2012.

[2] 田德禄,蔡淦.中医内科学[M].上海:上海科学技术出版社,2006.

皮肤游击战与九个杯子

还记得我笔下每天定时呕吐的产后妇女小曾吗？自从看好了小曾这个梦魇一般的定时呕吐，小曾就对我十分信任，家里七大姑八大姨不管谁生病了，肯定第一时间先咨询我，而她却忘记了自己就是一个中医院的护士，身边其实有大把的好医生资源！这样舍近求远地寻医问药，在小曾身边的同事看来有点"矫情"。小曾的同事十分不解，难道咱们医院的医生都这么不可靠吗？为什么非得找这个外地的朱医生看病呢？小曾也不管不顾，照样我行我素，就算来找我看病一次来回就诊路途就要花掉五六个小时，她也依然坚持，身体不舒服时不管多远都要来找我看病。哪怕自己还在襁褓中嗷嗷待哺的女儿生病了，也是第一时间来寻求我的帮助。这样一份沉甸甸的信任，让我不管多忙多累，也要抽出时间来帮小曾答疑解问。

有一天晚上，小曾非常着急地给我发信息说，自己的女儿全身起满了红色的大风团，风团"跑来跑去"就跟打游击战似的，全身皮肤几乎全部遭殃。孩子一直哇哇大哭，情绪激动，有点厌奶。家里人都让小曾赶紧抱孩子去医院看看。小曾却第一时间给我发了信息，她把孩子的情况一五一十地跟我说了一遍，希望我能给孩子看看，开个中药方。我当时十分诧异，4个月大的女宝宝，你确定她能喝得下中药吗？而且从小曾的描述来看，她的女儿应该是得了急性荨麻疹，是临床很常见的皮肤问题，吃点氯雷他定片应该就没问题了，确实没必要吃中药来解决。

可是小曾有自己的坚持，她说她的亲姐姐，当初患上急性荨麻疹就是吃氯雷他定片来控制的，可是只要有吃就不会痒，但一停药就立刻复发，而且全身的风团都融合成片,皮肤下面像注水了一样鼓起来。现在已经六七年过去了,姐姐的荨麻疹还没好,已经由当初的急性荨麻疹转变成了慢性荨麻疹。而且姐姐在整个孕期,荨麻疹依旧不消停,大暴发的荨麻疹让姐姐生不如死,整夜整夜地因为皮肤巨痒而无法入睡。因此,小曾特别害怕自己的女儿会成为下一个姐姐,女儿才4个月大,不能落下什么病根子,她希望用中药来进行根治。

虽然小曾有这样的诉求,而且开中药对我来说也不算什么难事,但是我很清楚地告诉小曾,中药我可以帮她开,但是她4个月大的女儿能不能喝中药、能不能喝下药就是她的事了。结果小曾不以为然地说:"朱医生,只要是你开的药,我都会想办法让孩子喝下去的,喝药这个事让我自己来处理吧,您只管帮我开个药方就行了。"我给小曾开了3帖中药,嘱咐她一帖药熬两遍,4个小时就要喝掉一遍,三帖药要在24小时之内喝完,而且喝药后要把小孩子用被子包裹住稍微捂一捂,尽量让小孩子全身微微地出点汗。小曾赶紧让家人出去买中药,回来就把药熬上,按照我的嘱咐4个小时就喝一遍。第一个4小时结束后,女宝宝身上的风团面积就缩小了,而且颜色也变淡了。第二个4小时结束的时候,小孩子的情绪已经比较稳定,可以喝下一点母乳了。第三个4小时,我睡着了,就没有及时关注病情的变化,但是我心里并不着急,因为急性荨麻疹我接触得比较多,对这个病治疗起来还算是有点信心。

等到睡一觉起来,天亮了,我打开手机,翻了翻微信朋友圈,已经看到小曾把自己女儿24小时荨麻疹大作战胜利的喜讯晒到朋友圈了。我的微信里也收到了小曾的很多条信息,大概在第3个4个小时的时候,她女儿身上的风团就已经全部退下去了,看我没回信息,猜到我已经睡着了。由于我嘱咐她3帖药24小时之内要吃完,因此虽然女儿的风团已经全部消下去了,但是小曾还是坚持把剩下的药接着喂完,进一步巩固一下。她女儿的急性荨麻疹于24小时之内痊愈,至今一年过去了都没有复发过,小曾所在医院的皮肤科倒是有点惊讶于中药竟然也有这么好的效果。在小曾女儿急性荨麻疹痊愈后的一周,我接到了一个快递电话,让我下去取个快件,可是我最近并没有买什么东西呀?看到一大箱子的快递,以及快递单上的寄件人信息,我才知道是小曾寄过来的。打开箱子,我看

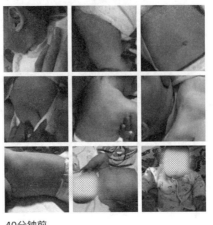

24小时荨麻疹大作战，谢谢朱医生及时雨的中药，彻底好了🐰🐰🐰

40分钟前

病人女儿荨麻疹治好后发图在朋友圈

到了9个各式各样非常漂亮的杯子。我赶紧给小曾发了信息，小曾说自己家里是做陶瓷的，这9个杯子虽是小东西，但是代表着她的谢意，希望能跟朱医生的友情长长久久。

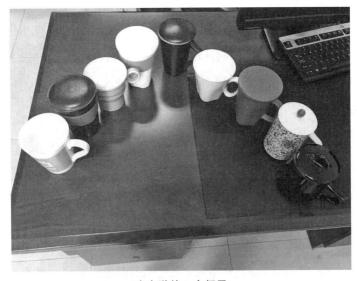

病人送的 9 个杯子

我想这 9 个杯子够我用一辈子了吧，这样的"杯子情谊"弥足珍贵，作为医者我十分感恩，也希望自己能一直保持初心，帮到更多有需要的人。

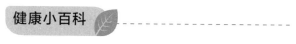

健康小百科

荨麻疹的健康小百科请参考《边警的哀伤》。

我在诗巫

我在无意间看到中央电视台报道《一带一路之诗巫》，才知道马来西亚有个叫诗巫的城市被称为小福州，这个城市 80％ 以上的居民是福州人。这里有马来西亚最长的江，叫拉浪江，这里的福州后裔还能说福州话，还保持着福州的饮食习惯。如果不是有来自诗巫的学生因为妈妈的病来找我咨询，我想我可能并不会去到那里，更不会在那里举办中医养生讲座。一次寻常的诊病竟然能促成这样好的缘分，我是既意外又惊喜。我的学生积极地把我引荐给诗巫当地的华人社团联合会，没想到诗巫的华人社团联合会很快就给予回复并邀请我去诗巫做客，同时也举办了新闻发布会正式邀请我去诗巫做讲座，该发布会由星洲日报进行报道。

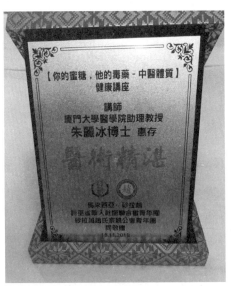

诗巫华人社团联合会赠予的纪念牌

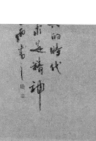

■越南新米"很难煮"

另一名不愿具名的米商说，影片中的白米并非
假米，其中一款相信是越南的新米，但这款新米很难
煮，若是用智能锅煮就没问题，但若是用煤气大锅
煮，就可能出现受热不均匀问题。要避免这类问题，
煮半小时就要每5分钟搅拌一次，才能解决问题。

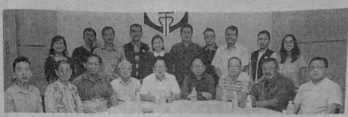

↑"你的蜜糖，他的毒药——中医体质"健康讲座新闻发布会
出席者合影。前排左为砂拉越赵氏宗亲公会青年团长健康讲座
筹委会主席赵久稳；前排左三为华青团团长龚诗顺；前排左五为华
团会长严榵胜。

➡"你的蜜糖，他的毒药——中医体质"健康讲座主讲人中国
厦门大学医学院助理教授朱丽冰。

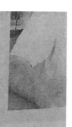

赵青團華青團聯辦
週五中醫體質講座

（诗巫13日讯）砂拉越赵氏
宗亲公会青年团与诗巫省华青团
将于11月16日（星期五）晚上7时
至9时，在诗巫省华团2楼常青堂
联办"你的蜜糖，他的毒药——
中医体质"健康讲座。

讲座讲员为中国厦门大学医
学院助理教授、中国注册中医师
及香港注册中医师朱丽冰博士。
朱丽冰习医十余年间，师承中医
体质创始人国医大师王琦教授、
福建中医药大学校长李灿东教
授、福建名老中医吴炳煌教授、
香港针灸名医李磊教授，曾
多次赴香港、台湾、澳门、英
国、泰国、马来西亚等地进行访
学。

朱丽冰对儿科、妇科、内科
常见病及中医体质调理均形成自
己独特的诊疗模式与临床经验。

临床擅长在中医体质理论指导下
运用辨体、辨病、辨证三辨模式
来预防和治疗内、妇、儿科常见
病。

■养生需"对症下药"

现代社会生活节奏越来越
快，常有人因过劳或不健康的生
活方式而产生各种问题，"健
康"已成为当代人的迫切需要。
健康与养生已经成为时下主流
话题，很多八九十后，甚至是00
后，见面තෑ谈养生。

在这样的时代潮流下，各
类养生书籍及养生方法应运而
生，但五花八门的养生法宝真的
适合每个人吗？有句话说，你的
蜜糖，他的毒药，对于养生也是
如此。人参虽是宝，但非人人受
益，因为人的体质不同，只会学

量"体"裁衣，对症下药，才能
真正做到科学养生。

■体质分有9种类型

为什么有些人连呼吸一下都
会变胖？为什么有的人一年只生
两次病，一次病半年？为什么有
人吹一阵风，就涕泗如雨下？这其
实都是人的体质在作祟，中医将
人的体质分成9种类型，每种体质
类型都有其相对应的特征和养生
方法。

"你的蜜糖，他的毒药——
中医体质"健康讲座中，朱丽冰
将教你。

辨识自己的体质。讲座媒介
语为华语，入场免费，欢迎民众
踊跃出席。华团属会、青年团与
妇女组组员也受邀出席聆听。

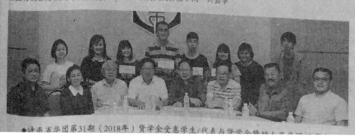

◆诗巫省华团第31期（2018年）奖学金受惠学生/代表与奖学金赞助人合作

诗巫星洲日报对讲座的报道

说实话，我对东马的印象还只是停留在热门的旅游打卡地沙巴，并不知道原来东马还有个叫诗巫的地方。因为每次跟当地的学生说要去沙巴玩的时候，学生都会提醒我说："老师，沙巴有很多海盗的，不安全，你最好别去，或者要去也得跟男性朋友一起结伴而去。"因此当诗巫的行程定下来后，我一想到我要自己独自上路，还是很忐忑不安的，虽然学生说，有什么事情都可以联系他的哥哥，他的哥哥会安排好我在诗巫两天的交通、食宿问题。等我到了吉隆坡机场后，在候机厅，我竟然意外地听到了很多人在讲福州话，顿时一下子拉近了我与马来西亚的亲切感，我心里的紧张也稍微放松了一点。

　　终于晚点的飞机要起飞了，可是我的噩梦也开始了。有位外国友人在候机厅排队时，我远远地就闻到了他身上奇怪的味道，我当时就在想希望，到了飞机上千万不要跟他一块坐。谁曾想，希望什么别来，什么就偏偏要来。这位外国友人竟然就坐在我后排，那味道实在是让我受不了了。坐我旁边的马来大哥也闻到了这股味道，他拿起香水往自己的手上喷了一下，就靠手上的香水味来掩盖其他的味道，他还问我要不要也来点。这不是自欺欺人吗？狐臭加脚臭的折磨，再加上间歇性地闻到浓郁的香水味，我已经头昏脑胀，胃里也翻江倒海了。我感觉我的食物已经涌到嗓子口了，于是我跟乘务员沟通，我想换到前面的位置去，而且要换到很前面很前面。我一共往前挪了3次位置，才彻底告别这至今难以用言语来形容的怪味。我只怪自己当时没有带上自制的狐臭粉，要不然就可以送给外国友人，让他立刻使用，我可能就不需要换位置了。

　　一下飞机，过了安检，我就看到跟我的学生长得很像的一个男生，我想这应该就是学生的哥哥了吧，同行的老妇人应该就是她的母亲了。学生的母亲和哥哥带着我去诗巫各个地方转悠了一下，还带着我去菜市场吃了很多当地的美食，其实就是福州的美食，如鼎边糊和光饼。本以为就要离开这座美食城了，却意外地在不是榴梿盛产的季节看到了榴梿，对于爱吃榴梿的我，那是极大的诱惑，于是我就跟他们说："我可以去买颗榴梿吗？"结果学生的哥哥很爽快地说："可以呀，原来朱老师爱吃榴梿呀！"于是，我就敞开肚子一个人吃了一整个超大的榴梿。

这样逛了一下午,离晚上讲座的时间越来越近了,可是突然间下起了大雨。学生的哥哥就紧张地联系会务人员,问到场的听众有多少人,对方的回答是:"现在才来了个位数的人。"他的哥哥就开始紧张起来了,担心来的人会太少。我也不清楚他们对多少的定义是怎么样的,邀请来的听众群是怎么样的,所以想要担心也无从下手。作为主讲人,我的责任就是把讲座讲好,其他事都不是我可以干预的。结果等我准时到现场时,竟然发现全场座无虚席,讲座开始前,负责人还进行了隆重的开场仪式,然后我才正式开讲。

讲座期间,我这个中国道地的福州人还穿插了很多福州话,拉近了彼此的距离,两个小时的讲座没有一个人中途离场。讲座结束的提问解答部分,大家问了一个又一个问题,我回答完所有问题,要走的时候一下子围上来几十个人来找我看病。很多人问负责人能不能再安排一场义诊,能不能再邀请朱博士来,要如何才能找到我……真的令我非常感动。其中,有对华人夫妇对我讲座中提到的专治真菌感染的去癣膏和湿疹膏非常感兴趣,因为他们已经使用了无数种治疗脚气的药膏,但是都效果不好,而太太又有湿疹,因此希望我回到中国后,一定帮忙把药膏寄过来给他们。后来发现跨国寄药膏实在是麻烦,我都已经下单了,快递员来取货时,却告知药膏不能寄到国外去。于是,我又拜托一位来厦门实习的马来西亚学生,希望他回国时能够帮我带回去,再转寄给这位病人。虽然这个过程一波三折,花了两个多月的时间才把药寄到病人的手里,但好在病人最后收到并用上了。真的万分感恩异国他乡的家乡人对我的鼓励和肯定,来日方长,有缘我们还会相见的。

 健康小百科 ----------------------------

臭汗症

臭汗症是指皮肤散发出难闻的气味,可分为两类。

①大汗腺性臭汗症:大汗液细菌分解所致。

②小汗腺性臭汗症:系小汗液分泌过多使角质层软化,并继发微生物的分解

所致。臭汗症相当于中医的"体气",一般发生于腋部者,称"腋臭";发生于足部者,称"足臭";他处亦见者,可称"狐臭""胡气""体气"。

1.诊断要点与临床特征[1]

(1)小汗腺性臭味症发生于掌跖和间擦区(常为腹股沟)。

①多汗是重要因素,但肥胖症、间擦疹和糖尿病亦可促发。

②跖臭的主要臭味物质可能是异戊酸。

(2)大汗腺臭汗症发生在腋窝、外阴、肛门及乳晕等处。

2.治疗

(1)西医[1]:

1)大汗腺性臭汗症:

局部治疗:①经常清洗腋窝皮肤、剃除腋毛;②局部应用铝、锆或锌盐和新霉素或庆大霉素乳剂抑制腋窝细菌生长;③外用抗氧化剂(如维生素 E)抑制脂肪酸形成;④离子交换树脂吸附脂肪酸和氨,香水可掩盖腋臭。

手术治疗:腋窝毛发区皮肤大部切除以去除大汗腺。

2)小汗腺性臭汗症

①经常清洗、治疗细菌或真菌感染、减肥、控制糖尿病等。

②跖臭汗症可用足粉或离子透入疗法。

(2)中医[2]:将大汗腺性臭汗症和小汗腺性臭汗症统称为体气。临床上,内治法常从秽浊内蕴(常用方剂五香丸加减)和湿热熏蒸(常用方剂甘露消毒丹加减)两大类型着手治疗。外治疗法包括:①密陀僧散加枯矾粉扑患处,每日 3 次。②五香散水调搽擦患处,3 天 1 次;或绢袋盛贮 6 克,挂于患处。

小贴士:我相信只要嗅觉没有问题,要判断自己是否有狐臭或脚臭还是十分容易的事情。狐臭、脚臭虽不是大病,却会给你和他人的生活带来极大的影响,甚至会影响你的婚恋、交友,还会让朋友对你敬而远之,久而久之你会产生一种自卑心理……总而言之,如果发现自己有狐臭、脚臭或其他体气,请积极治疗,比如密陀僧散加枯矾粉,效果就十分理想,有需要的何妨一试!

3.注意事项

（1）经常洗浴，更换衣袜，保持皮肤清洁、干燥。

（2）忌食辛辣刺激性食物，忌烟酒。

（3）积极治疗多汗症。

参考文献

［1］吴志华,史建强,陈秋霞.皮肤性病诊断与治疗［M］.北京:科学出版社,2008.

［2］谭新华,何清湖.中医外科学［M］.北京:人民卫生出版社,2011.

多囊姑娘

不知从什么时候起,越来越多的备孕女性被"多囊"问题所困扰。我还在读大一的时候,就有不少的朋友因为多囊问题来咨询我。其中有个朋友月经初潮不久,就出现了月经紊乱的现象,脸上长满密密麻麻的痤疮。她去医院皮肤科看痤疮,结果被建议去看妇科。在妇科医生的要求下做了 B 超和性激素六项检查后,妇科医生告知这位朋友:"你这是多囊卵巢综合征,你现在还这么小,还没到生孩子的时候,这种病也没什么好方法,你要是觉得脸上的痘痘实在是影响美观,就接着吃达英 35(炔雌醇环丙孕酮片);你要是不在意,不用吃也可以,等以后有生育需求了,再去促排卵,或者人工授精……"当时还只有 17 岁的朋友听了后觉得自己被判了"死刑",至此没有再去过那家医院,也彻底停掉了达英 35。

多囊卵巢综合征(polycystic ovarian syndrome,PCOS,下文简称"多囊")主要表现为双侧卵巢增大呈多囊样改变、无排卵、月经紊乱或者闭经、不孕、多毛、雄激素升高、胰岛素抵抗、肥胖等。有的患者有典型表现,也可能只有部分症状。多囊是育龄妇女月经紊乱与不孕的常见原因之一。据统计,100 个育龄女性中就有 6 个可能患有此病。目前来找我寻求中医药治疗的多囊姑娘们全部都使用过达英 35 或者类似的药物,其最终的结果都是吃药的时候月经正常发生,雄激素升高的一系列症状如痤疮、多毛等有所改善,但是一停药没多久月经就又开始紊乱了,痤疮等也卷土重来。

我曾经在厦大的人文大讲堂做过一次中医养生科普讲座。当时讲座结束后,有个女孩子私信我说,她在高中的时候被诊断为多囊卵巢综合征,一直吃着达英 35,但是只要一停药月经就又乱了,脸上的痘痘也又长起来了。我建议她来门诊找我当面看下比较好。后来她来了门诊,把之前做过的 B 超和性激素六项检查都给我看了,结果都支持多囊卵巢综合征的诊断。小女孩哭着告诉我,自从她被诊断为多囊,她就变得很自卑,不敢跟男同学说话,平时话也很少,情绪常常很低落,脸上的痘痘又特别多,需要擦厚厚的粉底来遮瑕。夏天天热的时候,汗水夹杂着脸部的油脂,常常导致毛孔堵塞,毛囊发炎。

小女孩来找我看病的时候,已经连续 3 个多月没有来过月经了,整个人看着很疲倦,心情很低落。我跟她说,调理月经跟治疗其他病不一样,因为月经通常一个月才来一次,而且治疗月经的疗效判定标准是以连续 3~6 个月的月经正常才算是月经规律,因此治疗周期比较长,要做好长期作战的准备。小女孩倒是自律性非常强,说到做到,从在我这边治疗开始,一次药都没有落下,一直坚持吃药。从初春吃到夏末,5 个多月的时间里,规律地来了 4 次月经,而且 B 超检查显示卵巢已经没有多囊样改变了,性激素六项也恢复了正常。一直到今年的 3 月份,接近一年的时间里,这位多囊姑娘的月经都准时来了,月经经期、周期、血色、经量也都恢复正常。

2018 年 9 月份,我被外派到马来西亚教学。我教方剂学的那个班上有个中国的学生,当时的她很害羞,从来不跟班上的马来西亚学生有任何的接触,说话声音也很小。因为我自己也是从中国过去的,所以对自己国家的学生会多关注一点,每次上课我就尽量多提问她,多鼓励她。有次下课后,我走过去想和她聊一会儿,结果发现她的下巴和上嘴唇长了不少长胡子,她又比较肥胖,于是我就冒昧地问了下她,月经是否规律,有没有做过检查。结果这个姑娘很惊讶地说:"老师,我之前在厦门学习的时候,也有个老师问过我这个问题。"我一下子就猜到了是哪位老师,结果跟学生一核对,还真的猜对了。

正因为我同事当时的火眼金睛,这位女同学当下就去做了检查,结果显示是多囊卵巢综合征。后来我的同事帮她治疗了一段时间,月经情况有所改善,但是因为她只吃了一个多月的中药就回马来西亚了,所以后面月经又将近半年没来了。我看到她已经在我的同事那里治疗了,就没有再过多跟进。结果有一次我义诊的时候,她竟然出现在我的门诊上,说:"老师,我是来找你看月经的,你可以帮我开些药吗?"既然她已经来了,我就多花点时间跟她聊了聊,她说她一直感觉到心跳加快,头部有种重压感,有时紧张的时候头部还有跳动感,无缘无故对未来的事情感到过分的担忧,常常失眠,跟班上的同学几乎零接触。她的爸爸甚至为了她能更好地融入班级里去,请全班三十几个同学吃泰式大餐,可是并没有什么用。于是我就给她开了一些中药,在马来西亚的时候,她吃了差不多二十几天,月经就来了,后来也一直在断断续续地吃药,截止到 2019 年 3 月份,她已经连续半年都规律地来例假了。

多囊并不是中国女孩独有的,全球的女性都有可能患有多囊卵巢综合征,在我这边治疗过的多囊女孩就有很多是来自其他国家的,如马来西亚、泰国、新加坡、美国等。有一次我在厦大翔安校区义诊时,遇到了一个西班牙的女孩,她只是因为好奇中医是怎么样的,想要来调理下身体。结果我预感她可能是多囊卵巢综合征患者,便冒昧地询问了下她一些相关症状。结果还真是,而且她在西班牙的医院被诊断为多囊已经 8 年多了,一直靠吃避孕药来调理。听到我说中药对治疗多囊效果很理想时,她高兴极了,觉得自己的多囊有救了。

在厦大工作的这两年时间里,我认识了很多不同国家的学生,有时他们中的一两个学生也许只是因为对中医好奇而来找我调理身体,可我每次都会很认真地对待他们,耐心地跟他们普及一些中医的知识,我觉得这些都是潜移默化地推广中医的绝好机会。当这一两个同学的病治好后,他们又再推荐其他的外国同学过来就诊,而其他的外国同学治好后又再推荐更多的外国同学过来寻求中医药治疗。就这样,一点点一滴滴地积累,我相信这颗播散在海外学子心中的中医小种子,将来定会长成参天大树。

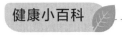 健康小百科

多囊卵巢综合征

1.多囊卵巢综合征的临床表现[1]

(1)症状:无排卵或稀发排卵;长期的慢性排卵障碍,还可导致月经过少、稀发、闭经,少数表现为月经过多或不规则出血;生育期妇女排卵障碍还可导致不孕。

（2）体征：

①高雄激素表现：多毛，如体毛旺盛、痤疮和肥胖。

②高胰岛素表现：肥胖和黑棘皮症。后者为胰岛素抵抗、高胰岛素血症和高雄激素的特征性皮肤改变，表现为阴唇、颈背部、腋下、乳房下、腹股沟等处皮肤灰褐色色素沉着，对称，皮肤增厚。

（3）实验室检查：

①高雄激素：以卵巢睾酮（testosterone，T）、雄烯二酮（androstendione，A）为主，有时肾上腺激素如脱氢表雄酮及其硫酸盐也轻度升高。

②高胰岛素：空腹及糖负荷后血胰岛素水平增高

③雌激素改变：雌二醇（estradiol，E_2）水平正常或稍升高，缺乏周期性改变，雌酮（estrone，E_1）水平上升，E_1/E_2 比例高于正常周期。

④促黄体生成素/卵泡刺激素（LH/FSH）比值：促黄体生成素（LH）水平可升高，导致 LH/FSH 升高，但并非特征性改变。

小贴士：当你发现"大姨妈"拜访你的时间开始不规律，甚至避而不见，你的形象也越来越男性化，又突然间长胖，甚至达 10 斤以上，痤疮又总是黏着你时，你有可能得了"多囊"，需要到医院做进一步检查。多囊卵巢综合征的诊断需要高度的专业判断，一定要去看医生而不要"自我诊断"。

2.治疗

多囊卵巢综合征的治疗原则是调节神经内分泌，对有生育要求的不孕症患者还要促排卵助孕。目前，药物治疗为多囊卵巢综合征的一线治疗方法。

（1）西药：

①调整内分泌：包括降低 LH 水平（常用达英 35）、降低雄激素水平（根据患者雄激素产生的部位选择性治疗，常用达英 35、糖皮质激素、螺内酯等）、改善多囊卵巢综合征胰岛素抵抗（降低体重、口服双胍类降糖药）。

②促排卵：对于有生育要求的不孕患者，可针对病因采取促排卵（常用氯米芬、绒毛膜促性腺激素、尿促性腺激素）[1]。

（2）中药：多囊卵巢综合征在中医学上可归纳为不孕症范畴，其发生与肾气不足、冲任气血失调有关。临床常见肾虚[常用方剂包括毓麟珠(肾气虚)、温胞饮(肾阳虚)、养精种玉汤(肾阴虚)]、肝郁(常用方剂开郁种玉汤)、痰湿(常用方剂苍附导痰丸)、血瘀(常用方剂少腹逐瘀汤)等类型[2]。临床上患者往往同时兼具几种不同的类型,因此需结合病人的具体情况进行对症下药。

朱医生说:中药治疗多囊卵巢综合征疗效比较理想。一般情况下,绝大多数患者通过中药干预3~6个月,患者的月经周期可恢复规律,性激素六项及卵巢的多囊样改变也可恢复正常。临床上,我一般从调节神经内分泌的角度着手治疗多囊卵巢综合征,我的常用方剂包括柴胡疏肝散、四物汤、少腹逐瘀汤、桂枝茯苓丸、二仙汤等。

3.注意事项

(1)保持乐观的情绪。

(2)适当运动,降低体重。

(3)起居劳作有度,注意休息,不要熬夜。

(4)药膳食疗:冬瓜海带薏米排骨汤(主料排骨500克,辅料干海带30克、薏苡仁50克、冬瓜适量,调料姜片5片、食盐适量,按常规煲汤的制作工艺进行即可)。

参考文献

[1] 赵霞.临床专科医师规范化培训用书:妇产科学[M].北京:人民卫生出版社,2009.

[2] 谈勇.中医妇科学[M].北京:中国中医药出版社,2017.

屡建奇功的藿香正气水

　　藿香正气水在中国绝对是个神奇的存在，一到夏天，藿香正气水就闪亮登场。这几乎是家家必备的防暑祛湿良药，不管是感冒中暑还是肠胃不适，一言不合就来一剂藿香正气水，简直可以算得上是"万能药"。在网上一搜"藿香正气水"，五花八门的用途浮现在眼前。覆盖范围真是广呀，除了感冒、中暑、肠胃不适外，还能用来治疗真菌感染、各种皮肤病、痔疮、水土不服、晕车晕船、女性白带过多、空调病、湿疹等。当然，藿香正气水是否能治疗这么多疾病还有待进一步证实。目前，我只用藿香正气水治疗过感冒、中暑、肠胃不适、晕车晕船、水土不服，至于能否治疗真菌感染、皮肤病、痔疮就不得而知了。

　　这么神奇的药水是谁发明的呢？原来早在宋朝的时候就出现了藿香正气散，也就是现在的藿香正气水。藿香正气散出自《太平惠民和剂局方》，由留法归来的田绍麟和隆顺榕诸位知名药师于 1954 年共同研制出第一个酊剂版的藿香正气水。我最早尝到藿香正气水的"甜头"是在 2009 年的时候，那年夏天特别多流行性感冒患者。有天早上，我在门诊跟本科导师出门诊，在我站着跟诊抄方 4 个多小时后，实在是很累，肚子咕咕叫，突然感觉天旋地转，无法站稳，一直恶心干呕。我当时觉得恐惧极了，但是又不好意思打断正忙着看病的老师，就一直强忍着痛苦，结果症状越来越严重，肚子也开始痛起来，全身一阵一阵发冷，鸡皮疙瘩都起来了。我赶紧跑到洗手间又吐又拉，吐完拉完后，症状稍有缓解，但没过一会儿，所有症状卷土重来了。我赶紧给我一位民间的师傅打电话，告知他我的情况，结果老师一听，说："你这是得了胃肠型感冒，赶紧去买藿香正气水，连着三瓶喝下去就好了。"可是当时我难受得都没办法直起腰，要走那么远去买药实在是为难我。于是我请同来跟诊的同学出去帮我买了盒藿香正气水。一拿到药我就赶紧一下子喝下去3瓶，全然不顾藿香正气水那古怪的口感。也就过了10多分钟的时间，我整个人就清醒过来了，头晕、恶心、呕吐、拉肚子的症状都没有了，就好像那天上午什么事也没有发生过似的。

藿香正气水用它立竿见影的疗效一下子就征服了我，至此之后，只要门诊遇到类似的病人我都会使出这招撒手锏，屡试不爽。有一次我在广东义诊的时候，一位保姆搀扶着中风的老太太前来扎针，但是当天保姆身体不舒服，一早起来就拉了好几次水样便。到了门诊后，她又头晕得厉害，而且拉肚子的频率更高了，一直觉得肚子不舒服，不停地恶心想吐。我就赶紧去药房取了3瓶藿香正气水给她用上，因为藿香正气水那口味实在不好接受，才喝下去一瓶没多久，保姆就把药全吐出来了。这一吐身体反倒轻松多了，我又给她做了思想工作，让她接着喝了第二、第三瓶，这位中风的老太太还没做完针灸，这位保姆就已经开心得手舞足蹈，跟她的女儿视频汇报了早上的一番经历，也对藿香正气水的功力大赞一番。

藿香正气水的火爆感觉已经走出了国门。在马来西亚教中医的时候，我负责上方剂学。因为我习惯上方剂学的时候结合自己的临床案例讲解不同的方剂，所以就给学生们留下了我看病不错的印象，每次只要一下课，都会有很多的学生来找我看病。有一次，我的一位学生从马来西亚吧生（肉骨茶很出名的城市）带了七大姑八大姨来吉隆坡找我看病。其中，她的大姑姑本来是没有问题的，只是陪同大家一起来，结果不知道是不是因为在空调房里进进出出后有点中暑了，头很昏沉，一直拉肚子。要知道，马来西亚的一年只有夏季，而且不管哪里空调都开得很低，因此马来西亚人长期待在空调房里避暑，空调病的人特别多。我当时看到她姑姑这个症状，立马就想到了神奇的藿香正气水。等我把七大姑八大姨看完后，这位大姑姑立刻就去买了藿香正气水，连喝了3瓶，车还没开到吧生家里，人就已经好了。于是藿香正气水就成了这一家子小药箱中的常备药。

我原以为藿香正气水只能救急，没想到拖了很多天的胃肠型感冒遇到藿香正气水一样有得救。我的一位马来西亚学生，很热心于公益活动，有一次连着两天都在忙着参与义诊活动,结果在第三天义诊的时候,体力有点不支了,感觉头晕、乏力、还出现了恶心、呕吐、腹痛、腹泻。当时她正好在针灸诊室给一位针灸医生打下手,就请针灸医生帮忙治疗下。这位针灸医生就给她扎了合谷、曲池、内关、百会、足三里、太溪这几个穴位,扎完后当下即有所缓解,可是没过多久症状卷土重来。后来,这个学生就一直强忍着痛苦熬过了周末,等周一我上完方剂学,课后便过来请我帮忙,并告知,这几天几乎是吃什么拉什么,稍微转变下体位,头就晕得厉害,而且全身乏力,频频拉肚子。虽然已经过了 4 天,但是我觉得所有的症状还是符合藿香正气水的治疗范畴的,因此还是给她开了藿香正气水。当时学校附近没有药店可以买到藿香正气水,我就去中国的学生那里到处搜罗各种剂型的藿香正气散,凑够了一天的量给她服用。一天过后,学生的症状已经消失了一大半了,已经可以自己去市里买药了,就又买了一天的药,服下去后,第二天人就基本上痊愈了,再清淡饮食两三日,便一切如常了。

藿香正气水虽是寻常药,可是治起病来犹如骑兵猛将,药下对了,效如桴鼓。

健康小百科[11] -

藿香正气水(口服液、软胶囊)

1.药物组成

苍术、陈皮、厚朴(姜制)、白芷、茯苓、大腹皮、生半夏、甘草浸膏、广藿香油、紫苏叶油。

2.功能主治

主要功能为解表化湿,理气和中,用于外感风寒、内伤湿滞或夏伤暑湿所致的感冒,症见头痛昏重、胸膈痞闷、脘腹胀痛、呕吐泄泻,以及胃肠型感冒见上述证候者。

3.临床应用

(1)感冒。由外感风寒、内伤湿滞所致的恶寒发热、头身困重疼痛、胸脘满闷、恶心纳呆、舌质淡红、舌苔白腻、脉浮缓,以及胃肠型感冒见上述证候者。

（2）呕吐。由阻中焦所致的呕吐、脘腹胀痛,伴发热恶寒、周身酸困、头身疼痛,以及胃肠型感冒见上述证候者。

（3）泄泻。由阻气机所致的泄泻暴作、便下清稀、肠鸣腹痛、脘闷纳呆,伴恶寒发热、周身酸楚,以及胃肠型感冒见上述证候者。

（4）中暑。由外感暑湿、气机受阻所致的突然恶寒发热、头身昏沉、胸脘满闷、恶心欲呕,甚则昏仆,舌苔白厚腻。

4.药理作用

本品有促进胃肠运动、解除胃肠痉挛、镇吐、抗过敏、镇痛等作用。

5.不良反应

有服用藿香正气水后发生药疹、紫癜的个案报道。

朱医生说:当突然间出现头晕、恶心、呕吐、腹泻、四肢乏力时,有可能是患上了胃肠型感冒。如果是在夏季出现这些症状,也有可能是中暑了。通常处理这类型的胃肠型感冒,我会第一时间让患者一次性服用3瓶藿香正气水,一般十几分钟后就能起到明显的效果,通常只需服用一次就可以了。

6.注意事项

（1）外感风热者不宜使用。

（2）孕妇慎用。

（3）饮食宜清淡,忌辛辣、生冷、油腻食物,忌烟酒。

（4）不宜在服药期间同时服用滋补性中成药。

（5）对本药品过敏者禁用。

（6）不宜与头孢类药物同用。

参考文献

[1] 国家基本药物临床应用指南和处方编委会.国家基本药物临床应用指南:中成药(2012版)[M].北京:人民卫生出版社,2013.

不闻香臭，生无可恋

有段时间，我的门诊突然来了不少慢性鼻窦炎的患者，刚开始我还不知道是怎么回事，怎么一下子我的门诊变成了鼻窦炎专科门诊了？后来才知道，原来是我在同仁堂出门诊期间，因为同仁堂负责人看到我治疗过的鼻窦炎患者反馈的疗效普遍不错，所以就经常推荐身边的朋友以及来店里买鼻窦炎相关药物的顾客们来找我看鼻窦炎。在同仁堂出诊期间，我治疗的第一个鼻窦炎患者郭某，患有慢性鼻窦炎5年多了，每天早上起来的第一件事就是吐痰，而且痰液黏稠呈黄褐色，需要连续吐上几口痰，喉咙才会舒服一点。每天鼻腔的分泌物都会倒流到咽喉部，长期下来，郭某还患上了慢性咽炎，喉咙总感觉干痒，总是习惯性地清嗓子。郭某说，他这些年来几乎不闻香臭，而且大脑总是昏昏沉沉的，有时还会感到头痛，对自己的工作和生活都造成了不小的影响。一旦熬夜、加班、疲劳或者感冒，鼻窦炎就会加重，也吃了好几个月西药，但是效果并不理想，因此郭某的鼻窦炎就这样一直拖了好几年时间。

一次偶然的机会，我受邀去郭某的公司做一场中医养生的健康讲座，因此与郭某结缘，讲座结束后郭某就来同仁堂找我看鼻窦炎。根据郭某的症状，我先开了一个星期的中药，这一周郭某都没联系我，而我因为工作很忙，也没有询问他服药后的情况。不过吃完一周的药，郭某倒是很开心地来找我复诊了。原来吃完一周的中药后，郭某的鼻窦炎症状改善十分明显，现在基本上不流黄绿色鼻涕了，只是偶尔有些清鼻涕罢了。虽然早晨起来喉咙里还是有一些黄褐色的黏痰，但是较治疗前减少了许多，鼻子能够闻到比较浓郁的气味了，头昏头重的症状也改善了不少。

既然效果明显，那我就按照原方再给郭某开了一星期的药，可是第二周的药吃完后，郭某的鼻窦炎症状并没有得到明显的改善，也没有加重。第三周郭某因为被公司外派出差，无法过来复诊。停药一周后，郭某说黄绿色鼻涕倒流至咽喉部的次数又增加了几次，所以出差一回来，郭某就赶紧来复诊。郭某断断续续地在我这吃了一个多月的中药，有最开始效果非常明显的阶段，也有遇到瓶颈效果不太明显的阶段，也经历了短暂停药后复发的阶段。虽然治疗的过程有些曲折，但好在前途还是光明的，郭某的鼻窦炎症状基本上控制住了，早上起来也不需要再吐痰了，也不会出现黄绿色鼻涕倒流的情况，嗅觉恢复了，头晕头痛的症状也都好了。

在郭某之后，我的门诊又陆陆续续来了不少鼻窦炎患者，其中有一个还是郭某同一个公司的员工。这些鼻窦炎患者经过一段时间的治疗，症状基本上都消失了。可是在我要外派马校教学的前一个月里，有一个鼻窦炎患者的到来让我经历了"滑铁卢"。这位鼻窦炎患者是位中年的男性初中老师，而且还是小有名气的教学名师。他的鼻窦炎已经有六七年了，在各大三甲医院耳鼻喉科诊疗的结果都是建议他进行手术治疗，而且医生们也告知术后有可能效果并不理想，或者很快复发。医生们说他的鼻窦炎是真菌感染引起的，必须要进行手术，可是他很害怕，因此拖了两三年的时间，就是迟迟不去动手术。这两三年的时间里，他的性格发生了很大的变化，因为鼻窦炎使他不闻香臭，长期鼻窦压痛、偏头痛，黄绿色鼻涕倒流导致鼻腔很臭。

长期的病痛折磨，使他变得焦虑不安、急躁，做事总是忧心忡忡、犹犹豫豫。他的太太在陪同他来诊疗时，抱怨说因为丈夫的鼻窦炎，她都快要被折磨疯了，她觉得自己都要得抑郁症了。这位老师在跟我描述病情的时候非常激动，他生怕我听不懂，而且已经思维定式地觉得必须要动手术，但是潜意识里又不甘心，可是对所谓的中药保守治疗又将信将疑，怀疑多过信任。所以他一面在推翻我的观点，另一面又觉得我可能有点办法。男老师说，他从来没想过，自己竟然会被一个鼻窦炎折磨得想死的心都有了。我耐心地听了这位初中老师给我讲了大概 40 分钟的病情，如果不是另一个病人进来适时地打断，可能我一早上的门诊都要贡献给这位老师了。

虽然我自认为自己治疗鼻窦炎还是有点经验的,但是出于他的鼻窦炎情况有点特殊,我还特地咨询了我的老师。可是这位病人并不相信我,我的中药对他也没有任何效果。他来过一次我的门诊,吃了一周的药后就没有再来了,后来还是我主动联系他,而病人给了我一段特别长的回复,大概意思是他吃了一周药但是没效,他可能最终还是要手术吧。鼻窦炎把他折磨得很惨,搞得他的生活鸡飞狗跳。那时的自己虽然没有得过鼻窦炎,但是得过过敏性鼻炎,还是能够深刻体会到鼻窦炎的滋味一定很不好受。没有帮上这位老师一直让我难以释怀,有强迫症的我,那时就天天查阅鼻窦炎相关的病案,也咨询了不少的前辈与同行,自认为那段时间对鼻窦炎的治疗功力更上一层楼了,心里老想着要是有一天这个老师再回来找我,我一定要把他的鼻窦炎治好。可是最后这个老师也没有回头找我,反倒我自己得了急性鼻窦炎。

当时在长达两个多月的时间里,白天要上一整天的课,一下课就跑去出门诊,然后一直出门诊到晚上快 11 点才回家,我的身体最终还是扛不住了。我感冒了,可是这次的感冒我以前从来没有经历过,我的鼻子不停地流黄绿色脓涕,一躺下来鼻涕就倒流到咽喉部,必须要吐出来,不吐出来喉咙就难受,就开始拼命地咳嗽,还会一阵阵地怕冷。风一吹鼻涕就更关不住了,黄绿色鼻涕多得一天能够用掉一包 400 抽的抽纸。

当时我天真地认为自己只是感冒了,就按照常规的感冒处理方式开了点中药吃。结果吃了两天中药,怕风怕冷的症状是好了,可是还是鼻塞,鼻子不停地流黄绿色鼻涕,还是一躺下来鼻涕就倒流到咽喉部,必须要吐出来,不吐出来,喉咙就难受,就开始拼命地咳嗽,而且我所有的味道都闻不到,头昏昏沉沉的。这时我开始怀疑自己是不是得了急性鼻窦炎,但是当时又正好赶上我在录制《都市中医诊疗室》的节目,基本上连着一个星期都是全天录节目,因此我根本就抽不出时间来休息,中药也是有一顿没一顿的。一直到我要出发去马来西亚的前五天,我的症状还是丝毫没有减轻,于是我家人提议我要不吃点消炎药,否则这种身体情况去了马来西亚还要承担那么多的教学任务,哪里能吃得消?

一开始我并没有听家人的建议，而是打电话给老师。老师听了我的情况描述后，他说："鼻窦炎你自己都治了那么多了，方法也都教给你了，你应该能自己看。"就把电话挂了。可是当时我已经断断续续给自己开了几帖中药了，但是效果并不明显，而且当时的自己被鼻窦炎凶猛的症状折磨得思路涣散，因此那几天我变得不相信自己，连常识性的道理，比如治病需要一点时间都不明白了。我一天换一个处方，如果这个处方没有当天起效，第二天就立刻换方子；如果第二天起效了，就接着用一天，但是第三天要是还没好，我又立刻换方子……我感觉那几天的我有点疯狂了，来势汹汹的鼻窦炎折磨得我都成"软骨头"了。

　　于是，当时我就去自己所在医院的耳鼻喉科就诊，医生也诊断我为急性鼻窦炎，给我开了消炎药、一种喷鼻子的激素类的药，还有一种抗过敏的药。我连着用了 4 天，症状也丝毫没有任何改善。我的情绪受到了很大的影响，一个人走在学校路上的时候，情绪极其低落，有点生无可恋的悲哀。我当时觉得，这么努力工作，但当个好老师、好医生其实都是浮云，只有自己的健康才是最实在的，如果这次鼻窦炎好了，我一定好好锻炼身体，减少工作时间，劳逸结合。那段时间的生活真是太痛苦了，家人说臭水沟很臭我闻不到，食物很香我也闻不到，我的鼻子里、喉咙里塞满了黄绿色的分泌物，整天头昏脑涨，累得起不来身。而且当我正在跟别人谈事情时，鼻涕也会毫不留情地流下来，必须及时去擦拭。因为鼻窦炎的症状实在太严重了，当时学校的几次会议我都不得不请假，在家休息。

　　就这样，带着我的鼻窦炎，我匆匆坐上飞往马来西亚的飞机，而鼻窦炎并没有因为我换了一个国家就对我客气点，所有的症状都还在，而那时我的鼻窦炎已经拖了好长一段时间了。我向来对自己是很有信心的，可是这次的鼻窦炎折磨得我痛苦不堪、情绪低落、全身疲乏，大脑昏昏沉沉，根本无法清醒地给自己开出一个满意的处方，我总是在不停地否定自己。最后，我还是厚着脸皮再次求助老师了，这回老师答应帮助我了，可是老师给我支的招一点效果也没有，我连着用了几天还是老样子。第三次联系老师的时候，我告诉他，我用了他开的药后一点效果也没有，老师也十分诧异。他思考了一晚上后，第二天早晨给我发了个新处方。

在马来西亚买中药真的十分不方便，我每次都要通过当地的学生从马六甲给我带中药回来，一次带一周的药，而且马来西亚的中药也挺贵的，我的一帖中药都需要八九十元人民币。因为每天早上 8 点就开始上课，所以我常常没吃早饭就把中药喝了，导致我上课的时候一直打嗝，胃很不舒服。这样的生活连续过了 9 天后，我才彻底告别了鼻窦炎的痛苦折磨。好笑的是，老师发来的治好我的处方竟然就是我第一次给自己开的原方，可见病痛折磨下的自己是多么的不清醒和不理智。

这次不闻香臭、生无可恋的急性鼻窦炎经历给我上了一堂刻骨铭心的健康课：健康永远是第一位的，健康之后才有你的家庭、你的爱人、你的事业，健康绝对不是用来喊口号的，没有健康的"1"，后面的"0"就是泡沫，有健康的"1"，才有未来的无限可能。想要成为造福一方百姓的好医生、成为桃李满天下的好老师，首先要拥有一个健康的身体，否则一切都是虚妄。

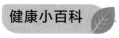
健康小百科

鼻窦炎

鼻窦炎是鼻窦黏膜的炎症性疾病，多与鼻炎同时存在，所以也称为鼻-鼻窦炎，发病率为 8%～15%，是鼻科临床中最常见的疾病之一。按照症状体征的发生和持续时间，分为急性鼻窦炎、急性复发性鼻窦炎和慢性鼻窦炎。

1.鼻窦炎的临床症状和体征[1]

（1）全身症状：

①急性鼻窦炎患者多伴有烦躁不安、畏寒、发热、头痛、精神萎靡、嗜睡等症状，在儿童中较为多见。

②慢性鼻窦炎患者的伴随症状多不明显或较轻，可有头昏、易倦、精神抑郁、记忆力减退、注意力不集中等现象。

（2）局部症状：

①鼻塞：鼻窦炎常见症状之一，急性鼻窦炎患者多表现明显，慢性鼻窦炎患

者亦常见鼻塞。

②流脓涕：流涕多是鼻窦炎的一个主要症状，鼻分泌物的量及性质多视病变轻重而定。急性鼻窦炎时分泌物较多，呈黏、脓性；慢性鼻窦炎时分泌物较黏稠，色黄或灰白色，可呈团块状，亦常有腥臭味。牙源性上颌窦炎时，脓涕多带腐臭味。

③嗅觉障碍：常表现为嗅觉减退或嗅觉缺失，多为暂时性，若嗅区黏膜长期炎性变，可导致退行性变，造成永久性失嗅。

④局部痛及头痛：鼻窦炎患者常或多或少地感到局部沉重、痛感，多在低头、咳嗽、用力等使头部静脉压增高时，或情绪激动时症状加重。

头痛也是鼻窦炎的常见症状之一。慢性鼻窦炎患者头痛多不明显，仅有局部钝痛及闷胀感，疼痛时间及部位多较固定；急性鼻窦炎或慢性鼻窦炎急性发作引起的头痛较为明显。

⑤视觉障碍：慢性鼻窦炎引起的眶内并发症，主要表现为视力减退或失明（球后视神经炎所致），也可表现为其他视功能障碍，如眼球移位、复视、眶尖综合征等。

（3）体征：常规使用前鼻镜和鼻内镜检查，可见到病变，此处不详诉，若感兴趣可查阅参考文献[1]。

小贴士：当出现类似感冒症状，且以鼻塞，鼻流脓涕且量多、伴有腥臭味为主要症状时，应该考虑是否得了急性鼻窦炎，并到医院做进一步检查。若急性鼻窦炎得不到及时的治疗，则容易演变成慢性鼻窦炎，反复发作。

2.治疗

鼻窦炎的治疗原则以控制感染和变态反应因素导致的鼻腔鼻窦黏膜炎症以及改善鼻腔鼻窦的通气、引流为主。病变轻者、非慢性鼻窦炎者及不伴有解剖畸形者，采用药物治疗（包括全身和局部药物治疗）即可取得较好疗效；否则应采取综合治疗的手段，包括内科和外科措施。

（1）西药[1]：

1）全身用药：

①抗生素(头孢类或喹诺酮类,急性鼻窦炎的抗生素疗程不少于2周,慢性鼻窦炎需3～4周。一般认为在脓性分泌物消退后再用药1周比较恰当)。

②糖皮质激素:此类药物不作为常规用药,可以辅助控制鼻腔鼻窦黏膜炎症。

③黏液稀释及改善黏膜纤毛活性药。

④抗组胺类药物:对合并变应性因素者可适当加用抗组胺类药。

2)局部用药:

①减充血剂的应用:急性鼻窦炎可以短期使用,慢性鼻窦炎很少使用减充血剂。

②局部糖皮质激素:局部激素与抗生素联合使用可缩短病程和延长再发时间。使用时间为:急性鼻窦炎1个月以上,慢性鼻窦炎3个月以上,慢性鼻窦炎鼻息肉手术后6～12个月甚至以上。

③生理盐水冲洗。

3)局部治疗。

4)外科手术。

(2)中药[2]:鼻窦炎的中医病名为鼻渊,其发生与六淫犯肺、胆热移脑、湿热蕴脾、正气亏虚有关,临床上分为实证和虚证。实证包括风热(常用方剂苍耳子散)、胆火(常用方剂取渊汤加味,送服奇授藿香丸)、湿热(常用方剂丹溪鼻渊方加减,外用瓜蒂搐鼻散);虚证包括肺虚(常用方剂温肺止流丹合玉屏风散加减)、脾弱(常用方剂益气聪明汤加减)、肾亏(常用方剂六味地黄丸加减)。

朱医生说:中药治疗急性、慢性鼻窦炎的疗效均较理想。一般情况下,绝大多数急性鼻窦炎患者通过中药干预1周左右能改善,慢性鼻窦炎患者持续用药半个月左右能得到较好的控制。临床上治疗急性或慢性鼻窦炎,我的常用方剂包括苍耳子散、小柴胡汤、取渊汤加味、玉屏风散加减等。

3.注意事项

(1)保持心情开朗。

(2)积极锻炼身体,最简单有效的锻炼方法是坚持晨跑,以增强身体的抗病能力。

（3）起居劳作有度，注意休息，不要熬夜。

（4）少食辛、辣、炸、炒之属热性之品。

（5）饮食多样化，多食含维生素较多的蔬菜、水果。

（6）预防感冒，感冒往往会引起鼻窦炎复发，因此若患外感，应及时、及早治疗。

参考文献

［1］孔维佳.耳鼻喉科头颈外科学［M］.北京：人民卫生出版社，2005.

［2］江杨清.中西医结合临床内科学［M］.北京：人民卫生出版社，2012.

涅槃重生的小女孩

今晚真是喜报连连,累并幸福着的一晚!虽然今天从早上 8:30 开始上课上到下午 5 点,自己已经疲惫不堪了,但是夜诊时一个哮喘小女孩的反馈却让我高兴得就像个小孩一样。临床上治好一个疑难病真的很不容易,它需要医患双方的相互配合、医生的笃定、患者的坚定,唯有如此才能增加疾病痊愈的机会。在治疗顽固性失眠时,可能前两个月都没效果,但是在两个月零一天的时候就起效了,可是患者在两个月时选择了放弃治疗。因此,既然选择相信中医,就请坚定不移地走下去。如果我没有把握治好你的病,一定会第一时间告诉你,绝不耽误你的病情。

这个哮喘小女孩叫雯雯(化名),长得非常瘦小,用皮包骨来形容她都显得苍白无力。第一次见到她的时候我都吓了一跳,这年头还有这么瘦小的小孩吗?因为她又黑又瘦,乍看之下真的很像那些非洲重度营养不良的小孩,让人看了心生怜悯。雯雯第一次来我的诊室是由她的爷爷带过来的,那段时间我正好应厦门总工会的邀请举办了一场以过敏性疾病为主题的专场讲座,雯雯的爷爷就是那场讲座的听众之一。听完我的讲座,雯雯的爷爷就第一时间带着孙女来我的门诊就医了。

雯雯的爷爷说,雯雯一出生的时候,湿疹就非常的严重,几乎整张脸都是糜烂渗液的状态,用了好多种药膏也无济于事。一直到了 1 岁多,湿疹才慢慢好转。可是湿疹好了之后,雯雯的妈妈发现,小雯雯晚上睡觉的时候呼吸声音很重,有时还出现憋气、嘴唇青紫的现象,于是就赶紧把小雯雯送到医院去治疗。医生给出的诊断是支气管哮喘。自从被诊断为哮喘之后,1 岁多的小雯雯几乎三天两头就住院,每天都要喷布地奈德气雾剂。家里为了这个孩子,还特意买了一台雾化机,每天早晚雷打不动地给她做雾化,天天如此。常常一个普通的感冒,就能够让雯雯的哮喘急性发作,而需要送到医院抢救。全家人都提心吊胆地照顾着小雯雯,生怕一不小心又引发小雯雯的哮喘。而雯雯的妈妈为了照顾好自己的女儿,甚至把自己很体面的工作也辞了,全心全意在家里照顾雯雯。虽然家里还有个小弟弟,但是因为雯雯的这个病,家里人几乎把所有的精力都放在了她的身上,而忽略了对弟弟的照顾,有时弟弟生病了家里人都没能及时发现。

雯雯的爷爷听完我的讲座,知道中药也可以治疗哮喘,而且还可以慢慢地停用西药、雾化,最后再停用中药,便高兴极了,于是就带着雯雯来找我看病了。雯雯出生没多久就得了湿疹,1 岁多又患上了哮喘,尽管这两种疾病临床表现不同,但是它们的形成都是基于"过敏体质"这一共同背景。过敏体质是过敏性疾病产生的土壤,如过敏性哮喘、过敏性鼻炎、过敏性咳嗽、荨麻疹、湿疹等。因此对雯雯的哮喘治疗,我既要调理她的过敏体质,又要针对哮喘进行对症下药,也就是调体治病、双管齐下。

当然,中药的口感对小朋友来说特别不容易接受。小雯雯刚开始喝中药的头几天,简直是恶心、呕吐,头又痛,无法下咽这难闻又难喝的中药。一直到了第四五天才慢慢接受中药。刚开始第一周我不敢停掉西药,因为小雯雯虽然年龄小,但却是个"老病号"了,布地奈德也用了好几年了。有一次过节,家里里里外外忙得不可开交,大人们就把雯雯的布地奈德给忘记了,当晚雯雯就哮喘发作送到医院去治疗了。基于此,第一周我还是考虑中西医并用。到了第二周,我建议雯雯的家人在雯雯服用中药的同时,把布地奈德改成隔天一喷。第一次尝试布地奈德隔天一喷时,雯雯的哮喘有一点点要发作的迹象,我当时赶紧让她的家人把雯雯服用中药的次数增加到一天 3 次或 4 次,多喝热水,这才勉强把哮喘给压下去。战战兢兢地过完第二周,虽然有好几次感觉哮喘要发作了,但是最终都压下去了。尝到甜头的雯雯一家人,这下信心更足了。以后的两个多月门诊,雯雯一家人几乎都是排第一号,永远都是提前半个小时以上就在诊室门口等着了。

到了第三周,我就大着胆子把雯雯的布地奈德气雾剂全停掉了,万不得已时可以做一下雾化。根据雯雯爷爷的"用药情况"记录，雯雯在第三周彻底停掉布地奈德后，只做过两次雾化治疗。到了第四周的时候，雯雯因为去公园玩的时候衣服穿得太少，气温又比较低，有点受凉，开始有点咳嗽。往常只要有点咳嗽，几个小时后哮喘就会发作，因此全家人都做好了随时去医院的准备。可是这次的感冒咳嗽并没有让哮喘发作，全家人都高兴极了，对中药的治疗也越来越有信心。雯雯又接着在我这治了一个半月，在这一个半月里只有头两周用过3次雾化，其余时间都没有用过，哮喘也是有几次感觉要发作了（雯雯每次发作前，胸骨上窝处的凹陷就会陷得很深），但最终经过大量饮热水以及中药少量频服，哮喘发作都给控制住了。不到3个月的时间里，这个瘦巴巴的小女孩胖了3千克，饭量也比以前增加了不少。

在为小女孩治疗将近3个月的时候，我因为公务在身，被外派到马来西亚教学，便中断了雯雯的治疗。但庆幸的是，把中药停掉后小雯雯的哮喘并没有发作。至今已经7个多月了，我通过微信询问雯雯的爷爷有关雯雯的情况。她的爷爷说哮喘控制得比以前好太多了，中药、西药也都没有用了，到现在都没发作过，再也不用三天两头跟医院打交道了。每次感觉雯雯有哮喘要发作的迹象时，就让她多喝热水，躺着休息一下，一般都能自行缓解。

厦门虽然是个很宜居的城市，空气质量非常好，但是我发现这座城市患有过敏性呼吸道疾病的人特别多。只是一次工会的讲座，我的门诊都快被"过敏人"给承包了。我自己本身对中医药防治过敏性疾病非常感兴趣，在硕士期间我就是研究哮喘的，在博士期间也研究了大量的过敏性疾病，如荨麻疹、湿疹、鼻炎、咳嗽等，而我的导师在中医药防治过敏性疾病这个领域也处于行业领先水平。既出于老师的影响，又因为我个人的兴趣，我对过敏性疾病的研究不管是在临床方面还是科研方面都下了不少功夫，希望将来我可以研发出针对过敏性疾病的专方，就好比布地奈德气雾剂专治哮喘这种。我相信，我们中医领域也可以研发出一系列疗效可靠、可复制的过敏专方，如鼻炎一号方、哮喘一号方等。医生的精力毕竟有限，唯有依靠可复制的、疗效可靠的药物，才有可能帮助到更多的过敏人，让更多的人告别过敏性疾病的折磨。

支气管哮喘[1]——全球 3 亿人会呼吸的痛

支气管哮喘简称哮喘，是一种常见的气道慢性非特异性炎症性疾病。它不同于一般的细菌、病毒等感染引起的炎症，而是一种变态反应性疾病。平常人们吸气时，气体经口腔、鼻腔到喉、气管、支气管，且并无任何不适。而哮喘病人的气道反应性非常高，对外界的刺激，如冷空气、气候变化、花粉、屋尘、尘螨、霉菌或动物皮毛等十分敏感，这些诱因可以引起气道的收缩、狭窄，造成呼吸不畅，可有反复发作的胸闷、咳嗽、喘息、呼吸困难等气道阻塞症状。以上症状可轻、可重，并可常年发作甚至威胁生命。但这些症状经过恰当的、系统的治疗，绝大多数可以得到很好的控制，可以和正常人一样生活、运动和工作。

1.支气管哮喘的诊断[1]

(1)如果存在以下任何征象或症状，即应考虑哮喘。

①频繁的喘息发作——多于每月 1 次。

②活动诱发的咳嗽或喘息。

③咳嗽，尤其在夜间发生而没有病毒感染。

④喘息不受季节变化影响。

⑤3 岁后仍有症状。

⑥症状在接触以下物品或在下列情况下出现或加重：毛皮动物、化学气雾剂、气温改变、室尘螨、药物(阿司匹林、β 受体阻断剂)、花粉、呼吸道(病毒)感染、情绪剧烈波动 。

⑦儿童感冒反复地"发展到肺部"，或持续 10 天以上才恢复。

⑧症状在服用哮喘治疗药物后减轻。

(2)测定肺功能可确定气流受限的严重程度、可逆性及变异情况，帮助明确 5 岁以上儿童哮喘的诊断。

(3)用肺量仪测定气流受限情况及其可逆性是确立哮喘诊断优先选用的方法。给予支气管舒张剂后 FEV_1 上升≥12％(或≥200 mL)，提示存在支持哮喘诊断的可逆性气流受限(但是,多数哮喘患者并不是每次测定时均显示存在可逆性气流受限,在这种情况下,最好重复测定)。

(4)峰流速(peak expiratory flow,PEF)测定可作为诊断和监测哮喘的重要手段。

①PEF的测量结果最好是用患者自己的峰流速值与其以前测量的最佳值比较。

②吸入一种支气管舒张剂后,PEF改善达到60 L/min(或与用药前比较≥20%),或日夜PEF变异率超过20%(如果每日日间测2次,超过10%),提示哮喘诊断。

小贴士:当发现自己或家人每月喘息发作至少一次以上,常在活动、情绪激动或者夜间时咳嗽、喘息发作或加重,且没有明显的季节性时,应警惕是否患有哮喘,并及时去医院做进一步检查,切忌"自我诊断、治疗",以免耽误病情。

2.治疗

支气管哮喘的治疗分为急性发作期治疗与缓解期治疗两种。

(1)西药[2]:急性发作期需用支气管扩张剂(如万托林、特布他林、可必特等)、全身型或吸入型糖皮质激素(如布地奈德悬混液,也称米克令舒)。缓解期治疗采用吸入型糖皮质激素(如辅舒酮气雾剂、普米克都保、普米克气雾剂等),中重度发作可吸入激素与长效支气管扩张剂联合制剂(如舒利迭、信必可等)。此外还应根据不同病情选用白三烯受体拮抗剂(如顺尔宁)、茶碱及抗过敏药(开瑞坦、仙特明等)。合并中重度过敏性鼻炎的还应该使用鼻喷激素联合治疗,尽快控制鼻部变态反应性炎症。经测定,过敏原明显又难以避免的,可选择脱敏治疗。

(2)中药[3]:支气管哮喘对应中医学的哮病,哮病从中医学角度来讲是由宿痰伏肺,因外邪、饮食、情志、劳倦等因素而诱发,发时风盛气逆、痰阻血瘀、痰气搏击、气道挛急。发作期可分为冷哮证(常用方剂射干麻黄汤或小青龙汤)、热哮证(常用方剂定喘汤或越婢加半夏汤)、寒包热哮证(常用方剂小青龙加石膏汤或厚朴麻黄汤)、风痰哮证(常用方剂三子养亲汤)、虚哮证(常用方剂平喘固本汤),缓解期可从肺脾气虚证(常用方剂六君子汤)、肺肾两虚证(常用方剂生脉地黄汤合金水六君煎)论治。

朱医生说:临床上,对于哮喘,我个人常从脱敏调体、止咳平喘的角度进行论治,常用方剂包括过敏煎加减小青龙汤、小陷胸汤等。前期需要中西医结合,待病情稳定后,可逐渐撤掉西药,一般总的疗程在3～6个月,有些患者需要更长的疗程,疗程的长短取决于病情的轻重程度。

3.注意事项[4]

(1)保持乐观的情绪和宁静的心情,切勿过度忧伤、焦虑、激动和恐惧,以免诱发或加重病情。

(2)短效 β_2 受体激动剂仅在有症状时应用,不宜过多或长期应用,以免产生 β_2 受体功能下调而使其失效。

(3)对治疗效果和不良反应进行自我观察,如发生不良反应,应及时向医师反映,以便医师考虑用药剂量和配伍是否合适,以及疗程是否恰当,并给予必要调整。

(4)对于已知能引起过敏、诱发哮喘发作的事物,应尽量避免接触。

(5)饮食清淡,避免肥腻、过咸、过甜或冷饮冷食,不宜过饱。

(6)哮喘发作时,鼓励患儿多饮温热水,以补充失水并利于痰液的湿化和咳出,可以减轻哮喘发作的程度。

(7)药膳食疗:服用玉屏风散或固表粥(乌梅20克、黄芪30克、当归15克、粳米100克,将乌梅、黄芪、当归放砂锅中加水煎开,再用小火慢煎成浓汁,取出药汁加入粳米煮成粥,再加冰糖趁热食用)。

参考文献

[1] 陈育智,曹玲.哮喘病患者生活指导[M].北京:人民卫生出版社,2008.

[2] 陈育智,刘传合.儿童哮喘问答[M].北京:人民卫生出版社,2008.

[3] 张伯礼,吴勉华.中医内科学[M].北京:中国中药出版社,2017.

[4] 刘志发,杨文.哮喘诊疗手册[M].北京:中国中药出版社,2010.

男言之隐

我们常常看到市面上、网络上大篇幅的消息和文案,都在宣传"女性健康多么重要""如何呵护女性的健康",而对男性健康的关注却少之又少,甚至有时谈起男性特有的健康问题时,氛围还会莫名其妙地变得有点奇怪。可是实际上,男科疾病已经成为继心脑血管疾病、癌症之后,影响男性健康的又一大杀手。但是,很多男同胞觉得这是难言之隐,忌讳看专科医生。直到现在,还是有很多男性患上男科病后,宁可偷偷摸摸地去找贴在"电线杆上的小广告",试图通过偏方把自己的难言之隐给秘密解决了。要不是被逼到万不得已,绝对不敢堂堂正正地去正规医院的男科找医生治疗。很多时候,他们就算鼓起勇气去找男科大夫,也是支支吾吾、吞吞吐吐,听得医生云里来雾里去。

我们生活在一个高压的时代,快节奏的生活、不规律的作息、熬夜、快餐食品等,在多种不良因素的共同作用下,很多女性的身体开始亮起红灯:月经不调、不孕、子宫肌瘤、反复流产的发生率逐年提高。而男性在如此高压下,身体报废的也比比皆是,如阳痿、早泄、少弱精子、畸形精子、精索静脉曲张、慢性盆腔疼痛综合征等,折磨得男性苦不堪言。但是,他们是高山、是家里的顶梁柱、是伟岸的代名词,因此即便患上了男科病,也是能瞒就瞒,能装就装……

我的门诊中有不少男科病患者,他们的看病风格有点可爱,常常在第一周告诉你,只是想来调理下体质;在第二周告诉你,想提高睡眠质量;在第三周告诉你,想调理下脾胃;在第四周告诉你,他其实是来看性功能问题的……我在《"我的学生"毕业了》一篇文章中提到过慢性非细菌性前列腺炎/慢性盆腔疼痛综合征。之前对于这个病,我的固有思维仍然局限在这病是中老年男性的专属疾病,可没想到在往后的门诊上，来找我看这种病的竟然以小伙子居多。

有一天，我的门诊来了个年轻小伙子，皮肤白皙，唇红齿白，笑嘻嘻地坐在我的面前，我问他哪里不舒服？他只说："我平时怕冷。""除了怕冷，还有什么不舒服呢？"他说："我容易拉肚子。""那除了容易拉肚子，还有别的吗？"他说："我平时喜欢吃冰淇淋，但是吃完冰淇淋，手脚就会比较冰冷，胃也会有点不舒服……"前面铺垫了好一会儿，他突然间对等在旁边的一个女孩子说："给我点隐私好吗？"那个女孩子下意识地点了点头，然后走到诊室外面。他又对我说："朱老师，我可以只跟你说吗？"我一下子明白了他的意思，支开了我身边的两个跟诊的女学生。这时他才一点点地切入主题。原来，他高中时是个大胖子，十分自卑，为了上大学时有个好形象，就开始疯狂减肥，减肥到了有点自虐的势头，短短几个月就减下来 30 多斤。

可是体重降下来后，跟随而来的竟然是手脚冰凉，哪怕在大夏天，也常常四肢欠温，比较怕冷，总感觉会阴部那边像有根筋被拉住了一样，很不舒服，时常隐隐作痛。在安静和焦虑、情绪不好的时候，这些症状就会出现得更频繁，而且经常出现梦遗。平时睡午觉的时候，总是不停地想要小便。如果老师上课拖堂，该下课时还不下课，他就会十分着急，感觉尿有点憋不住了，必须立刻去上厕所。我仔细看他的 10 个手指头，确实颜色稍紫一些，双手摸着也有点凉。这些症状虽然出现有小半年的时间了，可是他也没好意思去看。直到有一天，他觉得自己的会阴部几乎 24 小时都在隐隐作痛，甚至只要睾丸部位跟椅子或者自行车有间接接触时，都会疼痛难忍、坐立难安。他这才去医院就诊，做了前列腺液检查：卵磷脂小体（＋），白细胞（－）。医生说应该是慢性非细菌性前列腺炎，但是也没有什么特别好的治疗药物，只嘱咐他平时要保持开朗乐观的生活态度，少吃辛辣刺激食物，避免憋尿、久坐、长时间骑车等。后来，他就把这件事给放下了，平时有不舒服，能忍则忍。直到有一天，我给他们班上课，分享了我在临床上碰到的类似的一个案例，案例中的患者通过中药治疗取得了不错的疗效。他才蠢蠢欲动来找我看病。他抛给我的第一个问题是："我的这个病真的能好吗？我搜了搜百度，好像是很难好的。"我说："你不试试看，怎么知道能不能好呢？"第一次，我给他开了7帖药,让他自己回去煎,结果他的铁杆中医学舍友觉得煎中药是个功夫活,煎不好效果会打折的,便主动请缨要帮他熬药。

吃完7帖药后,学生自我感觉没有什么变化,而且有一天连着梦遗了两次,精液流了很多出来,把裤衩、床单都弄湿了,还出现了多梦。因此,学生有点不放心,怕继续吃药也没什么效果,支支吾吾地问我,他还要吃多久?我笑着回答:"这么快就没耐心了?没有一天吃成的胖子,既然这个病叫慢性病,那自然要循序渐进了,你要坚持。"学生又拿着7帖药回去了。这次吃完药后,学生腼腆地说:"老师,好像有效呀,这周忙着期中考复习,本来是很紧张的,也睡不好,但是我感觉会阴那边不舒服的次数并没有增多,反而减少了,可能每天就一两次吧。"既然有效,那就守方继续治疗。学生拿完药,就开心地去吃了麦当劳的冰淇淋。那个周末,学生跟着社团一起出去狂欢,又是烧烤,又是冰啤,又是熬夜的,一下子症状出现的次数又多了起来。

学生有点紧张了,就赶紧来复诊。由于学生每次都要从翔安校区到思明区来找我看病,路途十分遥远,等车、坐车,差不多需要1个半小时。因此,有时遇到下午有课,下课后他再赶过来,就快要晚上6点了。学生就常常发信息告诉我,希望我能多等他一会儿,要不然他就白跑一趟了。我也没有刻意等他,每次出门诊确实一直到6点多都还有病人没看完。学生以为自己是最后一个了,应该来了就能看,没曾想还是得等。学生把自己周末的经历跟我分享后,我告诉他,你的症状有所改善,但是不代表已经可以随便折腾了,关键时刻还是要多注意。这次我还是给学生开了7帖药,有了上周的经历,学生就收敛了很多,连每次看完病去吃一根冰淇淋的自我奖励都省了,直接坐公交车回翔安。规规矩矩地吃完7帖药,学生又来复诊了。这周的效果极好,学生的会阴部一次都没有出现过不适,也没有多梦了,梦遗也只出现过一次,关键是手脚都暖和了,指甲的颜色也变红润了,而且晨勃(+)。

我又接着给他巩固了两周,半个月来学生也没有不舒服了。我跟学生说可以不用来了,可他反而不敢不来,他怕没吃药会复发,当天下午几次进出我的门诊要求我帮忙开药。我无奈之下给他开了几帖应急的药,给他一个心理安慰。

结果学生也没有机会吃这几帖应急药。停药后一个多月，也都没有出现过任何会阴部的不适。疾病面前人人平等，不分男女，即便你是大山，也有风雨欺。因此，当男性有难言之隐时，切莫默默地当逃兵，假装自己很强大。俗话说得好："不在沉默中爆发，就在沉默中灭亡。"

健康小百科

有关慢性非细菌性前列腺炎/慢性盆腔疼痛综合征的健康小百科，请参考《"我的学生"毕业了》这篇文章里的介绍。

小肚"畸"肠

　　小时候，最开心的事莫过于一家人围坐在一起，吃饭聊天。春天的时候，我会跟着外婆、舅妈、表姐、表妹们一起围着饭桌择"菠菠草"①，制作清明节特有的美食菠菠粿；夏天的时候，舅舅会去镇上买个大红西瓜，西瓜被切成数十个小牙子，因为家里人多，每个小孩子只能分到一小牙子，但是那时的西瓜真是太可口了，堪称真正的夏日解暑神器；秋天到了，中秋节还会远吗？在中秋节这天，外公外婆会非常隆重地准备好各式各样的月饼、点心，大家一起在露天阳台上品尝农家菜，听长辈们讲奇奇怪怪的中秋故事，如中秋节小孩子如果用手指着月亮，那他的耳朵就会被月亮割掉，于是中秋节的第二天早上，每个小孩子都早早地起来找耳朵；到了冬天，眼看着一年马上要走完了，家里的女人们又忙活开了，磨米浆、揉面团、将面团捏成各种小动物，然后用来祭灶，长辈们会告诉你，千万不能将面团弄到脸上，要不然以后碰到面团的那块皮肤就会变得跟面团一样白。因为我太黑了，所以巴不得把面团使劲往脸上涂，可是长大后的我还是黑不溜秋。

　　儿时的食物很家常、很简单，朴实而天然，但那时每样入口的食物都有着它的小故事，生活充满了仪式感。那时的我，常常吃饭吃出了幸福感，可是长大后，我发现生活节奏变得太快了，很多时候餐桌上的美食变成了快餐作业，从流水线上下来的美食虽色香味俱全，但却冷冰冰的。一道道美味佳肴成了各式各样的"工具"，这些"工具"般的美食入口后，虽穿肠而过，却不经意间留下了伤害。近年来，消化系统疾病的发病率日渐增高，其症状表现也愈发复杂和严重，成为严

---

①　菠菠草：学名鼠曲草。菠菠草是福州地区的俗称，因为当地一种特有米食"菠菠粿"而得名。

重危害人类健康的全球性疾病。

食物能让你吃好、吃饱的同时，也能让你吃伤，甚至是吃到"肝肠寸断"。2017 年的某天，我的一个学生给我发来信息，问我能否帮他爸爸看病，可是说过这件事后，学生便没有再联系我了，于是我也抛诸脑后了。大概过了半年的时间，学生才又重新联系我，请我为他爸爸看病。原来，学生的爸爸患上了溃疡性结肠炎。几年前，他的父亲因为公务去湖南进修时，与领导连着聚餐了好几天，喝了不少白酒以及吃了不少辛辣刺激性食物。他的爸爸头天聚餐结束后就出现了剧烈的腹痛、呕吐、腹泻，便赶紧去往酒店附近的医院就诊，被诊断为急性胃肠炎，打了点滴后症状好转。第二天晚上又与领导聚餐，他的爸爸并没有因为昨天的经历而对他的肠子怜香惜玉，继续酒肉穿肠过，结果第二天聚餐结束后，又出现了与第一天一样的症状。有过一次经历后，学生的爸爸，就自我诊断为急性肠胃炎，去药店买了消炎药，吃了后症状又有所缓解。

第三天晚上，勇敢的学生爸爸又再次赴约，继续喝酒聊天。饭局结束后，学生爸爸的急性肠胃炎症状如约而至，这次"机智"的他还是几粒消炎药下肚便企图呼呼大睡。谁料，他半夜突然间腹部剧痛难忍，躺在床上翻来滚去，腹痛到极点时，肠间化成糟粕的酒肉抵达肛门，一触即发，必须马上去厕所报到。一晚上腹泻十余次后，学生的爸爸发现水样便中夹杂着黏液和脓血。胃里实在难受到忍无可忍，便又去抠吐，吐完后稍感舒服，但胃部疼痛不适感很快卷土重来。折腾了一晚上后，第二天他赶紧去医院就诊，仍然诊断为急性肠胃炎，连输了几天液后，症状控制住了，但是学生爸爸至此，身体一蹶不振，培训一结束即刻返回云南休养。

可哪知噩梦才刚刚开始，学生爸爸肚脐周围的不适感仍然阴魂不散，肛门处出现了坠胀感，以及潮湿、渗液、流脓，每日大便中都带有黏液，而且夹杂着暗红色的血。拉肚子时肛门灼痛，每次肚子一痛大便就憋不住了。后来又多次辗转云南省曲靖市某医院，刚开始以为是慢性肠胃炎，就开了益生菌和胃药，但是效果不明显；对于肛门局部的症状，医生认为可能是混合痔引起的，于是就做了痔疮手术，可是症状还是没有改善。最后，该医院结合胃肠镜检查结果和临床症状,诊断为溃疡性结肠炎,当地医生告诉他这是比较棘手的病,让他去大医院看看。于是那两三年间,他多次光顾市里的、省里的医院,用过许多种中药、西药,但效果都不太理想。两三年间,他的体重掉了20多斤,1.70米的男性瘦到了90斤不到。

生病的这两三年里,他以前爱吃的各种水果、辛辣刺激性食物、冰的、凉的,统统都不敢吃。他的儿子,也就是我的学生,推荐他来找我看病,可是为什么他爸爸后来并没来找我呢?因为他爸爸觉得中医都是骗人的,市里的名医,甚至是省里的名医他都看了多少个了,中药也吃了两年多,但是都没有用,他对儿子说:"你那个老师才几岁,更不管用了,以后这种不靠谱的年轻中医少介绍给我,我看这中医你也别念了,赶紧转专业。"

我的学生坚持跟他爸爸沟通了快半年,他爸爸才勉勉强强答应找我试试看。而我当时并不知道这个小插曲,给他开了乌梅丸加减,起初有效,但很快就到达瓶颈,也让我领略到了溃疡性结肠炎的厉害。后来几次尝试后,我才慢慢明晰思路,给他的父亲开了一个大复方,他的父亲一直吃了3个月,症状才完全缓解。肛门不再渗液流脓,腹部隐痛不适也已成过眼云烟,体重增加了6斤多,他的爸爸也好好地过了一个新年。

可是停药后一个半月,又开始出现了一些似曾相识的症状。他的爸爸十分不放心,特地从云南飞来厦门找我看病,当晚又再飞回去,经过两周调理,当时虽然症状控制住了,但是肠镜检查还是有病灶,这次我不敢轻易停药了,让他坚持一直喝中药调理。他在这期间也开始吃点水果,但是胃部不会不舒服了,症状也都控制良好。连续3个多月没有明显不适后,我建议他爸爸重新去做胃肠镜检查,检查结果显示正常了,等这个结果我们等了快两年的时间。

当检查医生告诉学生的爸爸肠子没问题时,他很是高兴,但是没过几天他又开始焦虑了。他不敢停药,停药的这一个月里他每天忐忑不安、忧心忡忡,一直惦记着他的肠子。学生将情况告诉我,希望我再为他爸爸调理下,我说这白纸黑字都写了你爸爸肠子已经没事了,他也没什么症状了,真不用再吃药了。可是他这颗心一直悬着,还是在这周四飞来厦门了。诊室里学生的爸爸十分忧心地说,自己知道检查结果是没事了,但是这5年多来他真是病怕了,吃了太多药,他不敢相信自己能好,他也知道自己过度地关注自己的肠子了,哪怕有一天大便拉不出来,他都很害怕。他说他太孤独了,工作的特殊性导致他常常一个人连续四天加班工作,期间没有一个人跟他说话。回到家里,太太也要上班,还是他自己一个人,越是孤独,越是想着肠子。

于是我给他写下了3个锦囊,我半开玩笑地告诉他:"假如有一天再出现不适的症状,你就打开这3个锦囊中的一个,定能'逢凶化吉'!"这3个锦囊有专门用于无症状但却能长肌肉增体重的;有针对胃隐隐作痛的……拿到这3个锦囊后,学生爸爸一下子心里踏实了,高高兴兴地回家了。

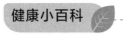

溃疡性结肠炎

溃疡性结肠炎是发生在结直肠的非特异性炎性疾病。通常将溃疡性结肠炎与克罗恩病统称为炎症性肠病。

1.溃疡性结肠炎的临床表现[1]

(1)慢性反复发作型:表现为慢性反复发作性腹泻,排黏液血便伴左下腹痛。

(2)暴发型:约占全部患者的10%,发病急骤,腹泻次数可达20次以上,水样便,可伴血、黏液及脓,下坠及里急后重感明显。

(3)重症:患者表现为脱水、低血钾、低蛋白血症、贫血、发热等中毒症状。

(4)肠外表现:口腔溃疡、皮肤结节性红斑、关节痛、结膜炎、虹膜睫状体炎等。

小贴士:当你突然出现反复的腹泻,大便偏稀带有黏液、血液,而且左下腹或者肚脐周围疼痛时,要警惕可能并非一般的腹泻,也有可能患上了溃疡性结肠炎,需要到医院做进一步的检查与治疗。切忌不要"自我诊断""自我治疗",以免耽误病情。

2.治疗

(1)西药[1]：

1)药物治疗：①抗感染治疗,如水杨酸偶氮磺胺吡啶,开始用量0.5克,每日3次,以后增至3～6克/天;②激素治疗,如5日大剂量疗法,即氢化可的松300～500毫克/天,连续5日后改为口服泼尼松;③止泻药;④免疫抑制剂;⑤胃肠外营养。

2)外科手术治疗。

(2)中药[2]：溃疡性结肠炎可参照痢疾进行辨证论治,临床上主要围绕以下几个证型进行治疗:湿热痢(常用方剂芍药汤)、疫毒痢(常用方剂白头翁汤)、寒湿痢(常用方剂胃苓汤)、阴虚痢(常用方剂驻车丸)、虚寒痢(常用方剂桃花汤合真人养脏汤)、休息痢(发作期用连理汤,缓解期时,脾气虚弱者用补中益气汤,寒热错杂者用乌梅丸,瘀血内阻者用膈下逐瘀汤)。临床上患者往往同时兼具几种不同的类型,因此需结合病人的具体情况进行对症下药。

朱医生说:溃疡性结肠炎较难根治,虽然用中药治疗效果较理想,但疗程非常漫长。我在导师王琦教授的门诊上也见过一些成功治愈的案例,但病程都长达8个月以上,甚至1年以上,而且常会因为饮食不慎、生病等因素而再次发作,给患者造成极大的心理阴影。例如,本案例中的患者在临床症状消失、胃肠镜检查结果正常时,仍然心有余悸,因此除了患者自己要树立积极的心态,对疾病有个正确的认识外,家人也应该多给予患者关爱和鼓励。

3.注意事项

(1)保持乐观的情绪。

(2)充分休息,避免体力劳动和劳累过度。

(3)起居劳作有度,注意休息,不要熬夜。

(4)严格控制饮食,应给予易消化、无渣、少刺激性且富含营养的食品,暂停服用牛奶等乳制品。

参考文献

[1]北京协和医院.普通外科诊疗常规[M].北京:人民卫生出版社,2012.

[2]田德禄,蔡淦.中医内科学[M].上海:上海科学技术出版社,2006.

逆风翻盘，向阳而生

上大学那会儿，在朋友的推荐下，我看了一部叫《天涯侠医》的港剧。这部电视剧以"无国界医生"作为题材，主要讲述了两位卓越非凡、才华洋溢的医生，通过一个人道救援组织"LifeForce"，远赴非洲参与医疗任务，彼此认识对方并反思生命意义的故事。当时我看得激动不已，对这种救生命于一线之间的惊心动魄十分着迷，也渴望有一天自己能用医术救天下之人。我的胆子很大，无畏无惧，什么样的病人都敢接，结果有了很多惨痛的教训。因此在十几年学医路上，我的胆子被磨得越来越小，不敢接的病例也越来越多，在临床上虽战战兢兢、如履薄冰，却也栽过一些跟头。因此，有时遇到病势太凶险的，虽然理智告诉我要婉言拒绝，建议转诊专科治疗，可是有时又败在了心软上。

2018 年，我连着 3 次被外派到国外参与中医教学，一次泰国，两次马来西亚，跟当地的学生结下了很深的情谊，其中让我印象尤为深刻的是我在九月份教的中医学生。当时我给这个班的学生教方剂，在课堂上分享了大量的临床真实案例，有不少学生在半学期的课中，隔三差五地前来找我看病。其中有个女生CC（化名），她十分信任我，每次都带着自己的一大家子驱车前来找我看病。她的家人对我这个中国来的老师也十分友善。后来我回国了，我们之间便很少联系了。

有一天，我突然收到了 CC 发来的信息，说她朋友的阿姨急性脑出血，出血量大，而且出血部位比较凶险，马来西亚的医生不敢做手术。该患者当时只有眼睛能睁能闭，虽然意识清楚，但手脚身体都动不了，无法说话，无法正常吞咽，只能通过鼻饲管打入流食来维持生命。患者的家人非常着急，不想患者躺着等死，就请 CC 问问我,看我能不能帮忙。我当时的第一反应是这个忙我帮不了,因为病情太凶险了,生死一线之间,当地医生都不敢轻举妄动,更何况我还没见到本人,哪里敢拿生命当儿戏呢?

我心里明明想着不接,可是嘴巴偏偏不听使唤。我弱弱地问了句:"敢不敢用中药试试?"结果学生的一句:"只要是老师您的意见,他们都想听听。"把我的情绪推向了高潮。我自导自演了几分钟的情感剧,把自己感动得不行,不停地心理暗示自己:学生这么信任你,病人这么信任你,你怎能辜负这番盛情。我真的是被自己打败了,心里明明有个声音在对我说:"你这不是瞎逞能吗?"可是很快又有另一个声音在对我说:"反正现在病人也没有得到救治,与其拖延下去,躺着等死,不如放手一搏。"几番心理激战过后,我给学生开了 3 帖补阳还五汤加减。可是问题来了,病人的家属说,病人现在无法吞咽怎么喝药呢?

我说像打入流食一样,将熬好的中药从鼻饲管打入。开始吃药后,学生好几天都没有跟我联系,我明明关心病人的病情,却不敢问,只能自我安慰没消息就是最好的消息。结果 4 天后,学生发来了一段视频,简直是振奋人心。视频中的患者可以坐起来了,坐在轮椅上的患者,在家人的指挥下,灵活地动着自己的左手,只是右手出现了偏瘫,现在患者也能说话了……看完这段学生特地发来的视频,我激动得泪眼模糊。在同死神的博弈中,补阳还五汤成功地逆风翻盘,才使得患者的顽强生命力向阳而生。现在,患者仍然通过吃中药、做针灸来锻炼右侧偏瘫的肢体。学生反馈说,病人每隔一段时间都有一些进步,右侧肢体已经灵活许多了。

死亡是生命最痛苦的表达形式。病人命悬一线时,医生会想尽一切办法同时间赛跑,从死神手里救人。可是,在现代的医疗环境中,所谓救命时的一切办法,却很少有我所学的专业——中医的露脸机会,因为它素有"慢郎中"的雅号。这次的"跨国救援"是在西医束手无策后,才有中医的经典名方——补阳还五汤的用武之地。它成功地让病人赢得了活下去的机会。同为医学,不管是中医还是西医,都各有所长各有所短。治疗急性病,中医有时也很快;治疗慢性病,西医有时也很慢。我想,如果中医、西医能携手合作、取长补短,那将是患者最大的福音。常有人问我:"你这么痴迷中医,那是不是西药绝对不吃,手术绝对不能接受?"答案:"显然不是。"如果这个问题是中医更擅长的,就用中医解决;如果西医能处理得更好,我也会毫不犹豫地寻求西医的帮助。

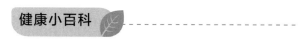

有关中风的健康小百科,请参考《倒下去和站起来》这篇文章里的介绍。

One Night in Xiamen

"one night in Xiamen，我流下许多泪，不敢在午夜问路，怕触动了伤心的魂……"短短的几句歌词，却很好地诠释了我的小病号小J的外婆那一夜的心绪。小J外婆的亲姐姐突然离世，外婆心里十分悲伤痛苦，一整夜无法入眠，辗转反侧，快到天亮时才勉强迷糊了一会儿。结果醒来后，发现自己漱口会漏水，说话含糊不清。到了下午这些症状变得更严重了，小J的妈妈发现自己的母亲说话时脸部的动作怪怪的，不但左侧嘴角的口水会有点溢出来，眼睛还闭不紧，嘴歪歪的。除此之外，小J的外婆左脸也很痛，就跟牙痛似的，吃饭时食物还容易卡在牙齿和脸颊的缝隙中。小J妈妈说："妈妈，你这是怎么了？姨姨这才刚走，你可别吓我呀！"

小J赶紧联系了我，把情况跟我讲了一遍。我的第一判断是急性面瘫（又叫作面神经炎），就跟小J说："你外婆是脸部'中风'了。"小J一下子没明白，问我说："朱医生，我外婆是疯了吗？"……明明是很严肃地在寻医问药，结果小J的回答让我忍不住哈哈大笑，我说："你外婆没有疯，我说的是她的脸部感受了像风一样能让人快速发病的病邪。"

当时已经是周五晚上10点多了，我也没有门诊，但是小J外婆的病情又变化迅速，耽搁不起。于是我就通过我的线上门诊给她开了3帖药，并嘱咐她这两天让她外婆在家里练习吹气球，下周一再过来门诊找我。到了周一，小J和小J的妈妈、外婆都来了，等了好几个小时，终于轮到这一家子了。可我看到小J外婆一切正常呀，说话也很清楚，闭口鼓起也没有漏风，眼睛也可以闭得很紧，面瘫的这一侧和正常那边脸看起来没有什么不一样呀。我就跟小J的妈妈说："你的妈妈没问题了,除了中药,她还有吃别的药吗?"小 J 的妈妈说:"除了你开的中药,我们什么也没吃,吃完第一帖,就没什么症状了,第二天我妈又吃了一帖巩固下,今天还有一帖药,还要吃吗?"我说:"太好了,恭喜你们呀,这帖也吃了吧。"

小 J 妈妈说:"我们今天就是特地过来跟你说声谢谢的。你真的是救了我们一家人,不但救了我妈妈,还救了我女儿。我女儿这个特异性皮炎,在厦门××医院皮肤科治了快 3 年了,都没用。坐在公交车上,大家看到我女儿的皮肤那么多红疹,皮屑厚厚的,都躲得远远的。现在被你治得皮肤一天比一天好,我真不知道怎么感谢你!"我听了心里很高兴,不是高兴病人特地过来表示谢意,而是中药治起急性病来太给力了!来找我看面瘫的,绝大多数都已经面瘫了好几个月,甚至十几年了,像小 J 外婆这样,面瘫第一天就来找我的,还是第一个。我知道中药治疗急性病很快,但没想到才吃一帖中药就好了,所以我开了 3 帖药给她。

在大多数人的观念里,中医就是慢郎中,得慢慢调,可是现在生活节奏这么快,真要遇上急性病还是得找西医,对吗?其实不是的,治疗的快慢取决于疾病的特点,治疗急性病中医也可以很快,治疗慢性病西医也可能很慢。例如高血压、糖尿病,这些都是中国现在很常见的慢性病,你说用西医治疗能快吗?并不快,绝大部分患者都需要终身服药。这个疗程够长吧,长到了你的一生都在服药,可是大家会抱怨西医很慢吗?显然不会。但是如果让你吃中药吃上三五个月,你肯定会觉得好漫长呀。试问是三五个月长,还是一生更漫长。小 J 外婆急性面瘫的案例,足可见治起某些急性病来,中医也很雷厉风行。

健康小百科

面神经炎[1]

面神经炎又称贝尔麻痹(Bell's palsy),是由茎乳孔内面神经的非化脓性炎症所致的周围性面瘫,常为急性起病,可伴耳后乳突区、耳内或下颌角疼痛。任何年龄均可发病,常为单侧,偶见双侧。症状可于数小时或 1～2 日内达高峰。临床表现为一侧面部表情肌的完全性瘫痪,额纹消失,眼裂变大,闭目不紧或闭目不合,该侧鼻唇沟变浅,露齿口角偏向对侧,鼓腮漏气,咀嚼时食物残渣常滞留于病侧的齿颊之间;流涎、溢泪,病侧的瞬目动作明显减弱或消失。本病大多于发病1～2周后即开始好转,1～2个月内症状明显改善。面神经炎的病因尚未完全阐明,以往认为一部分病人因局部受风吹或着凉而起病,故推测可能是局部营养神经的血管因受风寒而发生痉挛,导致该神经组织缺血、水肿、受压而致病;或因风湿性面神经炎、茎乳孔内的骨膜炎产生面神经肿胀、受压、血循环障碍而致面神经麻痹。近几年的研究发现,面神经炎主要由病毒感染所致,其绝大部分是由Ⅰ型单纯疱疹病毒(HSV-1)所致。

小贴士:朱医生有两个朋友曾经患过急性面瘫,一个是在考研期间,到校门口买了个烧饼,感受了一下武汉大冬天的阵阵寒风后,回到教室发现自己一侧的耳朵很痛很烫,连脸颊都跟着痛,第二天早上起来就出现刷牙会漏水、吃东西会塞到齿颊之间的缝隙中,去武汉当地的一家大医院就诊,诊断为急性面瘫,前后治疗了3个多月,急性面瘫才搞定。另外一个朋友是在香港大学硕转博期间,在霍英东游泳馆游泳后,发现一侧的脸突然很痛,先是吃了止痛药,但后来症状逐渐进展,出现了眼睛闭不紧、露齿口角偏向对侧、鼓腮漏气等症状,才去香港大学校医院治疗,诊断为急性面瘫,后来休学了半年,回到深圳进行治疗。两个朋友都是先用西药治疗了快一个月,后面才用西药结合针灸一起治疗。这两位朋友都是在身体极其疲惫,一直处在比较紧张的状态,没有很好地休息而抵抗力下降的情况下,又吹风受凉而出现急性面瘫的症状。因此,平日里大家要尽量休息好,保持心情愉悦,假使出现类似上述两个朋友的急性面瘫症状,一定要及时就医,以免错过最佳治疗阶段,否则面瘫的症状有可能伴随终身。

2.治疗[1]

(1)西医:①肾上腺皮质激素,在发病后1～2周内应用,可给予泼尼松每日30～60毫克,晨一次顿服,也可用地塞米松每日5～10毫克,静脉滴注,连用7～10日。(2)抗病毒剂无环鸟苷(acyclovir,阿昔洛韦)联合波尼松治疗,每日剂量2000毫克,即每次400毫克,每日5次口服,连用10日。③维生素B族药物,可给予维生素B 100毫克肌注,每日一次,维生素B_{12} 50～500微克,肌注,每日一次。亦可用弥可保,通常成人一次一片(0.5 毫克),一日 3 次,口服。

(2)中医:急性面瘫在中医学中属于"口眼歪斜"的范畴,其发生多与正气不足、风邪侵袭有关。临床上治疗急性面瘫常针药并用,常用的方剂包括牵正散、小续命汤等。针刺疗法多用在急性期过后,常在瘫痪面肌以电针治疗,取太阳、下关、颊车穴等穴,并结合红外线照射。

(3)功能训练:面肌的功能训练应尽早开始,只要患侧的面肌能动即应开始进行自我功能训练,可对着镜子进行皱眉、举额、用力闭眼、露齿、嘬嘴、吹口哨、鼓腮等动作,每日练习数次,每次持续数分钟,并辅以面部肌肉按摩等。面肌的功能训练对缩短疗程有重要意义。

朱医生说:针药结合治疗急性或慢性面瘫疗效均较理想,一旦发现急性面瘫的症状,便可立即采用中药治疗。我常用的方剂包括补阳还五汤、小续命汤、牵正散等。针灸治疗常用穴位包括攒竹、颊车、迎香、地仓、四白、阳白、翳风、下关、承浆穴,针刺时以病侧出现疼痛感为宜,因为针后疼痛,患侧的肌肉才会收缩,这对促进面瘫侧肌力的恢复十分重要。

3.注意事项

(1)注意面部保暖,外出时戴口罩,避免冷风迎面吹袭。

(2)保持乐观的情绪,适当运动,增强体质。

(3)起居劳作有度,注意休息,不要熬夜。

(4)药膳食疗:玉屏风散炖排骨汤(排骨 500 克、黄芪 60 克、白术 30 克、防风 10 克、姜片 5 片,食盐适量,按常规煲汤工艺制作即可)。

参考文献

[1]韩仲岩,丛志强,唐盛孟.神经病治疗学[M].上海:上海科学技术出版社,2004.

"精子先生"很懒

"不孝有三,无后为大。"在中国传统的家庭观念里,由爸爸、妈妈、孩子组成的家才是一个完整的家。为了拥有自己的孩子,无数的不孕不育夫妻前仆后继地加入了生殖专科大军中,大Z、小Z夫妇便是其中的一对。2016年,同是大龄未婚青年的大Z、小Z结为连理,结束了彼此32年的单身生活。因为结婚时两个人年龄都比较大了,因此一结婚便开始积极造人。可是心急的二人发现,虽月月备孕,却次次以失望告终。

无奈他们只得去医院检查,大Z查出了弱精子症,而他的太太则查出了血小板聚集率过高。两个人开始分头治疗。小Z第一次怀孕1个多月后就以胎停告终。2017—2018年间,虽然两人都在努力地治疗,中西医双管齐下,但大Z的精液检查却始终异常,太太虽然血小板聚集率降到正常了,但也还是一直没怀上。到了2019年,经过3年治疗的大Z,精液依旧不正常,虽然分别在同年的3月份、5月份、8月份让小Z怀上了,却都很快生化妊娠(发生在妊娠5周内的早期流产,血中可以检测到HCG升高或者尿妊娠试验阳性,但超声检查看不到孕囊,现在医学上称之为"亚临床流产")了。

2019年国庆后,小Z在同学的介绍下来我这里治疗,他们的第一句话就是:"中药吃了好久都没用,真的不太相信中医了,也不抱希望了。但我的同学说你真的不错,所以我们还是愿意再试一次。"刚来找我之前,大Z才做了一次精液检查(精子总活力27%,正常值为40%以上;前向运动力19.1%,正常值为32%以上),除了指标上的异常外,大Z还很容易口腔溃疡,常常一次性出现五六个大溃疡,而且反复一个多月都好不了,夜夜盗汗。因为大Z及其"精子先生"很"懒",

因此大 Z 不管是在看病时还是生活中,大都是听从太太的安排。来门诊的时候也很少说话,我问大 Z 问题,大 Z 也常常会先看看太太小 Z,小 Z 则帮着补充。

我跟大 Z 说:"'精子先生'有点懒没有关系,我们用中药给它提供足够的能量和动力,它肯定能跑起来的,你要充满信心。人的身体偶尔也会小感冒一下,现在是你的'精子先生'感冒了,我们给它一点时间休息好,很快就能重振雄风了,别把这个检查报告太当回事。"我跟小 Z 说:"你的老公很健康,没什么大问题,吃上中药治疗一段时间,'精子先生'就给力了,你平时要多鼓励自己的先生,我用中药从你先生的身体入手,改善精子状况。你则要从心理入手,给你先生十足的信心。咱们两个人一起来帮助你的先生,我相信宝宝梦很快就能成真了。"

我先给大 Z 开了一周的药,嘱咐他连续治疗 4 周后再去复查。大 Z、小 Z 是言而有信、素质很高的患者,他们每次都准时来复诊,从未迟到过一次,每次预约,都能抢到很靠前的号。有时临时有事预计会迟到一会儿,也会提前发短信跟我说一声。今天是治疗 4 周后的复诊,小 Z 早早地就来候诊了,但是大 Z 因为公司有事,要等到下班后才能过来。我让小 Z 转告他,我可以等他。于是一下班,大 Z 就带着精液检查报告马不停蹄地赶来。这次的报告显示,精子总活力42.38%,前向运动力 38.1%。这是结婚将近 4 年来,大 Z 第一次精液检查完全正常,大 Z 的"精子先生"终于重振雄风了,这下两口子可以踏踏实实地要孩子了。我真心祝福二位"好孕来",期待佳音!

健康小百科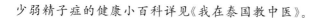

少弱精子症的健康小百科详见《我在泰国教中医》。

让牙齿飞一会儿

"牙疼不是病，疼起来要人命！"比牙疼更要命的应该是已经饱受牙疼折磨，最终还不得不把牙齿给拔了。就好比本来可以顺产，忍受了一天的宫缩痛，结果顺转剖，肚子上还得挨一刀。C 先生是中国知名企业大老总，身型偏胖，圆圆的脸蛋、圆圆的肚子，看着很有福相。C 先生平日里工作压力很大，各式各样的应酬特别多，烟酒更是少不了。2019 年 8 月初，C 先生突然感到右边牙痛，而且一到中午就会发作，痛的时候感觉牙齿都漂浮起来了，咬东西都没力气，但是到 5 点多后症状又缓解了。右边牙齿浮肿疼痛的症状持续了几天后，C 先生就咨询我该怎么办。我起初不以为然，觉得这应该就是两三帖药就能搞定的事，毕竟在大学的时候我就常常给亲朋好友治各种奇奇怪怪的牙痛了。于是我简单地了解情况后，就给 C 先生开了 2 帖中药，结果效果很不错，C 先生的牙痛缓解了。

我就简单地认为这一页翻篇了。结果过了快一周，C 先生的牙又开始痛起来，而且跟之前一样，每天中午过后牙齿浮肿疼痛。此外，还出现了牙龈化脓，C 先生一挤脓包，脓水就流出来了。因为马上就要去山东出差，熬中药实在是不方便，C 先生就去买了头孢和先锋霉素。吃了消炎药后疼痛缓解了很多，脓也少了许多，于是他就连着吃了三四天。但是到了山东后，山东泉州商会的会长宴请 C 先生吃了几顿美食，其中有一次去吃了烧烤。吃完烧烤后没多久，C 先生的牙齿又开始痛了，牙龈流脓再次席卷而来，这次再吃先锋霉素和头孢就没什么作用了。于是他赶紧去山东的一家三甲医院口腔科就诊。医生说这是急性牙周脓肿，建议切开牙龈引流排脓，再打个洞，把消炎药水打进去。C 先生一听，心里就有点发怵，赶紧换了另一家三甲医院。结果医生越说越严重，这位医生直接建议

C 先生把牙齿给拔了。

C 先生听了心里觉得有点害怕，于是当晚飞回厦门，在上飞机前打电话问我在哪里，他要来找我。因为当时已经很晚了，我不知道他的意思是当晚就要找我看病。于是我就没把这件事放在心上，继续忙自己的事情。结果到晚上 9 点多，C 先生下了飞机，把行李往家里一放，他太太就赶紧把他送到我所在的医院来。等了一会儿发现我还没来，就给我发信息问我在哪里，他们已经到了。当时我还一愣，这么快！你不是还在飞机上吗？所以我就赶紧骑上我的小电驴，从家里赶到了医院。我根据他的情况给他牙龈进行了放血，还给他开了 10 帖中药。我希望当晚他就能喝上药，这样第二天就不会流脓了，但是当时已经快 10 点了，晚上很多药店都关门了。我想要不碰碰运气，看看学校门口的那两家药店有没有开。

我开上小电驴带着 C 先生的太太去买药，结果其中的一家药店只剩下 3 帖药，而另一家药店缺药，那就有多少算多少吧，剩下的明天再说。于是，C 先生的太太就买了三帖药。我把 C 先生的太太送回医院，他们两口子就带着小女儿开车回家了。C 先生当晚服用了一帖中药后，第二天就没有流脓了，牙痛也好了，但是会拉肚子，C 先生就有点害怕。我鼓励 C 先生要勇敢点，吃点中药，拉点肚子，换回一颗牙齿多合算呀。C 先生坚持着把药喝完，喝到第四帖时就已经不拉肚子了，剩下的 6 帖就权当好好巩固一下吧。买 10 帖中药才两三百元，而换个牙齿至少得一两万元，这投资太值当了！

现在生活中有一个很普遍的现象，那就是没有病想调理就找中医，生病了要治病就找西医。大家普遍认为，中医不治病，就只是用来调理的。其实这是一个认识上的误区，中医的存在也是为了治病救人，它和西医一样都是治疗疾病的一种方式，并不局限于调理和保养身体。这可能是因为中医太贴近生活了，它甚至已经成为中国老百姓生活中的一部分。例如立秋了，天气开始干燥起来，容易引起咳嗽，很多老百姓就会买点川贝母炖雪梨，润润肺；立冬了，天气开始转寒，就买点当归或者人参炖鸡汤，暖暖身……正是这样贴近生活的中医，让很多人产生误解，以为中医就只能调理身体罢了。毕竟你不会去买点抗生素、止痛药来煲汤补补身子吧！因此，在没有生病的情况下，其实西医离我们很遥远，但是不管有病没病，中医都在我们的身边。

在治好C先生后，C先生又带来了他患I型糖尿病的外孙女、经间期出血的女儿、慢性荨麻疹的母亲、过敏性鼻炎的妹夫，他们找我都是奔着治病而来，而不是调理身体。而我的门诊也是基于实实在在地为解除使人类最痛苦的一种因素——疾病，而存在的。

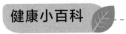

急性牙周脓肿

1.急性牙周脓肿的临床表现[1]

急性牙周脓肿发病突然，在患牙的唇颊侧或舌腭侧牙龈形成椭圆形或半球状的肿胀突起。牙龈发红、水肿，表面光亮。脓肿的早期，炎症浸润广泛，使组织张力较大，疼痛较明显，可有搏动性疼痛；因牙周膜水肿而使患牙有"浮起感"，叩痛，松动明显。脓肿的后期，脓液局限，脓肿表面较软，扪诊可有波动感，疼痛稍减轻，此时轻压牙龈可有脓液自袋内流出，或脓肿自行从表面破溃，肿胀消退。急性牙周脓肿患者一般无明显的全身症状，可有局部淋巴结肿大，或白细胞轻度升高。脓肿可以发生在单个牙齿，也可同时发生于多个牙齿，或此起彼伏。发生此种多发性牙周脓肿时，患者十分痛苦，也常伴有较明显的全身不适。

2.治疗

急性牙周脓肿的治疗原则是止痛、防止感染扩散以及引流脓液。

（1）西医：在脓肿初期脓液尚未形成前，可清除大块牙石，冲洗牙周袋，将防腐抗菌药引入袋内，必要时全身给予抗生素或行支持疗法。当脓液形成且局限，出现波动时，可根据脓肿的部位及表面黏膜的厚薄，选择从牙周袋内或牙龈表面引流。切开后应彻底冲洗脓腔，然后敷防腐抗菌药物。对于患牙挺出而咬合接触疼痛者，可将明显的早接触点调磨，使患牙获得迅速恢复的机会。

（2）中医：中医学认为，齿为骨之余，为肾所主，足阳明经络于上齿龈，手阳明经络于下齿龈，故牙痛与肾、胃、大肠有关。中医并没有与急性牙周脓肿完全对应的病名,更多的是根据不同的症状进行对症下药。例如,胃火上盛证常用清胃散加减;肾阴不足、虚火上炎证常用六味地黄丸加减;风寒牙痛常用细辛、白芷、苍耳子、生甘草各 10 克,煎水含漱,一日可多次;龋齿牙痛常用定痛散,但龋齿牙痛单纯内服药物疗效欠佳,宜结合局部处理为佳。

朱医生说:给这篇文章取名为《让牙齿飞一会儿》,其实是想表达,如果你的治疗方式需要拔牙,且等一等,拔了就覆水难收了,不拔也许中药的保守治疗还能够保住这颗父母赏赐的"钻石"。除非是龋齿、智齿冠周炎等非拔不可的因素,要不然用中药和穴位按揉治疗来缓解牙痛,效果是十分理想的。临床上治疗牙痛,我的常用方剂包括清胃散、四神煎、六味地黄丸、白虎汤、泻心汤、承气汤系列。我最常用于治疗各型牙痛的穴位是偏历穴,该穴位于前臂,腕背侧远端横纹上 3 寸,阳溪与曲池连线上。在桡骨远端,桡侧腕短伸肌腱与拇长展肌腱之间。

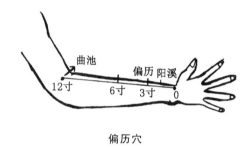

偏历穴

3.注意事项

(1)注意清洁牙齿,保持口腔卫生。

(2)适当运动,提高抵抗力。

(3)起居劳作有度,注意休息,不要熬夜。

(4)饮食清淡,少吃辛辣刺激性食物。

(5)牙龈脓肿发病期间,可用温热的淡盐水漱口,一日可多次。

参考文献

[1]孟焕新.牙周病学[M].北京:人民卫生出版社,2010.

孙悟空转世

　　小时候每次和表弟一起出去玩，他都会上蹿下跳，一刻不得闲，打破几个杯子、几个碗，那是再正常不过了。阿姨总说表弟跟只猴子似的，肯定有多动症。当时我对儿童多动症充满了幻想，我想，要是我也有多动症，那该有多好呀，不停地动来动去，不是很有利于减肥吗？长大后，我成为一名医生，才知道符合临床诊断的儿童多动症那是万万要不得的，因为儿童多动症其实是心理障碍的一种。

　　有一天，一个上过我开设的校选课的学生，来到门诊跟我说："老师，我可以带我姐姐家的孩子来找你看病吗？"我说："行呀，什么病呀？"学生说："多动症，看了很多医生了，都没有改善，我姐姐可愁坏了。""那你带过来看看吧。"我当时还不知道她姐姐要从哪来？只知道学生周一跟我讲完，我周四上门诊时她姐姐就来了。当天下午门诊时，我看到有个小女孩时不时地过来翻翻桌面上的病历卡，看看自己排到哪里了；一会儿这看看，那摸摸，这走走，那逛逛，就是安静不下来。我猜想，这应该就是学生提起的她姐姐家患有多动症的闺女了。过了两个多小时，还没有轮到这位小朋友，小朋友着急了，走过来翻医保卡的频率更密集了，嘴里嘟囔着："怎么还没到我们呀，妈妈我等不了了。"她妈妈安慰她快了快了……等到她前面还剩一个病人时，小姑娘高兴地说："妈妈，马上到我们了！"小姑娘开心地走来走去。

　　终于轮到她了，她赶紧拉上妈妈走过来，说："医生，我们等了好久呀！"我问她从哪里来，她说从辽宁盘锦来，先从家里坐车到盘锦火车站，再从盘锦火车站坐车到北京站，再从北京站坐到厦门北站，再从厦门北站坐到厦大医院，一共花了30多个小时，一下车就赶到医院来了。小女孩的妈妈说，班主任从一年级下学期开始,发现她闺女总是坐不住,动来动去,一会儿动动这,一会儿动动那,无法静下来,注意力也不集中。这带来的后果就是一看到孩子的学习成绩,她就想把孩子再塞回肚子里去。后来,妈妈带着小姑娘去辽宁盛京医院看,医生确诊为注意力缺陷多动症,给她开了盐酸托莫西汀胶囊,吃了 3 个月,情况并没有好转。后来又转去看中医,给开了静灵口服液,一直喝了好几个月,直到找我看时还在喝。我给她开了一周的中药,让她在厦门呆一周,先观察一下。一周后小女孩来了,她妈妈说感觉没什么变化,因为都在外面玩,所以看不出什么,还是活蹦乱跳。只是小女孩突然很伤心地哭了,说:"这药一点都不好喝,我好想我爸爸,我想回家看我爸爸了。"一边哭一边用手擦干自己的眼泪……妈妈安慰她说:"别哭了,咱们待会儿就回去,第二天就能看到爸爸了。"

等母女俩回到辽宁后,我们还是一周复诊一次,一次开一周的中药,吃到第三周后妈妈反馈说,小女孩有进步了,能安静地坐着看会儿书了,大概吃了 4 周中药后,我建议她妈妈去问问班主任,看看孩子现在的表现怎么样了。结果妈妈说,她不敢问,怕还是原来那样坐不住,注意力不集中。就这样一直拖到了第 6 周,孩子妈妈才鼓起勇气问班主任。结果班主任的回复让我们所有人都很欣慰,大意是小女孩上课能坐得住了,也能跟着老师上课的节奏走了,回答问题积极性很高,表现进步很大。看来,这 6 周的"苦",小女孩没有白喝,这趟厦门也没有白来。

每个小孩的可塑性都很强,他们就像一张白纸一样,从零学起,在老师或父母的眼里如果孩子是个天才,那么这个孩子将来学习一定差不到哪里去;但是如果孩子在很小的时候就被贴上了"多动、注意力差、不爱学习"的标签,那么将来这个孩子极有可能发展成名副其实的"标签"少年,影响的就是孩子的一生。这个小女孩的家里并不宽裕,她妈妈做的工作也很辛苦,每日起早贪黑,可是给自己的孩子治病毫不犹豫,因为她想让自己的孩子像其他小朋友一样正常地学习、健康地成长,而不是让自己的孩子自小就被钉上标签,永远都洗不掉。

注意力缺陷多动症

注意力缺陷多动症是一种与遗传、脑损伤因素有关的全脑葡萄糖代谢率低、神经递质代谢异常所致的一种疾病，多见于学龄儿童。临床表现为多动、注意力不集中、参与事件的能力差，但智力基本正常。中医属"躁动""失聪""健忘"等范畴。

1.注意力缺陷多动症的诊断要点[1]

（1）病史：仔细询问有无家族史及脑损伤的因素，并除外正常儿发育中的表现、听力障碍、智力低下等类似疾病。

（2）诊断依据：见下表。

注意力缺陷多动症诊断依据

注意力项	多动项
①易受外来影响而激动	①在教室常常离开座位
②无监督时难以有始有终地完成任务	②常未加思考即开始行动
③难以持久性集中注意力（作业、游戏）	③集体活动中常不按次序
④听不进别人在说什么	④常在问题尚未说完时即抢答
⑤经常丢失生活及学习用品	⑤难以安静地玩耍
⑥在学校课堂上注意力分散	⑥做出过分行动，如爬高、乱跑
⑦不能组织达到一定目的的活动	⑦参与危险活动
⑧一事未完又做另一事	⑧坐立不安，动手动脚
	⑨常干扰别人
	⑩说话过多

诊断主要依据父母、老师对小儿行为的评估，各种辅助检查只作为参考。按照美国 DSM-Ⅳ（1991 年）标准，必须至少具备上述 2 项中的 4 种表现或某一项中的 8 种表现方可诊断。

小贴士：当发现自己的小孩非常调皮，好像"小猴子"一样上蹿下跳，动来动去，很难安静地玩耍，甚至在上课的时候都常常坐立不安、注意力无法集中，而且总是收到老师对孩子的各种小报告时,家长一定要引起足够的重视,小孩子有可能是患上了注意力缺陷多动症。千万不要简单地认为小孩子天性好动,爱动说明小孩灵活、聪明。一定要及时就医,找医生做出专业的诊断,而不要"自我诊断",以免耽误治疗,影响孩子的健康成长。

2.治疗[1]

(1)实施合理教育:向患儿家属及老师交代该病特点,让他们协助医务人员治疗;注意教育方法,减少对患儿的不良刺激;教学中予以适当照顾,安排合理的教学计划和规律生活;训练小儿组织能力;加强精神卫生咨询,等等。

(2)西药:①哌甲酯(利他林),剂量 0.3 mg/(kg·d),晨起上课前半小时服一次;若 2 周后无好转或下午后作用减弱,可增加至 0.6~0.8 mg/(kg·d);若下午症状似无改进,可在晨服药 3 小时后再给 0.3 mg/(kg·d)。周末及节假日停用药。②苯丙胺,剂量 0.15~0.3 mg/(kg·d)。③匹莫林,剂量 2.25 mg/(kg·d)。④三环类抗抑郁药,如丙咪嗪亦可试用,剂量 25~50 mg/d,<6 岁的患儿尽量少服此药。

(3)中药:中医认为本病病因主要为先天禀赋不足、后天饮食失调、产伤、外伤、病后情志失调、生长发育影响等。其发病机制为阴阳平衡失调。临床常见证型如下:①肾阴不足,肝阳偏旺,常用方剂为左归饮加减;②心脾气虚,常用方剂为归脾汤合甘麦大枣汤加减;③温热内蕴,痰火扰心,常用方剂为黄连温胆汤加味。

朱医生说:中药治疗儿童注意力缺陷多动症不失为一种理想的治疗方式。一般情况下,我所接手的儿童注意力缺陷多动症患儿,通过中药干预 4 周左右,症状都会有明显的改善。有些时候,是父母先发现孩子开始能安静地看会儿书或玩个游戏;有些时候,是老师先反馈说孩子最近上课注意力能集中了,能安静地听课,不会坐立不安、一直东碰西碰了。临床上,治疗儿童注意力缺陷多动症,我一般从平衡神经兴奋和抑制活动着手,我的常用方剂包括柴胡疏肝散、柴胡龙骨牡蛎汤等。

3.注意事项

(1)对注意力缺陷多动症的患儿,部分药物虽然能缓解病情,但不能单纯依赖药物。心理治疗不可忽视,改善家庭、社会、学习环境,改善不合理的教育方法,特别是家长的过度注意及训斥、家长的过度娇惯和纵容均不利于治疗甚至会加重病情。

(2)药膳食疗:①桑椹子鲜果 10～15 克(干果 5～8 克)嚼服,10～15 日为一个疗程,连服两三个疗程,每疗程之间停服一周。②三七脑髓汤:鲜猪脑一具,三七粉 3 克,加盐少许及葱姜等调味品,隔水炖熟或蒸熟当菜食之。

参考文献

李炳照,湛建祥,赵家彬,等.临床儿科学[M].北京:科学技术文献出版社,2009.